MDT comprehensive

diagnosis and treatment of GERD

胃食管反流病的

MDT 综合诊疗

主编 杨玲玲　宗振　周太成

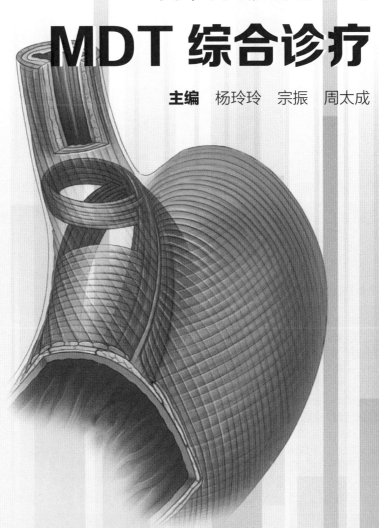

北方联合出版传媒（集团）股份有限公司

辽宁科学技术出版社

图书在版编目（CIP）数据

胃食管反流性疾病的MDT综合诊疗 / 杨玲玲, 宗振,
周太成著. -- 沈阳 : 辽宁科学技术出版社, 2024. 11.
ISBN 978-7-5591-3943-6

Ⅰ. R573

中国国家版本馆CIP数据核字第2024HA0732号

出版发行：辽宁科学技术出版社
　　　　　　（地址：沈阳市和平区十一纬路25号　邮编：110003）
印　刷　者：文畅阁印刷有限公司
经　销　者：各地新华书店
幅面尺寸：170mm×240mm
印　　张：17.25
字　　数：308千字
出版时间：2025年1月第1版
印刷时间：2025年1月第1次印刷
责任编辑：高雪坤
版式设计：宋俊清
责任校对：闻　洋

书　　号：ISBN 978-7-5591-3943-6
定　　价：98.00元

联系电话：024—23284363
邮购热线：024—23284502
E-mail:lingmin19@163.com
http://www.lnkj.com.cn

在医学的浩瀚海洋中，每种疾病的诊疗都是对医者智慧与患者勇气的双重考验。胃食管反流病（GERD），作为一种常见的消化系统疾病，其背后所蕴含的复杂性要求我们以多学科团队（MDT）的形式，进行细致入微的综合诊疗。这不仅是对传统医疗模式的一次深刻革新，更是对现代医疗服务理念的一次升华。

GERD的诊疗从来不是一场孤军奋战，而是需要内科医生、胃肠外科医生、营养师、心理医生、呼吸科医生、麻醉科医生、内镜科医生等等多方力量的集结。每一位成员都像是乐队中的音符，只有和谐统一才能奏响康复的乐章。内科医生以其敏锐的诊断能力，为病情把脉；胃肠外科医生凭借精湛的技术，为患者开辟治愈之路；营养师则像是健康的守护者，为病患的饮食护航；而心理医生则是心灵的抚慰者，让患者在疗程中保持积极的心态。

在这样的团队协作中，每一步诊疗都不再是简单的医疗操作，而是一场深思熟虑的策略部署。从最初的病情分析、药物治疗、内镜治疗，到必要的手术干预，再到术后的恢复指导，每一个环节都凝聚了团队成员的智慧与心血。这种全方位的治疗策略，确保了患者能够在最短的时间内，以最小的痛苦，达到最佳的治疗效果。

然而，MDT综合诊疗的成功并非一蹴而就，它需要团队成员间的无缝沟通与深度合作。这不仅仅是对专业技能的挑战，更是对人性关怀的考验。每一位医护人员都要将自己对患者的同情心和责任感，转化为实际行动，让患者感受到温暖而不失专业的医疗服务。

最终，当患者带着康复的喜悦走出医院时，我们不难发现，GERD的MDT综合诊疗不仅治愈了身体的疾病，更激发了医患之间、团队成员之间，以及整个社会对于健康与合作的新认识。这是一次医疗服务的升华，也是对人类共同价值的深刻体悟。在这场没有硝烟的战斗中，每一位参与者都是胜利者。

我们编写团队通过精心策划、查阅文献、总结经验、撰写成稿、反复修改，最终完成了本书的编写。因为时间仓促，难免挂一漏万，错漏之处，还望读者海涵。希望《胃食管反流病的MDT综合诊疗》引领广大GERD患者走向希望的彼岸。

周太成

中山大学附属第六医院

2024年5月9日

胃食管反流病（gastroesophageal reflux disease，GERD）是常见的慢性消化系统疾病，人群患病率可达10%，且随着人口老龄化、饮食习惯的改变，以及肥胖者增多等原因导致患病率逐年升高。由于GERD临床表现多样，不仅存在烧心、反酸等食管症状，相当一部分患者还时常出现咽喉、气道、呼吸等食管外器官症状，如吞咽困难、喘息、上呼吸道感染、咳嗽、胸痛等，常首诊于耳鼻喉科、呼吸科或心血管科，导致被漏诊、误诊。因此GERD被称为疾病的"伪装者"，亦成为最易误诊的健康杀手。

《"健康中国2030"规划纲要》指出，"把健康摆在优先发展的战略地位，推进全民健康生活方式，实施慢性病综合防控战略"，为落实纲要，国家卫健委将每年9月第二周定为"全国胃食管反流病宣传周"，旨在呼吁人们对GERD规范诊疗的重视。随着对GERD认识的不断深入，其已从一个相对局限的消化内科疾病，逐渐引起口腔科、耳鼻喉科、心内科、呼吸科、胸外科、心身医学科、中医科、儿科、急诊科，甚至更多相关学科的共同重视。

本人于美国堪萨斯大学进行博士后访学期间，多方查阅图书馆文献资料，汇集近年来国内外GERD诊治最新研究进展，并有幸邀请到我国著名GERD专家中山大学附属第六医院疝和腹壁外科主任周太成教授进行指导，并与南昌大学第二附属医院胃肠外科青年专家宗振副教授团队共同编写《胃食管反流病的MDT综合诊疗》一书。

本书从GERD解剖学特点、病理生理基础、临床表现、内科药物治疗、内镜治疗、外科治疗，以及特殊人群，如老人、孕妇、儿童等疾病特点，尤其是从耳鼻喉、呼吸、心内、心身医学、中医、护理等多学科诊治方面进行综合论述，内容全面丰富、深入浅出。全书共八章，约15.5万字，本人撰写约11万字，反复多次请领域相关专家进行指导并修改，为之倾注大量心力。目的不仅在于推广GERD多学科联合诊疗模式，提高规范化诊疗水平，同时在于向公众普及GERD防治知识，传播防治手段，让更多人了解GERD，从而积极治疗和预防。

希望本书对广大读者的临床和科研工作有所裨益。

由于精力和时间有限，疏漏之处在所难免，书中不足之处，恳请读者朋友、道中同人谅解指正。

杨玲玲

写于美国堪萨斯大学

2024年5月12日

目　录

第三章　特殊人群及状态的胃食管反流病

第四章　胃食管反流病的内科药物及内镜治疗

第五章　胃食管反流病的外科治疗

第六章　胃食管反流病的补充替代治疗

第七章　胃食管反流病食管外症状及多学科诊治

第八章　胃食管反流病的未来和展望

第一章　胃食管反流病概述

胃食管反流病（gastroesophageal reflux disease，GERD）属于常见的慢性消化系统疾病，其典型症状包括烧心和反流，不典型症状为胸痛、上腹痛、上腹部烧灼感、嗳气等，严重影响患者的生活质量。GERD还可引起耳、鼻、喉等食管外部位的相关症状，即食管外症状，包括咳嗽、咽喉症状、鼻窦炎、复发性中耳炎、哮喘和牙蚀症等，部分合并食管裂孔疝的GERD患者可发生贫血。

近年来，GERD在我国的发病率呈逐年增高的趋势，其症状的多样性及反复性给临床诊断和治疗带来一定困难。非典型的食管外症状使得部分GERD患者误判自身病情，难以选择正确的科室就诊，也增加了正确诊断的难度。因此，GERD及其食管外症状正成为一大公共卫生问题，提高医务人员及大众对GERD的认识，并建立多学科诊治体系，对于改善患者预后和转归至关重要[1,2]。

一、GERD定义

胃食管反流病（GERD）是指胃十二指肠内容物反流入食管引起不适症状和（或）并发症的一种疾病，烧心和反流是典型症状[3,4]。其中，烧心被定义为胸骨后烧灼感，反流指胃内容物向咽部或口腔方向流动的感觉，最新的统计显示这两种症状分别占GERD总体症状的82.4%和58.8%[5]。但仍有部分患者以咽喉不适、胸痛不适、声音嘶哑、睡眠障碍和呼吸道症状等食管外反流症状为主要表现，因此仅仅将烧心和反流作为GERD的诊断标准的敏感性和特异性有限。

根据内镜下食管黏膜的特点，GERD可分为存在黏膜破损的糜烂性反流病（erosive reflux disease，ERD）或反流性食管炎（reflux esophagitis，RE）和无黏膜破损的非糜烂性食管炎（non-erosive reflux disease，NERD）（存在于大多数患者，比例可能高达70%）[6]。食管黏膜损伤严重的ERD患者还可合并Barrett食管（Barrett esophagus，BE）、炎性狭窄、溃疡和息肉等。对于存在GERD样症状但内镜检查缺乏反流证据的患者，依据反流监测的结果、抑酸治疗的反应以及烧心和（或）胸痛症状与酸和（或）非酸反流的症状关联概率（symptom association probability，SAP），可将其分为反流高敏感性（reflux hypersensitivity，RH）和功能性烧心（functional heartburn，FH）等亚型[7]。

二、GERD流行病学

GERD全球患病率正在持续升高，流行病例从1990年的4.4157亿增加到2019年的7.8395亿，增长了77.53%，尤其是年龄≥50岁、吸烟者、非甾体抗炎药使用者和肥胖者的患病率明显较高[8]。GERD在全球定义相似，但其患病率在不同国家之间存在显著差异，关于患病率流行病学研究大多数在北欧或亚洲进行，南美洲和澳大利亚的研究较少。研究表明，中美洲胃食管反流病的患病率最高（19.6%），亚洲最低（10.0%），尤其是东南亚国家（7.4%）[9]（表1-1）。

表1-1   GERD的流行病学资料

GERD发病率	地区
高	中美洲、北美洲、北欧
中	西亚、南亚
低	东亚、非洲

我国GERD患病率呈逐年上升趋势，与韩国和日本接近。我国社区人群GERD患病率约为7.69%，男性和女性分别为8.51%和8.29%，农村和城市分别为6.88%和6.73%，西北地区患病率最高达8.99%，华东地区患病率最低为

5.88%。研究显示，我国存在GERD样症状的患者中RE和BE（尤其是长段BE）的检出率也明显低于欧美国家。

GERD的危险因素包括吸烟、肥胖、性别、年龄、饮酒、辛辣食物、经常服药、经济水平差异、受教育程度、心身疾病和遗传因素等[10]。其中，GERD在中老年人群中更常见，发病高峰年龄出现在50岁左右，可能与老年人年龄以及危险因素的累积相关。尽管随着年龄的增长，GERD发病率增加，但由于衰老可导致伤害感受和内脏感觉减低，老年人的表现更不典型，症状较轻且易被忽视，反而以食管炎性狭窄等并发症为首发症状，导致以症状诊断的GERD患病率呈下降趋势，因此老年人GERD更常出现重度RE、BE和其他并发症，尤其是在70岁以上的老年人中。胃食管反流与脂肪、糖果、巧克力和盐的摄入增加呈正相关，与水果和纤维的摄入呈负相关；然而，独立于肥胖的长期饮食模式之间存在因果关系的证据很少且不一致。例如，一项横断面研究报告称[11]，高膳食脂肪摄入量与胃反流症状和情感表达风险增加有关，而高膳食纤维摄入量与胃反流症状风险降低相关。有数据表明，BE和EAC与维生素C、β-胡萝卜素、水果和蔬菜（尤其是深绿色、多叶和十字花科蔬菜）、碳水化合物、纤维和铁的摄入量呈负相关。体育活动与胃反流之间的关系是复杂的。适度、有规律的有氧运动与胃食管反流症状呈负相关。相比之下，工作中的体力活动，例如，弯腰姿势，以及剧烈运动，如骑自行车、举重和游泳，与胃反流症状的存在呈正相关，特别是在活动期间或活动后不久[12]。

由于GERD临床表现复杂多样，部分以食管外综合征为主要表现的患者容易被误诊，目前的调查方法有可能低估了GERD的患病率，因此，更大规模的多学科联合的流行病学调查研究对于探明真实的GERD流行病学特征是十分必要的。

三、GERD组织病理学

GERD的组织学特征为水肿、基底细胞增生、乳头伸长、淋巴细胞炎症、鳞状细胞层变薄、胃或肠化生。新的观点认为，免疫因素与食管黏膜损伤及食管功能的改变相关，目前已经探明的机制如下：①食管黏膜层IL-8含量显著增加，IL-8的分泌量随其严重程度增加；②黏膜层中反应炎症的细胞因子显著增加，如血小板活化因子（PAF）、嗜酸性细胞活化趋化因子（eotaxin）、诱导性中性粒细胞化学吸引剂-2α（CICN-2α）、单核细胞趋化蛋白-1（MCP-1）、巨噬细胞炎性蛋白-1α（MIP-1α）和ICAM-1；③肥大细胞浸润；④不同亚型的GERD存在Th1/Th2漂移现象，因为食管炎存在时，炎症因子会显著增加，另外观察到其促炎性细胞因子也升高，即以Th1反应占主导，炎症较重，而Barrett食管则以抑炎性细胞因子（IL-4等）升高为主，即以Th2反应占优势，炎症相对反流性食管炎较轻，以上皮异型增生、肠化生为主[13]（图1-1）。

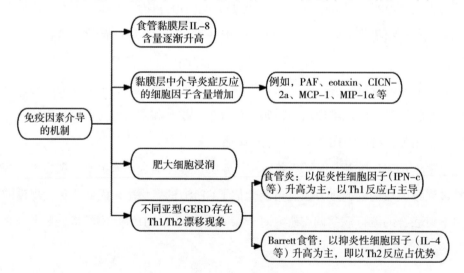

图1-1　GERD的免疫因素介导机制

非糜烂性食管炎（NERD）是GERD主要的类型，存在于约70%有典型GERD症状的患者中，其特点是经内镜检查发现并没有食管黏膜破损，但通过

24 h动态pH-阻抗监测观察到胃食管反流异常增加，并存在胃反流症状。尽管NERD在内镜下无食管黏膜破损表现，但NERD可存在一定的病理改变，如表层细胞肿胀，灶状基底细胞增生，炎症细胞浸润，上皮乳头内血管扩张、充血等表现。

内镜检查显示存在黏膜破损的GERD称为糜烂性反流病（ERD）或反流性食管炎（RE），其严重程度通常按照洛杉矶分级（the Los Angeles classification，LA分级），为A~D级，代表黏膜破损的范围和严重程度增加，食管黏膜损伤严重的患者还可合并BE、炎性狭窄、溃疡、息肉和消化道出血等。LA分级系统是由国际食管炎分类工作组（IWGCO）于1994年洛杉矶第10届世界胃肠病会议上提出的，被广泛用于RE严重程度的分级，其最终形式于1999年发表[14]：A级，黏膜破损长度＜5mm，未超过两个黏膜皱襞的顶端；B级，黏膜破损长度＞5mm，超过两个黏膜皱襞的顶端；C级，黏膜破损超过两个黏膜皱襞的顶端但未超过75%的食管周径；D级，黏膜破损超过75%的食管周径。

根据不同的发展阶段ERD可分为早期、中期和晚期3期，其中早期病变最具特性，而中、晚期则与其他类型的食管炎难以鉴别。有学者提议以Ismail-Beigi的早期反流性食管炎为病理诊断标准[15]：①基底细胞增生，其厚度超过黏膜上皮厚度的15%（正常厚度约10%）；②固有膜乳头深度增加，其深度大于上皮厚度的66%（正常厚度小于66%）。依据上述改变，即使未发生其他组织学异常，也可确定ERD的诊断。

BE是GERD的重要并发症，定义为内镜下食管鳞状上皮与柱状上皮的交界线相对于胃食管结合部上移，病理细胞学检查提示复层鳞状上皮被化生的柱状上皮所取代。BE有胃底腺黏膜化生、贲门腺黏膜化生和肠黏膜上皮化生3种组织学类型，其中伴有肠黏膜上皮化生的BE发生食管腺癌的风险更高。内镜和组织学检查除了可以判断BE的有无，还可以明确其组织学类型，以及是否合并异型增生，有助于制定治疗和随访策略。国际上对BE的诊断存在2种见解[16,17]：①只要食管远端鳞状上皮被柱状上皮取代，即可诊断为BE；②只有食管远端柱状上皮化生并存在肠上皮化生时才能诊断。我国BE诊治共识建议，以食管远端鳞状上皮被化生的柱状上皮替代作为BE的定义和诊断标准，强调活检病理确认，诊断报告须详细注明柱状上皮化生组织学类型和是否存在肠上皮化生和异型增生。内镜与病理诊断相结合有助于BE深入研究。

四、GERD病理生理机制

正常生理状态下可以出现一定程度的反流，通常出现在餐后，持续时间短，无症状且较少发生在睡眠期间；病理学反流可引起症状或黏膜损伤，通常发生在夜间。GERD的发生反映了损伤因素（反流事件、反流物酸度以及食管高敏性）与防御因素（食管下括约肌功能失调、食管酸清除能力、黏膜完整性）之间的失衡。抗反流防御机制的下降包括胃食管结合部功能不全（一过性LES松弛、LES压力降低、胃食管结合部解剖结构破坏）、食管酸清除功能受损、食管黏膜屏障功能受损[18]。反流物攻击作用包括反流物的刺激损伤食管黏膜、食管高敏感。

（一）胃食管结合部功能不全

1. 正常解剖结构

胃食管结合部（esophagogastric junction，EGJ）是胃食管反流发生的最主要解剖学部位，由多个结构构成其抗反流功能：食管下括约肌（low esophageal sphincter，LES）的顺应性及其产生的腔内压力、膈肌脚（食管裂孔）的顺应性及其产生的腔外压力、膈食管膜的完整性（将下食管固定于食管裂孔）、腹段食管、食管与胃底呈锐性相交（His角）及其形成的抗反流单向"阀瓣"结构（图1-2）。其中任意结构的形态和功能异常引起的抗反流能力下降均可导致反流加重[1]。

从功能解剖学而言，EGJ包括食管下段括约肌至胃上部括约肌的范围，也被称为EGJ高压区。EGJ区的抗反流屏障至少包括4组不同结构[19-22]：①食管下括约肌，是一个位于食管与胃的交界处长2~3 cm增厚肥大的环形平滑肌肌束，分布有脊神经和迷走神经，没有明显的解剖学形态作为区分的标志，但通常这个部位的压力比胃内大。②胃上括约肌，是EGJ的另一个重要组成部分，位于贲门上方，主要由贲门小弯侧的钩状纤维和大弯侧的套索纤维组成，能够收缩和松弛，控制胃酸和消化液逆流的方向。③膈肌是分隔胸腔和腹腔的肌肉层，其中心部分有一个开口称为膈食管裂孔，直径为2.5 cm（影像学诊断的正常值≤2.1 cm），食管通过此处进入腹腔与胃相连；膈肌的两层深筋膜在膈食管裂孔的边缘分别向上、下延伸至食管。向上在胃食管结合部上方2~4 cm与食管壁融合，称为膈食管韧带上支，向下达贲门，称为膈食管韧带下支。此外，膈脚向膈食管裂孔的肌肉纤维走行，类似肛门括约肌，正常情况下，膈脚和膈食管韧带可以被认为是一个功能体，共同协调发挥固定食管位置和抗反流作用。④胃食管瓣膜，是His角在EGJ内形成的突起，其具有活瓣作用，当胃内压升高时，膨胀的胃底会向右推动食管下端左侧，使其附着在食管右侧壁上，从而关闭食管下端，可发挥单向阀的抗反流作用。胃食管结合部是一个特殊的解剖部位，熟悉其特殊的解剖和生理特点，是理解胃食管反流病的不可缺少的基础。

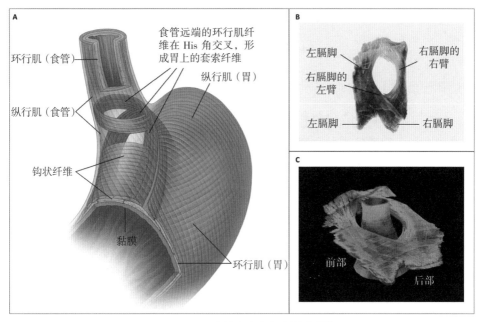

图1-2　胃食管结合部解剖结构[23]

LES是胃食管结合部抗反流屏障最重要的结构（图1–3）。健康人的LES静息压力为10~30 mmHg，这是由LES收缩形成的高压区，可以防止胃内容物和胆汁反流到食管。健康人进食时，LES松弛导致LES压力降低，有利于食物在胃腔内的消化；在其他时间，LES收缩导致LES压力增加，从而防止反流。此外，膈肌脚可辅助调节LES的压力，当腹内压增加时，膈肌脚收缩可增加LES压力来补偿胃—食管之间的压力梯度，防止胃内容物和胆汁反流到食管。利用高分辨率食管测压（HRM）发现，胃食管反流患者，尤其是反流性食管炎患者的LES压明显低于健康受试者[18]。

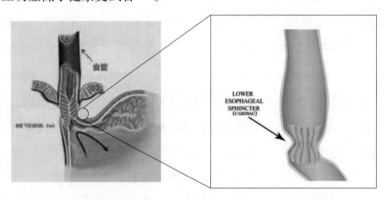

图1-3　食管下括约肌（LES）

2. 一过性LES松弛

一过性食管下括约肌松弛（transient lower esophageal sphincter relaxation，TLESR）是引起酸反流的主要机制，表现为非吞咽情况下LES和膈肌脚同时发生自发性松弛，并常伴有胃食管反流，可由进食及胃扩张触发[24]。TLESR的特征：①TLESR不是由吞咽引起的，而是由于LES压力突然降低到胃内压力水平，食管体部缺乏蠕动收缩，进而导致反流发生；②TLESR的发生与膈肌脚抑制相关；③TLESR松弛时限差异性较大，在最大松弛80%的情况下，由吞咽引起的LES松弛持续时间仅6~8 s，而TLESR明显更长，几乎总是超过10s；④TLESR有一种独特的运动模式，即食管远端纵行肌收缩（longitudinal muscle contraction，LMC），LMC导致的轴向拉伸引起食管强烈的逆行性收缩、缩短[25]。

由此可见，膈肌脚收缩抑制是TLESR的动力学特征之一。

Holloway等将TLESR动力学标准定义为[24, 26]：①LES松弛发生前4 s至后2 s内无吞咽信号；②从松弛开始至松弛结束耗时≤10 s；③LES压力下降速率≥1 mmHg/s；④松弛值≤2 mmHg/s；⑤符合条件②、③、④且LES松弛≤2 mmHg的时间持续10 s以上，即使在条件①限定的时间窗内有吞咽信号（除多发吞咽外）仍将该LES松弛认为是TLESR。

健康人中94%的反流事件发生于TLESR期间，饭后和直立位发生更频繁，其生理意义在于TLESR期间可以通过打嗝将胃内气体从胃里排出；而对于GERD患者TLESR发生频率显著高于正常人，反流事件几乎全部发生在TLESR期间，而非持续低水平的静息LES期间。在健康的人中，由于其抗食管反流能力较强，发生的TLESR多为短暂性反流，但GERD患者食管体部清除能力降低，使食管暴露于反流物时间延长，易产生症状，因此目前认为TLESR是GERD的重要病理生理机制[27]。

3. 横膈和食管裂孔疝

食管裂孔疝（Hiatal hernia，HH）是指胃的一部分或其他腹腔脏器经膈肌的食管裂孔突入胸腔内。当HH发生时，腹腔组织会从食管裂孔突入胸腔，导致LES松弛，使得LES的压力和长度无法维持在正常范围内，从而削弱了其抗反流的功能，导致胃内容物反流至食管，最终引发GERD。同时，疝囊的膨胀作用会使EGJ（胃食管结合部）的横截面面积增大，进一步增加胃内容物反流的机会。因此，HH通过破坏LES和膈肌脚的协同作用引发上述多种抗反流结构出现障碍，亦是引起胃食管反流的重要解剖学原因。

根据解剖形态学特征，HH可分为Ⅰ型（滑动型）、Ⅱ型（单纯型）、Ⅲ型（混合型）和Ⅳ型（巨大型），其中Ⅰ型最为常见，且与GERD的相关性较大。然而，值得注意的是，大多数HH患者可能终身无症状，如果出现症状，则很可能是胃食管反流。虽然Ⅱ型、Ⅲ型和Ⅳ型HH相对少见，但它们通常会引起严重的临床症状，需要手术干预，因此具有重要的临床意义[28]。

此外，位于LES近端和膈肌脚远端之间的疝囊还具有储纳酸性物质的功能。在食管酸清除期间，这些酸性物质被清除入胃，但在反流发生时，随着食管下括约肌的松弛，疝囊内截留的酸性物质可能再次反流入食管，从而加重反流症状。据统计，在HH患者中合并GERD者占10%~60%[29]，GERD患者中HH的发病率为50%~94%，且其程度与HH缺损的大小密切相关[30]，我国50%~90%的GERD患者合并HH[31]。因此，HH与GERD之间存在着紧密的联系。

（二）食管廓清功能下降

正常食管对反流物的廓清能力包括食管排空与唾液中和两部分，当食管廓清功能障碍造成抗反流防御功能减弱，则引起胃食管反流的发生。主要包括胃食管低动力状态、食管黏膜屏障功能降低和唾液腺功能障碍等[32]。

1. 胃食管低动力状态

胃食管低动力状态是GERD患者主要的动力学特征，这也是胃食管反流常见的诱发或加重因素。肌间神经丛抑制运动神经元退行性变和肌肉的改变是食管动力障碍的重要发病机制。GERD的动力学病理状态多表现为食管蠕动力下降，TLESR、LES压力过低、胃食管结合部收缩积分降低以及LES和膈肌脚高压带分离（用于诊断HH），导致食管清除功能受损。

TLESR引起胃食管反流的机制可能与EGJ顺应性改变和EGJ压力梯度升高有关[33]。食管上括约肌（upper esophageal sphincter，UES）是一个高压区，作为气道和食管之间的屏障，阻止空气进入消化道，亦防止反流物从食管进入咽喉—气道。然而，当高位反流突破UES高压带时，UES则类似一个位于咽部的"喷嘴"，反流物可形成不同形式的经咽喷洒现象，即3S现象（spilling，spraying，spurting），参与形成食管外反流[34, 35]。约50%的GERD患者存在UES压力过低的现象。增加的反流暴露和减弱的UES抗反流功能可能会导致咽喉反流和微吸入，从而引起食管外症状乃至并发症的发生。胃食管反流亦可继发于胃肠排空障碍，与功能性胃肠疾病重叠，进一步导致患者生活质量下降和医疗干预的需求增加。

2. 食管黏膜屏障功能受损

正常生理状态下，食管黏膜能抵御胃酸、胆盐及其他化学物质的损害，起到重要的屏障作用，其由上皮前、上皮及上皮后3道屏障组成。当食管黏膜受到胃内反流物质反复刺激，屏障因氧化及相关免疫反应受到损伤后，则会诱发人体出现烧心、胸痛等症状，因此食管黏膜屏障功能受损亦是GERD发生的重要危险因素。

GERD患者食管黏膜的损伤在光镜和电镜下主要表现为上皮细胞间隙扩大，与反流物中的胃酸、胃蛋白酶和胆盐等损伤细胞间连接有关。正常情况下，细胞间通过桥连蛋白、e-钙黏附蛋白、桥粒芯蛋白等形成紧密连接，这种三重复合体所形成的物理屏障可以防止酸及毒性物质渗透，构成了食管上皮防御的关键因素。当桥连蛋白缺损时，细胞间出现分离，酸和毒性物质可渗漏至细胞间隙，导致间隙增宽。食管腔内的酸性物质可破坏细胞间紧密连接，增加上皮通透性，吸引水分子进入，进一步扩大细胞间隙。扩大的细胞间隙是食管上皮防御功能受损的标志。食管上皮防御功能受损后，胃酸弥散入组织酸化细胞间隙和细胞质，最终导致细胞肿胀和坏死（图1-4）。研究表明，弱酸反流也可以导致细胞间隙增宽，甚至导致烧心症状，这主要与反流物中的结合胆盐有关[36]；酒精、高浓度酒精（＞10%）、高渗溶液及过热食物也可导致细胞间隙增宽，损伤食管上皮防御能力；吸烟也能通过抑制上皮细胞离子转运而损伤食管上皮防御功能。

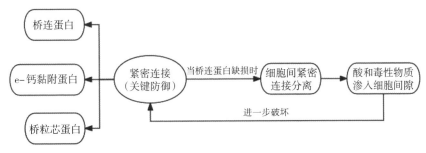

图1-4　GERD食管黏膜损伤过程

除上述人们认为的反流物的直接损伤外，最新理念认为细胞因子介导的炎症引起反流导致食管黏膜损伤。具体黏膜损伤分子机制[37]：当食管黏膜上皮暴露于反流的酸和毒性物质时，上皮细胞会分泌大量的促炎性细胞因子，如IL-8，诱导免疫细胞渗透到黏膜下层。支配食管黏膜的感觉神经末梢，由于表达酸敏感离子通道，故可被细胞因子诱导的炎症酸性微环境激活；同时，促炎性细胞因子还可直接激活支配乳头的深部神经。以上通路被激活后，痛觉神经释放降钙素基因相关肽（CGRP）从而引起痛感（图1-5）。

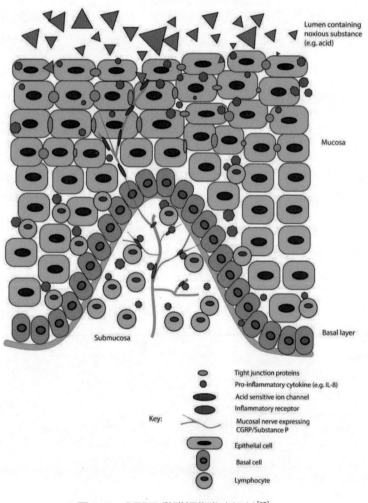

图1-5　GERD黏膜损伤发病机制[37]

3. 唾液腺功能障碍

食管防御机制除了LES和食管上皮的机械屏障之外，唾液的分泌也是食管防御重要组成成分。唾液具有对食管的冲刷作用，唾液内的碳酸氢盐（pH 6~7）对反流物中的酸具有中和作用，唾液中还含有食管表皮细胞生长的表皮生长因子，当唾液腺功能障碍时可引起反酸、烧心等胃食管反流症状，是GERD的致病因素之一。研究表明，引起唾液腺功能出现障碍的主要因素有干燥综合征、碘-131治疗分化型甲状腺癌后、头颈部肿瘤放疗后等[38-40]。

（三）食管高敏感

GERD患者中非糜烂性反流病（NERD）比例高达75%，尽管患者内镜显示食管黏膜正常，但仍出现烧心、疼痛等反流症状。因此推测这与GERD患者食管感觉阈值下降，食管黏膜对刺激物的反应增强有关，即食管高敏感。研究显示，在内镜检查阴性的GERD患者中，约40%患者食管酸敏感或食管疼痛阈值降低[41,42]。食管感觉功能主要由迷走神经及脊神经中的初级感觉传入神经支配。我国吴白馨等人通过动物实验研究证实，食管酸暴露情况下迷走神经通路参与介导食管高敏感的发生[43]。

从GERD病理生理角度来看，GERD与食管高敏感之间存在着密切的联系。首先，GERD的发病机制中涉及的抗反流屏障结构与功能异常、食管清除作用降低以及食管黏膜屏障功能降低等因素，均可能导致食管黏膜受到长期刺激和损害。这种长期刺激和损害会使食管黏膜的神经末梢密度增加、神经递质释放异常，从而导致食管高敏感。其次，食管高敏感可能会进一步加重GERD的症状。由于食管对酸等刺激物的敏感性增加，患者可能更容易出现烧心、反酸等症状。这些症状不仅会影响患者的生活质量，还可能导致食管黏膜进一步受损，形成恶性循环。因此，在GERD的治疗中，除了针对胃酸反流进行治疗外，降低食管敏感性也是重要的治疗目标之一，通过降低食管敏感性，可以减轻患者的不适症状，提高治疗效果。

（四）其他因素

1. 餐后近端胃内酸袋

餐后近端胃内酸袋（postprandial proximal gastric acid pocket，PPGAP）是一个存在于近端胃的未缓冲高酸区域，用以躲避食物缓冲，同时存在于健康机体和GERD患者。正常人酸袋长度为3.0~6.5 cm，GERD患者酸袋长度明显延长，可延伸至食管鳞—柱状上皮以上部位，其PPGAP的特点为持续久、消失延迟、长度增加以及pH较平均pH低，因此容易诱发烧心、反酸等GERD症状。研究证实，质子泵抑制剂（PPI）可以缩小酸袋的长度和发生次数[44]；某些药物如，餐后服用抗酸剂海藻酸钠可覆盖于酸袋之上，阻止酸袋上移，从而治疗餐后酸袋所致的反流症状[45]，且影响酸袋长度的因素包括HH、高脂和辛辣饮食、药物等，因此控制PPGAP被认为可能是GERD的一个有效治疗方法，未来还需更多研究证实。

2. 腹内压增加、心理精神因素等其他因素

正常人腹内压增加时能通过迷走反射引起LES收缩，阻止胃内容物反流，当举重、弯腰等动作致腹压升高但LES的压力不能同步升高时，促使胃内容物突破抗反流屏障反流至食管引起GERD。除此，还存在其他病因，如肥胖、妊娠和外源性雌激素、饮食和药物、心理精神因素、幽门螺杆菌（Hp）、自主神经功能失调等。尤其是幽门螺杆菌感染，其对GERD的影响尚存在争议，但考虑到其会引起胃体黏膜炎症，有引发胃癌的风险，故而建议根除Hp治疗。

综上所述，GERD病理生理机制涉及多个因素，总体说来是抗反流防御机制和反流物攻击作用失衡，当抗反流机制减弱、黏膜屏障抗损伤机制下降、反流物损伤作用增强以及食管的感觉异常破坏了这一平衡时，GERD便随之发生。

参考文献

[1] 中国医疗保健国际交流促进会胃食管反流病学分会. 中国胃食管反流病多学科诊疗共识2022（一）[J]. 中华胃食管反流病电子杂志，2022，09（2）：51-86.

[2] 汪忠镐，克力木·阿不都热依木，仇明等. 成人胃食管反流病外科诊疗共识（2022版）[J].

中华胃食管反流病电子杂志,2022,09(4):174-180.

[3] 中华医学会,中华医学会杂志社,中华医学会消化病学分会,中华医学会全科医学分会,中华医学会《中华全科医师杂志》编辑委员会,消化系统疾病基层诊疗指南编写专家组.胃食管反流病基层诊疗指南(2019年)[J].中华全科医师杂志.2019,18(7):635-641.

[4] Vakil N, van Zanten SV, Kahrilas P, Dent J, Jones R. The Montreal definition and classification of gastroesophageal reflux disease:a global evidence-based consensus[J]. Am J Gastroenterol. 2006,101(8):1900-1920,43.

[5] 中国药学会医院药学专业委员会,中华医学会临床药学分会,《质子泵抑制剂优化作用专家共识》协作组.质子泵抑制剂优化应用专家共识[J].中国医院药学杂志.2020,40(21):2195-2213.

[6] 中华医学会消化病学分会胃肠动力学组,胃肠功能性疾病协作组,食管疾病协作组.中国胃食管反流病诊疗规范[J].中华医学会消化病学分会.2023,43(9):588-598.

[7] 中国医疗保健国际交流促进会胃食管反流病学分会.中国胃食管反流病多学科诊疗共识2022(二).中华胃食管反流病电子杂志[J].2022,09(3):112-146.

[8] Eusebi LH,Ratnakumaran R,Yuan Y,Solaymani-Dodaran M,Bazzoli F,Ford AC. Global prevalence of, and risk factors for, gastro-oesophageal reflux symptoms:a meta-analysis[J]. Gut. 2018,67(3):430-440.

[9] Eusebi LH, Cirota GG, Zagari RM, Ford AC. Global prevalence of Barrett's oesophagus and oesophageal cancer in individuals with gastro-oesophageal reflux:a systematic review and meta-analysis[J]. Gut. 2021,70(3):456-463.

[10] Nirwan JS, Hasan SS, Babar ZU, Conway BR, Ghori MU. Global Prevalence and Risk Factors of Gastro-oesophageal Reflux Disease(GORD):Systematic Review with Meta-analysis[J]. Sci Rep. 2020,10(1):5814.

[11] El-Serag HB, Satia JA, Rabeneck L. Dietary intake and the risk of gastro-oesophageal reflux disease:a cross sectional study in volunteers[J]. Gut. 2005,54(1):11-17.

[12] Fass R,Boeckxstaens GE,El-Serag H,Rosen R,Sifrim D,Vaezi MF. Gastro-oesophageal reflux disease[J]. Nat Rev Dis Primers. 2021,7(1):55.

[13] Thakur K, Varma K, Bhargava M, Singh T, Misra V, Misra SP, et al. Spectrum of histopathological changes and its quantification using a scoring system in patients with gastroesophageal reflux disease[J]. Indian J Pathol Microbiol. 2022,65(4):781-785.

[14] Lundell LR, Dent J, Bennett JR, et al. Endoscopic assessment of oesophagitis: clinical and functional correlates and further validation of the Los Angeles classification[J]. Gut, 1999,45(2):172-180. DOI:10.1136/gut.45.2.172.

[15] Ismail-Beigi F, Pope CE, 2nd. Distribution of the histological changes of gastroesophageal reflux in the distal esophagus of man[J]. Gastroenterology[J]. 1974,66(6):1109-1113.

[16] 彭穗,陈旻湖.胃食管反流病的概念及诊断[J].中国实用内科杂志.2010,30(10):953-954.

[17] Shaheen NJ,Falk GW,Iyer PG,Souza RF,Yadlapati RH,Sauer BG,et al. Diagnosis and Management of Barrett's Esophagus:An Updated ACG Guideline[J]. Am J Gastroenterol.

2022,117(4):559-587.

[18] Zheng Z, Shang Y, Wang N, Liu X, Xin C, Yan X, et al. Current Advancement on the Dynamic Mechanism of Gastroesophageal Reflux Disease[J]. Int J Biol Sci. 2021,17 (15):4154-4164.

[19] Sisenkova A, Khodasevich LS, Gol'dberg OA, Leliavina TI. [Gastroesophageal reflux disease:pathogenesis and morbid anatomy][J]. Arkh Patol. 2008,70(3):53-58.

[20] Vogt CD, Panoskaltsis-Mortari A. Tissue engineering of the gastroesophageal junction[J]. J Tissue Eng Regen Med. 2020,14(6):855-868.

[21] Petrov RV, Su S, Bakhos CT, Abbas AE. Surgical Anatomy of Paraesophageal Hernias[J]. Thorac Surg Clin. 2019,29(4):359-368.

[22] 陈凌,刘凤林. 腹腔镜胃食管结合部癌手术的解剖学基础与手术入路. 中国实用外科杂志[J]. 2023,43(9):1056-1060,1076.

[23] Mittal R, Vaezi MF. Esophageal Motility Disorders and Gastroesophageal Reflux Disease[J]. N Engl J Med. 2020,383(20):1961-1972.

[24] Roman S, Holloway R, Keller J, Herbella F, Zerbib F, Xiao Y, et al. Validation of criteria for the definition of transient lower esophageal sphincter relaxations using high-resolution manometry[J]. Neurogastroenterol Motil. 2017,29(2).

[25] Babaei A, Bhargava V, Korsapati H, Zheng WH, Mittal RK. A unique longitudinal muscle contraction pattern associated with transient lower esophageal sphincter relaxation[J]. Gastroenterology. 2008,134(5):1322-1331.

[26] Holloway RH, Boeckxstaens GE, Penagini R, Sifrim D, Smout AJ. Objective definition and detection of transient lower esophageal sphincter relaxation revisited:is there room for improvement? [J]Neurogastroenterol Motil. 2012,24(1):54-60.

[27] 雷霞,张耀平,冯洁,黄晓俊. 一过性食管下括约肌松弛的影响因素[J]. 医学综述. 2022,28(1):100-104.

[28] Kumar D, Zifan A, Ghahremani G, Kunkel DC, Horgan S, Mittal RK. Morphology of the Esophageal Hiatus:Is It Different in 3 Types of Hiatus Hernias? [J]J Neurogastroenterol Motil. 2020,26(1):51-60.

[29] Adarkwah CC, Hirsch O, Menzel M, Labenz J. Endoscopic measurement of hiatal hernias:is it reliable and does it have a clinical impact? Results from a large prospective database[J]. Postgrad Med. 2023,135(6):615-622.

[30] Conrado LM, Gurski RR, da Rosa AR, Simic AP, Callegari-Jacques SM. Is there an association between hiatal hernia and ineffective esophageal motility in patients with gastroesophageal reflux disease?[J] J Gastrointest Surg. 2011,15(10):1756-1761.

[31] 唐健雄,李绍杰. 进一步认识食管裂孔疝治疗的特殊性[J]. 中国实用外科杂志. 2024,44(04):392-394.

[32] 谢佳涛,唐梅文,陈文隆,等. 胃食管反流病因病机及治疗研究进展[J]. 广西中医药大学研究生院,广西中医药大学第一附属医院. 2023,第44卷(第6期):822-855.

[33] Stefanova DI, Limberg JN, Ullmann TM, Liu M, Thiesmeyer JW, Beninato T, et al. Quantifying Factors Essential to the Integrity of the Esophagogastric Junction During

Antireflux Procedures. Ann Surg. 2020,272(3):488-494.

[34] 汪忠镐,高翔,来运刚,季峰,张成超,胡志伟,et al. 咽喷嘴及3S现象:胃食管气道反流的实验研究[J]. 临床误诊误治. 2011,24(3):5-7,封3.

[35] 朱广昌,汪忠镐,胡志伟,高翔,季锋,梁伟涛. 咽喷嘴与喷洒:胃食管反流对气道的侵袭[J]. 中华实验外科杂志. 2014,31(2):330-302,封3.

[36] 陈东风,杨洋. 胆汁反流对食管胃黏膜屏障的损伤机制. 中华医学会消化病学分会. 2016,36(6):363-365.

[37] Ustaoglu A,Nguyen A,Spechler S,Sifrim D,Souza R,Woodland P. Mucosal pathogenesis in gastro-esophageal reflux disease[J]. Neurogastroenterol Motil. 2020,32(12):e14022.

[38] Jonsson R,Brokstad KA,Jonsson MV,Delaleu N,Skarstein K. Current concepts on Sjögren's syndrome - classification criteria and biomarkers[J]. Eur J Oral Sci. 2018,126 Suppl 1(Suppl Suppl 1):37-48.

[39] 肖棋予,罗雯. 注射用氨磷汀用于分化型甲状腺癌放射性碘131治疗前对唾液腺的保护作用[J]. 临床合理用药杂志. 2020,13(26):104-106.

[40] 唐武儒,韦嵩,张发恩,等. ~(99m)TcO_4~-唾液腺动态显像评价头颈部肿瘤放射治疗对唾液腺功能的影响[J]. 中国医学物理学杂志. 2019,36(06):701-704.

[41] Patel D,Fass R,Vaezi M. Untangling Nonerosive Reflux Disease From Functional Heartburn[J]. Clin Gastroenterol Hepatol. 2021,19(7):1314-1326.

[42] Delshad SD,Almario CV,Chey WD,Spiegel BMR. Prevalence of Gastroesophageal Reflux Disease and Proton Pump Inhibitor-Refractory Symptoms[J]. Gastroenterology. 2020,158(5):1250-1261.e2.

[43] 吴白馨,次仁玉珍,彭帅,等. TRPV1和NaV1.8在食管高敏感中的作用及其机制研究[J]. 胃肠病学. 2023,28(11):641-649.

[44] Steingoetter A,Sauter M,Curcic J,Liu D,Menne D,Fried M,et al. Volume,distribution and acidity of gastric secretion on and off proton pump inhibitor treatment:a randomized double-blind controlled study in patients with gastro-esophageal reflux disease(GERD) and healthy subjects[J]. BMC Gastroenterol. 2015,15-111.

[45] Wilkinson J,Abd-Elaziz K,den Daas I,Wemer J,van Haastert M,Hodgkinson V,et al. Two placebo-controlled crossover studies in healthy subjects to evaluate gastric acid neutralization by an alginate-antacid formulation(Gaviscon Double Action)[J]. Drug Dev Ind Pharm. 2019,45(3):430-438.

第二章 胃食管反流病的临床特点

胃食管反流病的患病率高、病理生理因素复杂、临床表现多样，具有反复发作的特点，严重时可显著影响患者生活质量。因此，对于胃食管反流病的诊治，熟悉其临床特点是至关重要的。

一、GERD 临床表现

GERD 的临床表现可分为典型症状、非典型症状和食管外症状。典型症状有反流和烧心；非典型症状有胸痛、上腹痛、吞咽困难、胸骨后异物感等；食管外症状有肺部、咽喉部、口腔部等其他部位的症状。其中反流、烧心为典型和相对特异的症状。其他症状多为非特异症状，也经常涉及多个系统和学科，因此应先详细调查患者的症状，还要排除其他疾病的诊断。

（一）食管症状

1. 反流、烧心

反流和烧心是胃食管反流病最常见和典型的症状，反流是指胃十二指肠内容物在无恶心和不用力的情况下向咽部和口腔流动的感觉，可以是酸反流、碱反流和食物反流，含酸味时称为反酸。酸反流可造成烧心感，碱反流也可出现烧心，此外碱反流的患者可出现口苦感，与胆汁反流到口腔有关，反流物也可以是气体。烧心是指胸骨后或剑突下的烧灼感，常沿胸骨后自下而上延伸，常为间歇性发作。烧心的常见原因为酸反流。反流性食管炎患者由于黏膜下的感觉神经末梢被酸性或碱性反流物刺激，这些神经末梢正常情况下由相对不渗透的上皮保护，但由于反流造成上皮发生改变后，神经末梢可能受到酸或食物的刺激，即可引起烧心症状，非糜烂性食管炎患者的烧心症状可能是由于微小的黏膜损害导致神经末梢暴露或食管感觉神经末梢敏感性增高所致。烧心并非一定出现的症状，烧心与疾病的严重程度也无定量的平行关系，部分反流性食管炎的患者无烧心的症状。反流和烧心常见于餐后1~2 h，尤其是某些体位和饮食可以诱发症状出现，如弯腰、平卧、腹部用力和束腰，或者喝咖啡、酒、浓茶以及进食辛辣食物等。或者夜间发生胃食管反流，由于食管不能借助重力作用排空食管，也无唾液中和食管内容物，反流物在食管内停留时间较长，对食管黏膜的腐蚀性较大，患者常因"烧心"而惊醒。

2. 胸痛、上腹痛

胸痛是由反流物刺激食管引起的，患者可通过食管感受器感受到反流物的刺激。胸痛常发生在胸骨后，可放射至心前区、后背、肩部、颈部、耳后和手臂。当患者的感受未达到疼痛的程度，往往表现为一种难以描述的不适感，有的患者表现为胸骨后发胀感或异物感，严重时可表现为剧烈刺痛，有时酷似心绞痛，伴或不伴反流或烧心。食管源性胸痛与心源性胸痛相似，鉴别诊断较困难，对于不伴典型反流和烧心的胸痛患者，应先排除心脏疾病后再进行GERD的评估。

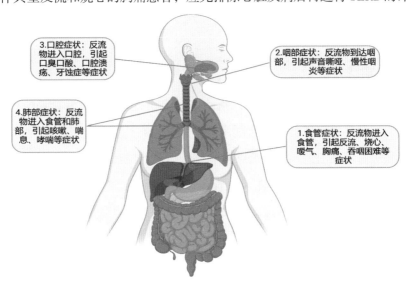

图2-1　胃食管反流病症状

3. 嗳气、口臭

嗳气是指胃内气体反流进入食管的一种现象，嗳气可以为生理性的，如见于一过性食管下括约肌松弛，也可以是病理性的，常见于胃食管反流病。口臭通常被归结于口腔问题或幽门螺杆菌的感染，人们很少将口腔异味与GERD联系起来。嗳气将胃内的气体带出，使口腔带有异味。无嗳气的口腔异味也可能是GERD的临床表现，其原因为食管的抗反流机制失效，从而导致胃内气体的逸出。因此，嗳气和口臭提示胃食管结合部的阀瓣功能受损。

4. 吞咽困难、吞咽痛、胸骨后异物感

吞咽困难和胸骨后异物感可能是由于食管痉挛或功能紊乱所致，呈间歇性。吞咽困难是指食物或液体在咽喉部通过时出现的不适或阻塞感。吞咽困难可以发生在食管的任何部位，包括喉咙、食管入口、食管中段或下段，甚至可以发生在胃的酸袋。少数患者长期的反流性食管炎可导致远端食管狭窄，从而出现持续性或进行性加重的吞咽困难。吞咽困难在进食固体食物和液体食物时均可发生。如患者在吃饭过程中不停地饮水，以利于食管的排空，提示食管梗阻的可能。吞咽痛通常表现为进食后胸前区出现的尖锐或撕裂样疼痛，见于部分严重反流或糜烂性食管炎的患者，也可能是其他感染或损伤引起的黏膜损害。

（二）食管外症状

胃食管反流病的食管外表现，指一些症状和疾病是由胃食管反流引起的，这些表现常常难以与胃食管反流联系在一起，但在GERD得到有效治疗后，这些症状和疾病随之消失。经大量试验和临床研究已经证实，胃食管反流的食管外表现是因十二指肠内容物进入食管上段、咽喉部、口腔、鼻腔、双耳、眼睛，甚至吸入肺内。食管外症状由反流物刺激或损伤食管以外的组织或器官引起。如咽喉炎、声音嘶哑、口腔溃疡、牙蚀症、哮喘和慢性咳嗽等。反流物长期刺激咽部，会导致咽部的慢性炎症，患者可出现反复慢性咳嗽，多为干

咳。反流物刺激声带，导致声带的炎症和慢性嘶哑。反流物还可进入口腔导致口腔黏膜损害，引起反复的口腔溃疡或扁桃体炎，长期和严重的反流，可导致患者牙齿被侵蚀，出现龋齿。有研究表明，分泌性中耳炎患者可能检测到鼻咽部pH的异常，反流物可能经耳咽管从而导致中耳炎。反流物进入气管和支气管，可以引起气管和支气管痉挛，出现呼吸困难和哮喘，严重者可出现吸入性肺炎。当患者平卧熟睡时，反流更加容易发生，反流物也易于进入食管内，从而引起患者呛咳或气管痉挛，引发哮喘，使患者从熟睡中突然醒来。少部分患者诉咽部不适，有喉部肿块感和异物感，但无吞咽困难，称为癔球症，目前也认为与GERD有关。对于病因不明、反复发作的患者，特别是伴有反流和烧心症状，应考虑是否存在胃食管反流病（关于"GERD食管外症状"详细论述见本书第七章内容）。

（三）体征

胃食管反流病无明显的体征，但患者有时可有保护性的动作，如身体前倾、用力吸气，这有助于发挥食管抗反流作用。体格检查的某些体征有助于鉴别诊断，如胃食管反流症状的病人伴有左锁骨上淋巴结肿大，提示食管、胃癌。胃食管反流病症状多变，许多患者表现为不典型症状，并且无明显的体征，容易造成临床诊断困难。

二、GERD临床分型

早先认为胃食管反流造成食管下端炎症称为反流性食管炎。但现已认识到胃食管的反流还可累及食管之外的脏器和组织，产生食管之外的症状。2013年美国胃肠病学会（American College of Gastroenterology，ACG）的GERD诊治指南将GERD定义为胃十二指肠内容物反流至食管、口腔（包括咽喉）和（或）肺导致的一系列症状、终末器官效应和（或）并发症的一种疾病，并将GERD分为反流性食管炎（reflux esophagitis，RE）、非糜烂性反流病（non-erosive reflux disease，NERD）和Barrett食管（Barrett esophagus，BE）3种类型[1]。这种旧分组模型认为GERD是一种单一的疾病。随着对GERD样症状的进一步了解，目前根据其内镜检查下的表现、反流监测的结果以及对抑酸治疗的反应性，将具有典型GERD样症状的患者，分为反流性食管炎、非糜烂性反流病、Barrett食管、反流高敏感（reflux hypersensitivity，RH）和功能性烧心（functional heartburn，FH）类型[2-4]。胃食管反流病各个亚型之间也存在部分相似、动态转化和重叠的现象。

（一）反流性食管炎

反流性食管炎是指因胃内容物（胃酸和胃蛋白酶）或十二指肠液（胆汁和胰液）反流入食管引起的食管黏膜糜烂、溃疡。反流性食管炎最主要的特点是反流和食管黏膜的破损，其中抗反流的功能性因素异常以及食管黏膜防御和自我修复能力下降是重要的病理生理学基础。反流性食管炎在内镜下通常表现为食管下段齿状线上方条形的充血水肿，呈现为黏膜的破损、线性糜烂或融合性糜烂，甚至溃疡，溃疡多发、散在，可纵行或斑片状分布，深度较浅（图2-2）[5]。严重时甚至出现食管狭窄，其基本病理改变是食管鳞状上皮增生、黏膜固有层乳头延伸和浅层毛细血管扩张。

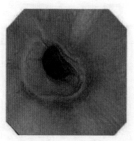 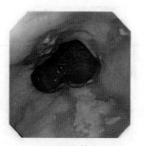

食管正常黏膜　　　　　　　　反流性食管炎

图2-2　食管正常黏膜与反流性食管炎

（二）非糜烂性反流病

非糜烂性反流病是指部分胃食管反流病患者具有与反流相关的症状，一般在3个月以上，而上消化道内镜检查未见Barrett食管及食管黏膜糜烂和（或）破损，这类胃食管反流病称为内镜阴性的胃食管反流病。非糜烂性反流病的特点是经内镜检查证实没有食管黏膜破损的情况下（图2-3），通过24 h动态pH-阻抗监测观察到胃食管反流异常增加。内镜检查的主要目的是排除反流性食管炎及溃疡等情况，远端食管黏膜活检可发现一些反流的典型组织学改变，如上皮细胞和嗜酸粒细胞浸润，基底细胞增生及乳头肌延长等。非糜烂性反流病的临床表现与反流性食管炎相似，无法从临床症状中将二者分开。大部分有消化道外症状的患者属于非糜烂性反流病，他们虽然有胃食管反流的症状，但没有食管黏膜的损害。非糜烂性反流病与反流性食管炎的自然病程并没有很大的不同，且非糜烂性反流病对患者生活质量的影响并不比反流性食管炎小，但由于人们对这类疾病的重视程度不足，且疗效不好，该疾病常给患者带来较大的影响。

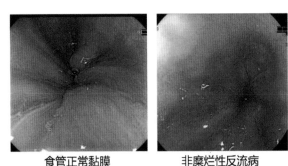

食管正常黏膜   非糜烂性反流病

图2-3 食管正常黏膜与非糜烂性反流病

（三）Barrett食管

Barrett食管是指食管黏膜因受反流物的慢性刺激，食管下段的食管黏膜鳞状上皮被单层柱状上皮取代的一种病理现象，是胃食管反流病的一种，可能发展为食管癌。Barrett食管的特点主要为内镜下可见食管鳞状上皮与胃柱状上皮的交界线（齿状线，又称Z线）相对于胃食管结合部上移≥1 cm（图2-4）。黏膜色调改变，黏膜通常会表现为粗糙、颗粒样增生改变；存在橘红色黏膜岛；炎症消退时可观察到清晰毛细血管。病理证实食管下段正常的复层鳞状上皮被化生的柱状上皮替代，可伴有或不伴有肠上皮化生[6]。Barrett食管有胃底腺黏膜化生、贲门腺黏膜化生和肠黏膜腺上皮化生3种组织学类型，其中伴有肠黏膜上皮化生的BE类型发生食管腺癌的风险更高。

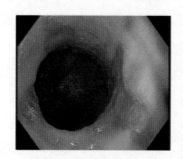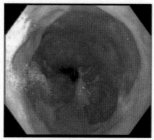

图2-4　节段性Barrett食管与环形Barrett食管

（四）反流高敏感

反流高敏感是指内镜检查缺乏反流证据的患者在没有食管酸暴露异常增加的情况下，由生理范围内的胃食管反流引起的食管症状（烧心或胸痛等）。即pH联合的通道阻抗监测显示没有病理性食管酸暴露，但仍然存在烧心和（或）胸痛症状与酸和（或）非酸反流（pH为4~7的弱酸和pH＞7的弱碱反流统称为非酸反流）的症状关联概率（symptom association probability，SAP）阳性[4]。Rome Ⅳ提出RH是一种食管功能性疾病，临床上极常见，并常与功能性烧心并存，多发生在年轻人和中年妇女，常与另一种功能性胃肠病重叠，常伴有心理障碍和精神因素。诊断依靠烧心症状、胃镜、食管活检、食管pH联合的通道阻抗监测和高通量分辨率食管测压。RH与非糜烂性反流病（nonerosive reflux disease，NERD）不同，RH为正常酸暴露，食管动力试验无动力疾病存在[7]。

（五）功能性烧心

功能性烧心是指在无病理性胃食管反流或病理基础的胃、食管动力或结构异常的情况下，反复发作的胸骨后烧灼感。功能性烧心与高度焦虑、情绪不稳定以及社会支持度较低密切相关，而与进食、体位无关。多数学者认为内脏的高度敏感性与该病的形成有重要关系。功能性烧心患者在症状发作时可伴有酸反流，但24 h食管pH监测酸暴露时间正常。无病理性酸暴露且SAP阴性的患者被定义为功能性烧心。诊断RH和FH必须满足症状至少在诊断前6个月出现，在过去3个月内的频率至少为每周2次[4]。

三、GERD辅助检查

GERD的临床表现在不同患者间差异较大，是一种异质性很强的疾病。个体对同一症状的描述、症状的组合、多个症状之间严重程度和频率的差异、加重和缓解规律、症状对药物治疗的反应、患者对自身疾病的认知和自我管理能力均呈现多样化[8]。不同专科所关注和熟悉的GERD症状与体征也有所不同，症状不明显的患者常常被忽略，因此应根据患者的实际情况，选择相关的检查，明确有无胃食管反流的存在以及评估食管炎的严重程度。如上消化道内镜检查、上消化道造影检查、食管测压、动态pH监测、胃排空检查和pH联合多通道阻抗监测等。

（一）上消化道内镜检查

1. 内镜检查的诊断意义

对于胃食管反流典型症状发生频繁、程度严重、伴有警报症状或有肿瘤家族史的患者应行上消化道内镜检查（这里主要是指电子胃镜，图2-5）。胃镜检查是胃食管结合部疾病的重要诊断、评估手段，也是重要的随访和筛查手段，其能评估反流性食管炎的严重程度，是确诊GERD很重要的诊断性检查。

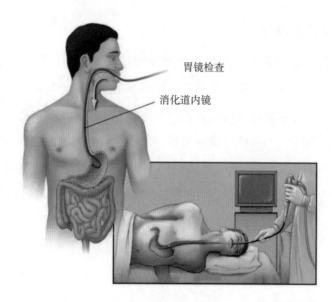

胃镜检查

消化道内镜

图2-5   上消化道内镜检查

反流性食管炎是指因胃十二指肠内容物反流入食管引起的食管炎症性病变，内镜下表现为食管黏膜的破损即食管糜烂和（或）食管溃疡。目前GERD的内镜下分级标准多采用洛杉矶（Los Angeles，LA）分级系统（表2-1），不同分级内镜下特点如图2-6所示。A级是指一个或多个长度小于或等于5mm的黏膜破损，无融合性病变。B级是指一个或多个长度大于5mm的黏膜破损，但没有融合性病变。C级是指一个或多个黏膜破损，破损顶部融合，累及75%以下的食管周径。D级的定义为一个或多个黏膜破损，破损顶部融合，累及75%或75%以上的食管周径。

表2-1   反流性食管炎GERD分级（Los Angeles分级系统）

分级	内镜下表现
A	一个或多个长度小于或等于5 mm的黏膜破损，无融合性病变
B	一个或多个长度大于5 mm的黏膜破损，但没有融合性病变
C	一个或多个黏膜破损，破损顶部融合，累及75%以下的食管周径
D	一个或多个黏膜破损，破损顶部融合，累及75%或75%以上的食管周径
相关解释	Los Angeles分级系统是在1994年洛杉矶第10届世界胃肠病会议上提出的，在1998年第11届会议上再次强调。该分级系统将食管黏膜的破损定义为与周围黏膜分界清楚的白苔或红斑，根据黏膜破损程度将RE分成4级：A~D级

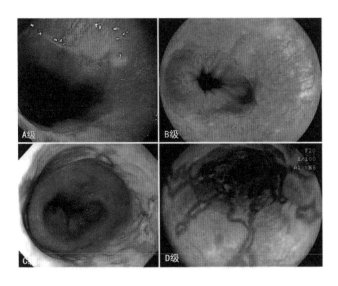

图2-6　反流性食管炎Los Angeles分级内镜下特点

电子胃镜下发现RE（线性糜烂或融合性糜烂）、BE（≥1 cm，肠上皮化生）、消化性狭窄、贲门松弛和食管裂孔疝等有助于确诊GERD[9]，而诊断食管裂孔疝，可作为抗反流手术的重要指征。另外，胃镜检查可同时排除和发现上消化道癌前病变、早癌和恶性肿瘤，可有效降低40~69岁高危个体的上消化道癌症发病率（下降23%）和死亡率（下降57%）[10]。

除普通电子胃镜检查外，内镜检查还包括内镜图像增强技术和内镜窄带成像等。其中，内镜图像增强技术可提高食管微小病变的观察能力，以及BE和早癌的检出率，可能有助于NERD的诊断，但其灵敏性和特异性有限。研究显示，蓝激光放大内镜在蓝激光成像（blue laser imaging, BLI）的基础上增加放大模式，可对局部结构进行放大观察，对于食管乳头内毛细血管襻（intrapapillary capillary loop, IPCL）的形态具有独特优势，NERD在蓝激光放大内镜下可见IPCL延长和（或）扩张等黏膜微结构改变[11]。内镜窄带成像研究显示，柱状岛和鳞柱交界上方的脊状绒毛图案（ridge villous pattern, RVP）显示出高度的特异性，与酸暴露时间相关，并且随着PPI治疗而改善，表明它可以作为诊断NERD潜在内镜特征[12]。另外，其他图像增强内镜技术，如联动成像技术

（linked color imaging，LCI），观察到的NERD患者远端食管黏膜微小病变与活检病理结果有统计学意义的相关性，该内镜技术也可能有助于NRED的诊断。

内镜检查结合活组织检查也有助于NERD、RH和FH的鉴别诊断。RE的组织病理学表现包括乳头延长、基底细胞增生、细胞间隙扩张、上皮内炎性细胞、坏死和糜烂等[13]。然而这些组织病理学检查结果对GERD诊断的敏感性和特异性不高，因此不建议对食管进行常规活检来诊断GERD。尽管如此，医师可以对怀疑有GERD并发症的患者，或在没有内镜改变的情况下对非典型症状或功能性疾病的患者进行食管活检。因此准确评估组织学病变以提供正确的诊断可能很重要。由于GERD的组织学病变通常局限于食管远端，采样范围为Z线以上的最后2 cm内（2 cm处的2个活检和Z线食管侧的2个活检）。

2. 内镜检查对胃食管阀瓣评估的意义

在GERD的内镜评估方面，单纯的黏膜诊断不能满足临床诊治的需要，需要结合解剖学因素进行分析，内镜可以对胃食管阀瓣的功能进行评估。Hill等提出了在胃镜检查下的胃食管结合部形态分级系统，称为胃食管阀瓣（gastroesophageal flap valve，GEFV）内镜分级系统，又称为Hill分级（图2-7），与胃食管反流病具有很好的相关性[14]。胃食管阀瓣的分级主要基于贲门唇的形态和贲门是否扩张，经改良的Hill分级标准如下。Ⅰ级：胃小弯顶端正常而突出的组织边缘或皱褶，严紧包绕内镜；Ⅱ级：存在皱褶，但围绕镜身间断开闭（通常与呼吸相关随呼吸开闭）；Ⅲ级：皱褶不明显且裂孔自由开放，不可见或可见滑动型食管裂孔疝；Ⅳ级：皱褶消失，裂孔明显增大，可见明确的滑动型食管裂孔疝，食管开放[4]。GEFV分级可以准确反映胃食管结合部的抗反流屏障的功能，在GERD的诊治中有重要的意义。一个纳入11项研究共包括5054例患者的Meta分析显示，在一般人群中，与GEFV正常者相比，GEFV异常者发生症状性GERD的风险更大。此外，在有症状的GERD患者中，与GEFV正常的患者相比，GEFV异常的患者发生反流性食管炎的风险更大。GEFV异常对症状性GERD和症状性RE的特异性分别为73.3%和75.7%。表明Hill分级显示的异常GEFV与症状性GERD和RE之间有良好的一致性，故可用于辅助确诊GERD。建议在GERD常规内镜检查和报告中纳入Hill分级[15]。胃食管阀瓣分级是胃食管反流病重要的评估指标之一，对制定治疗方案有重要的参考意义。

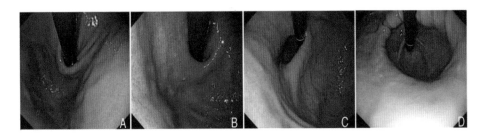

A. Ⅰ级胃小弯顶端正常而突出的组织边缘或皱褶，严紧包绕内镜；

B. 级存在皱褶，但围绕镜身间断开闭（通常与呼吸相关随呼吸开闭）；

C. Ⅰ级皱褶不明显且膈裂孔自由开放，不可见或可见滑动型食管裂孔疝；

D. Ⅰ级皱褶消失，膈裂孔明显增大，可见明确的滑动型食管裂孔疝，食管开放。

图2-7　胃食管阀瓣分级

目前咽喉反流性疾病、胃食管喉气管综合征和胃食管气道反流性疾病等概念的提出大大延伸了GERD的内涵，有助于多学科合作的开展。单纯基于反流性食管炎的内镜评估已经无法对GERD进行全面的病情评估。GERD与胃食管结合部的解剖改变有着密切的关系，胃食管阀瓣的改变是解剖因素改变的结果。内镜检查可以从解剖学的角度对GERD的全面分析提供依据。消化道内镜对于伴有解剖学改变的胃食管反流病而言，是重要的检查手段，如伴有食管裂孔疝的胃食管反流病。但对于非解剖因素引起的胃食管反流病，内镜检查的准确性差，50%~60%通过pH监测证实有异常反流的患者没有任何黏膜损伤的证据[16]。当出现胃食管反流症状又没有内镜下的异常时，就需要进行进一步的检查。内科与外科对于胃食管阀瓣的认识存在较大的差异[17]，还需要加强学科间的合作，提高对GERD的评估效果。

（二）高分辨率食管测压

食管测压对GERD的诊断价值有限。然而，它在评估LES压力和食管蠕动及排空功能、抗反流手术前评估等过程中发挥着重要的作用。

1. 一过性食管下括约肌松弛

正常情况下，食管下括约肌的长度为27~48 mm，压力为10~30 mmHg，高于胃内的压力，对防止胃内容物反流起着重要的作用。一过性食管下括约肌松弛（transient lower esophageal sphincter relaxation，TLESR）的松弛过程从开始松弛到完全松弛常发生在5 s以内，且持续5~40 s，在此期间易发生胃食管反流。食管测压可以发现GERD患者的一过性食管下括约肌松弛，这对评估GERD的病因有意义。

2. 食管下括约肌压力降低

食管下括约肌（lower esophageal sphincter，LES）压力是防止胃内容物反流的重要力量，食管测压发现食管下括约肌压力＜10mmHg，则具有预测GERD的意义。

3. 食管胃流出道梗阻

食管糜烂的发生不仅与酸反流、酸暴露时间增加有关，还与食管动力障碍有关。食管胃流出道梗阻（esophagogastric junction outlet obstruction，EGJOO）患者食管下括约肌舒缩功能障碍严重，酸反流明显，且常规促动力药对其治疗效果欠佳。这会加重胃食管反流的症状。高分辨率食管测压可以检测出EGJOO，从而更好地评估胃食管反流病。

4. 食管体部的功能检测

食管体部的功能主要是体部的蠕动和清除反流物，其功能的丧失与GERD的发病相关。食管体部的功能减弱或丧失将使食管的酸暴露时间增加，从而造成对食管黏膜的损伤。因此，食管的低动力状态是食管炎的主要食管动力学表现。高分辨率食管测压可以评估食管的动力状态以及无效蠕动，从而对GERD

的诊断提供依据。

食管测压技术的应用大大方便了对食管动力学和LES功能的评价,该方法虽然不能用于GERD的诊断,但对于评估反流的病因具有很大的意义。GERD患者高分辨率食管测压的主要异常包括:①一过性食管下括约肌松弛频繁;②食管下括约肌压力下降、合并食管裂孔疝;③食管体部动力障碍。

随着科学技术的发展,新的高分辨率食管测压技术和新的食管动力学检测技术不断出现,在内镜下将特殊的压力感受器放置在食管的目标部位,可以探测到食管腔内的压力,在软件的转换下将数据转换成图像,可以更加直观地显示胃食管结合部的压力和食管的动力学情况,更加方便于临床的应用以及多学科间的合作交流。

(三)24 h多通道腔内阻抗联合pH监测技术

24 h多通道腔内阻抗联合pH监测(MII-pH监测)技术被认为是诊断GERD的"金标准",可以准确诊断是否存在酸反流、碱反流和气体反流,并且可以评估反流的程度以及反流的距离。动态pH监测应该在以下情况下进行:①在PPI治疗期间仍有持续症状的患者或那些有症状但内镜检查无证据的患者;②停药后复发的患者;③在进行抗反流手术之前;④评估GERD的不典型症状,如慢性咳嗽、声音嘶哑和胸痛等。接受该检查的患者应停药(H$_2$受体拮抗剂停药3d,PPI停药7 d)[18],在检查期间不限制患者的饮食和运动,以模拟患者的日常生活。对于正在使用PPI的患者则可以进行MII-pH监测,从而判断酸、弱酸和非酸反流与症状的关系。

1.24 h多通道腔内阻抗联合pH监测(MII-pH监测)原理

MII-pH监测的原理在于利用绝缘的导管中环形电极组成交流电回路的电阻力,监测食管中液体及气体的流动情况。将一些连续的金属环放置在监测导管上,相邻的金属环在有物质通过时形成电环路,通过测定电环路的电阻(也就是阻抗)可以测定该物质的性质:液体通过时,由于液体导电性能较好,阻抗就低；当气体通过时，由于气体导电性能较差，阻抗就高。因此，食管阻抗检测可以鉴别反流的成分。

2. 常用诊断参数

该检查临床常用的诊断参数：$pH < 4$为酸反流，$4 \leqslant pH < 7$为弱酸反流，$pH > 7$为碱反流。酸暴露时间（acid exposure time，AET）指24 h内食管$pH < 4$的时间百分比，$AET > 6\%$可诊断为病理性胃食管反流病[19]。DeMeester（DMS）评分是一种综合评分，由以下6个参数进行综合评估：①反流总次数；②总反流时间百分比（$pH < 4.0$）；③直立位反流时间百分比（$pH < 4.0$）；④仰卧位反流时间百分比（$pH < 4.0$）；⑤反流的最长持续时间；⑥长反流次数（$> 5min$）。以上6个因素中，前4个因素反映酸反流的频率和程度，后2个反映食管清除酸的能力。根据6个评估参数的每个参考值的标准偏差之上的分数计算得出DMS评分，$DMS > 14.7$则为异常[20]。根据相关参数可以计算酸反流时间、反流事件、反流与症状的相关性，从而对病情进行更全面的评估。

3. 黏膜阻抗参数

黏膜阻抗测定能够发现食管黏膜的糜烂区阻抗较非糜烂区低，目前MII中的一些新的阻抗参数也被开发出来，可以对黏膜的完整性和食管酸暴露进行评估。食管基线阻抗（baseline impedance，BI）是指未发生吞咽或反流时食管稳定的阻抗值。基线阻抗由于排除了食管收缩和反流物的影响，可以反映食管黏膜的阻抗特点，也就可以间接反映黏膜的物理特点和黏膜的病理改变。因此，BI的改变与酸暴露和食管的敏感性有关。目前的研究表明，BI在区分反流性食管炎和非糜烂性反流病中有较大的价值。食管平均夜间基线阻抗（mean nocturnal baseline impedance，MN-BI）是24 h食管多通路腔内pH联合阻抗监测的一项新指标，能够反映食管的酸暴露情况和反流负担，并能反映反流诱导的食管黏膜的改变及食管黏膜的完整性，MN-BI的计算条件为：在夜间睡眠期间，从最远端阻抗通道（食管下括约肌上方3 cm）进行评估，分别在凌晨1点、3点、5点取3个10 min时间段，并避免吞咽和反流，通过软件计算后得到。MN-BI值越低提示患者食管黏膜完整性受损破坏越重[21]。

4. 食管动力评估

高分辨率食管测压对食管动力的评估主要表现在食管的收缩能力上，MII则可以检测食团在食管内的传输情况以及食管清除残余食物的能力，即食团的传输参数。24 h MII侧重食团的传输时间和是否有重叠反流。高分辨率食管测压和24 h MII均可评估食管的清除能力。若二者结合起来，则可以对食管动力进行全面的评估，分析食管的运动与食团通过的关系，更有利于对胃食管反流病进行综合评估。

24 h MII–pH可以对胃食管反流病进行定性和定量检测，酸反流者抗酸治疗效果好，碱反流者抗酸治疗效果差，气体反流则可以解释嗳气症状。近端食管反流和咽反流是解释食管外症状的重要依据，立体酸反流往往提示难治性胃食管反流病。近端食管反流造成的肺部并发症和难治性胃食管反流病，并发症多，药物治疗效果不佳，应考虑手术治疗。

高分辨率食管测压和24 h MII–pH仅可评估胃食管反流病的一方面，临床医生还需要结合患者的临床表现和其他检查结果对胃食管反流病进行更加全面的评估、多学科之间交流合作，才能得出准确的病情评价，制定合理的治疗方案。

（四）无线pH监测技术

与传统的经鼻导管植入式电极相比，无线pH监测（Bravo无线pH胶囊）无须导管留置，经无痛胃镜下辅助下将监测胶囊精准固定于食管下段，最长可以完成长达96 h的pH监测，患者舒适度更高，采集数据更全面，极大地提高了胃食管反流病的准确性，对于广大的胃食管反流病患者来说提供了一项更为舒适、精准的检查手段。尤其适用于无法耐受鼻导管、高度怀疑GERD但导管pH监测阴性的患者。

（五）放射性核素

患者吞食带有放射性核素的食团，用采集器采集放射性信息，并通过分析得出食团在食管内的通过情况，也可以观察食物的残留情况以及食管的反流情况。放射性核素检查需要特殊的设备，且在目前高分辨率食管测压和24 h MII–pH的广泛应用下，临床应用很少。

（六）上消化道造影检查

在消化道内镜、高分辨率食管测压、24 h多通道腔内阻抗监测和动态pH监测逐渐广泛应用的背景下，上消化道的造影，尤其是气钡双重造影，对于胃食管反流病仍有重要的意义，是食管疾病的重要检查方法，可以发现食管功能、解剖的异常，也可以发现黏膜的病变，在胃食管反流病诊治领域尚无法被完全取代。

1. 食管的正常黏膜钡剂造影表现

患者吞钡后，正位观察，食管位于中线偏左。轮廓光滑整齐，管壁伸缩自如，宽度可达2~3 cm（图2-8）。右缘可见主动脉弓和左主支气管压迹。右前斜位是观察食管的常用位置，在其前缘可见3个压迹，由上到下为主动脉弓压迹和左心房压迹。在上两个压迹之间，食管往往略显膨出，易误诊为憩室。在老年患者中，明显迂曲的降主动脉可在食管下段后缘造成另一个压迹。食管的黏膜皱襞表现为数条纤细纵行而平行条纹状影，与胃小弯的黏膜皱襞相连续。食管的蠕动将钡剂由上向下推进，可分3种：第一蠕动波系由下咽动作激发，使钡剂迅速下行，数秒内进入胃；第二蠕动波又名继发蠕动波，由食团对食管壁的压力引起，常始于主动脉弓水平向下推进。所谓第三蠕动波是由于食管环状肌的局限性不规则收缩性运动引起的，形成波浪状或齿锯状边缘，出现突然，消失迅速，多发于食管下段，常见于老年和贲门失弛缓症患者。深吸气时膈下降，食管裂孔收缩，常使钡剂于膈上主停顿，形成食管下端膈上一小段长4~5 cm的一过性扩张（称为膈壶腹），呼气时消失，属正常表现。

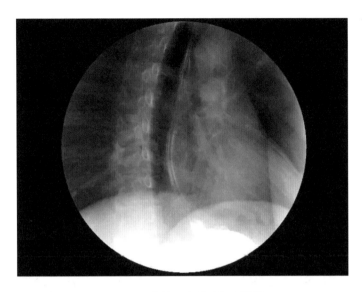

图2-8　食管正常黏膜钡剂造影

贲门上方3~4 cm长的一段食管，是从食管过渡到胃的区域，称为胃食管前庭段，具有特殊的神经支配和功能。此段是一高压区，有防止胃内容物反流的重要作用。现在将原来所定下的食管括约肌与胃食管前庭段统称为食管下括约肌。它的左侧壁与胃底形成一个锐角切迹，称为食管胃角或贲门切迹。

2. 胃食管反流病的钡剂造影表现

在上消化道造影中，胃食管反流可以分为4种类型。①断续型：少量钡剂间断经过较小的贲门和食管下括约肌反流进入食管，通常为少量的反流；②抽吸型：贲门口呈半开放状态，反流不受体位影响，钡剂持续反流，直至胃内钡剂全部反流入食管；③倾倒型：大量钡剂连续通过较宽大的贲门，快速进入食管内，使得食管明显扩张，通常为大量的反流；④混合型：混合型为断续型和倾倒型的混合状态，反流开始贲门口开放较小，反流逐渐进入食管，贲门口逐渐扩大，反流量持续增加，该型属于中到大量反流。从断续型至倾倒型，代表着食管下括约肌的压力逐渐降低，抗反流功能逐渐减弱，反流逐渐加重。反流进入食管的钡剂被食管蠕动清除，如果食管扩张明显而引起食管蠕动，则为食管继发性蠕动，是食管清除机制的一种，可以清除反流的钡剂。如果反流的钡剂量大，停留的时间长，无食管收缩波清除，而是出现无推进的蠕动，即为第三蠕动波。这些反流类型和清除机制，代表着食管的动力学特点。

3. 反流性食管炎的钡剂造影表现

反流性食管炎在上消化道造影中的表现：①食管下端黏膜粗糙，呈颗粒状、串珠状，或线性溃疡，严重者出现狭窄或变形（图2-9）；②黏膜下层水肿使食管黏膜增厚，导致纵行的食管黏膜皱襞增粗、增厚；③出现食管扩张，蠕动减弱。反流性食管炎有时可伴有增生性息肉，在造影时如发现息肉样病变的影像表现，应注意与胃食管结合部恶性肿瘤鉴别。

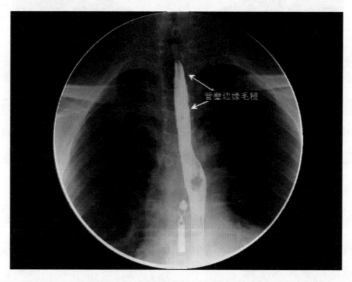

图2-9　反流性食管炎的钡剂造影

尽管目前上消化道内镜、高分辨率食管测压、24 h多通道腔内阻抗监测和动态pH监测越来越广泛应用，但上消化道造影在胃食管反流病的临床诊治中仍然发挥重要的作用。虽然造影本身没有诊断作用，但其在手术方案的制订中有重要作用，因为它可以对食管的解剖学和功能改变进行评估，提供了许多解剖信息（如短食管、食管憩室、食管狭窄以及食管裂孔疝的存在以及程度）。此外，它可以区分Ⅰ型和Ⅲ型食管裂孔疝，这对手术的复杂性有一定的提示作用。总之，上消化道造影的意义主要包括以下几个方面：①观察食管蠕动情况；②判断有无食管缩短；③判断反流的类型和程度；④判断食管裂孔疝的类型；⑤判断有无食管炎、食管狭窄、Barrett食管和恶性肿瘤等。

（七）唾液胃蛋白酶测定

胃蛋白酶是一种蛋白酶，其前体胃蛋白酶原在胃主细胞中合成，分泌后在酸性胃液中激活，其中胃蛋白酶Ⅲ复合物占80%。胃蛋白酶在pH2.0的环境中活性最高，pH6.5时失活，但能保持完整状态，当pH再次下降时其活性可恢复。胃蛋白酶反流至食管和咽喉部时可长期滞留，直至下次反流发生时恢复活性，引起不适症状，正常情况下胃蛋白酶存在于胃和十二指肠中。唾液胃蛋白酶测定是一种用于快速诊断的侧向层析检测方法，将胃蛋白酶作为反流在唾液中的标记物，采用两种特定的抗人胃蛋白酶单克隆抗体，定性检测唾液中的胃蛋白酶。检查的方法为，反复咳嗽清嗓后收集1 mL唾液，并进行化验，一般可采用2~3次检验。若在唾液中检出胃蛋白酶，则可成为反流性疾病的客观诊断依据，胃蛋白酶是一种与当前可用的GERD检查方法不同的非侵入性、易于执行和廉价的技术。其非侵入性也将极大地促进小儿GERD的诊断。但是，有研究显示，唾液胃蛋白酶测定对诊断GERD没有高度的特异性，而且唾液胃蛋白酶浓度高低不能区分GERD患者和功能性烧心的患者，也不能区分诊断性PPI反应者和无反应者[22]。唾液胃蛋白酶浓度的高低与反流的严重程度之间缺乏显著的相关性，对患者预后预测价值较差。唾液胃蛋白酶的检测方法，检测的最佳时机、位置及相应的临界值没有统一的标准。目前可作为GERD新的筛查手段。

（八）胃排空检查

将不被胃黏膜吸附和吸收、不被胃液或胃运动破坏或解离的放射性显像剂引入胃后，以连续动态的显像方法，观察胃区放射性分布情况，并经计算机处理，计算胃排空时间及某特定时间显像剂的残留率或排空率，以评价胃运动功能。该检查可以对胃正常生理功能进行评价，以及对胃排空障碍原因进行探讨。胃排空功能障碍可能与极少数患者的GERD相关。因此，在对GERD患者的评估中，不应常规进行此项检查，而应选在特定的病例中进行，例如，有恶心和餐后腹胀的患者、经过一夜禁食但胃内仍有食物的患者，以及有其他危险因素（长期使用阿片类药物）的患者。

（九）小结

上述检查手段所提供的参数是诊治GERD的重要依据，然而各检查的侧重点不同，存在各自的优缺点。并且患者临床情况变异度大、配合能力不足、医师对检查数据解读能力有限等因素，使检查结果存在一定的假阳性或假阴性，故需要不断更新、提高检查技术和认识水平，以提高诊断准确率。GERD患者可能出现各种各样的症状，临床表现无特异性，且与其他胃肠疾病有许多的重叠。因此，对怀疑GERD的患者，医师需要对其进行全面的检查评估，包括内镜检查、食管测压、上消化道造影和动态pH检测等，多学科之间紧密合作，从而制定合理的治疗方案。

四、诊断与鉴别诊断

患者既往病史、临床症状发作特点、辅助检查结果和对抗反流治疗（PPI等药物、内镜、手术）的反应性均是确诊GERD的关键因素。

（一）诊断

临床上对于有典型反流和烧心症状的患者，且有胃食管反流的病理学证据，包括上消化道内镜检查、高分辨率食管测压、动态pH监测及PPI试验等，即可做出诊断。一般认为，患者具有反流的病史，结合内镜检查下发现RE、食管功能监测发现酸反流或碱反流、PPI试验阳性中的任意一项，即可基本确诊GERD，主要诊断手段如图2-10所示。

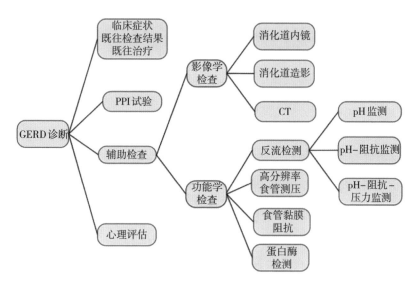

图2-10　胃食管反流病的诊断手段

1. 病史

完整而准确的病史是诊断GERD的前提，仔细询问病史并结合问卷调查表确定患者的典型症状是必要的。详细记录和评估患者反酸、烧心、胸痛、嗳气等食管症状是诊断典型GERD的基础。烧心和反流在GERD的诊断中具有重要的价值。常用的GERD的诊断问卷，如反流性疾病问卷量表（reflux disease questionnare，RDQ）诊断GERD的灵敏度为62%，特异度为67%，胃食管反流病问卷量表（gastroesopheal reflux disease qustionnare，GerdQ）诊断GERD的灵敏度为65%，特异度为71%，对具有典型症状的患者有较高的辅助诊断价值，而对不典型症状的患者的敏感性相对较低[23, 24]。

无论患者就诊于哪个科室，完整的GERD初步评估记录应包括食管和食管外症状的发作和缓解规律、严重程度、GERD并发症、心理状态、警报症状、既往检查结果、治疗情况和并发症等。对于临床上出现警报症状的患者，如吞咽困难、胃肠道出血、缺铁性贫血、进展性非计划性体重减轻、上腹部肿物、持续疼痛和食管或胃腺癌的家族史等，需考虑行上消化道内镜检查。

2. PPI试验

对于有典型症状但无警报症状的患者，行PPI诊断性治疗是诊断GERD的初步策略。PPI试验又称为质子泵抑制剂诊断性治疗，是指使用短程、大剂量的PPI作为治疗试验，用于诊断胃食管反流病。适用于拟诊胃食管反流病患者，或疑有反流相关食管外症状（咽喉不适、咳嗽、哮喘等）的患者。对于伴有典型反流症状（烧心、反酸），又缺乏报警症状（吞咽困难、吞咽痛、出血、贫血、体重减轻）的患者，可行PPI诊断性治疗。PPI试验要求应用PPI药物双倍剂量至少8周，观察目标症状是否缓解50%以上。若缓解为50%以上，则PPI试验阳性[25]，PPI试验阳性可进一步证实诊断的准确性。PPI试验可简便有效地筛查出部分以气道症状为主要表现的胃食管反流病患者。越来越多的研究证实，PPI试验性治疗可作为典型胃食管反流症状患者，以及疑诊反流性胸痛、咽喉反流、反流性咳嗽、反流性哮喘等患者简便实用的初级诊断方法。需要指出的是，高达40%的疑似GERD症状的患者对PPI治疗无效或反应不完全，并且在食管外综合征中比例更高。故仅PPI试验无效并不能排除GERD的诊断，如果仍怀疑胃食管反流是其可能病因，则需要内镜和反流监测的进一步诊断[9, 26]。

3. 内镜

有选择性地进行上消化道内镜检查和黏膜活检，内镜检查是诊断有黏膜破损的GERD的良好方法，通过镜检可以发现是否存在食管黏膜破损、糜烂、狭窄、溃疡、Barrett食管和食管癌，并且可以除外其他上消化道疾病，内镜下还可提供镜下治疗。若内镜下发现食管下端有明显的黏膜破损以及活检病理支持的GERD炎症表现，则可以诊断反流性食管炎。GERD中有相当多一部分的患者为非糜烂性反流病，内镜下无法诊断，因此，当胃镜检查阴性、患者缺乏典型症状和（或）抑酸治疗效果不佳时，应进一步行反流监测等检查。

4. 反流监测

主要包括食管pH监测和阻抗监测等。pH监测可以为考虑内镜下或手术治疗的非糜烂性反流病患者提供酸反流的证据。但是，食管pH监测异常与反流症状并没有相关性，仅可对于具有典型反流症状和非典型反流症状且PPI治疗无效的非糜烂性反流病患者进行评估。食管pH监测联合食管阻抗监测不仅可以对具有典型症状但PPI治疗无效的非糜烂性反流病患者进行评估，还可以寻找非酸反流的证据，以改变治疗策略。对于无明显食管外反流症状的难治性反流病人也具有诊断价值。

NERD的诊断主要依赖于临床表现和诊断性治疗。NERD的典型症状为反流和烧心。如满足以下条件，则可基本诊断为NERD。①有典型反流和烧心症状；②内镜下无食管黏膜破损的证据；③24 h食管pH监测表明食管存在病理性酸反流或碱反流；④PPI治疗有效。内镜检查对于NERD的意义主要在于排除Barrett食管及其他器质性病变（如溃疡或恶性肿瘤）。

总之，根据典型的反流、烧心和相关的辅助检查很容易进行胃食管反流病的诊断，但胃食管反流病临床表现多种多样，且经常存在多种因素和疾病重叠，多数患者的症状不明显。当临床表现不典型时，或患者只表现出食管外症状，结合PPI试验、消化道内镜、高分辨率食管测压和24 h阻抗监测，也可以做出正确的诊断，具体诊断流程如图12-11所示。胃食管反流病的不典型症状与食管外症状十分广泛，与其他疾病临床表现重叠。因此对于不典型的病例，诊断的关键在于临床医师能够联想到胃食管反流病，并结合该病的病理特点进行针对性的检查，这样可以最大限度地提高胃食管反流病的诊断准确率。

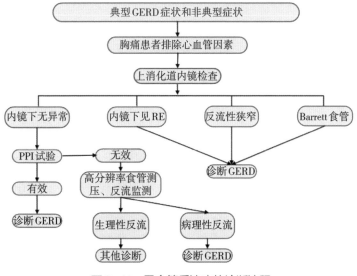

图2-11　胃食管反流病的诊断流程

（二）鉴别诊断

胃食管反流病是常见病，临床表现多样且多与其他常见疾病类似，因此在考虑常见病和多发病的临床思维下，常容易漏诊与误诊，需要注意鉴别。胃食管反流病引起的胸痛需要与心源性胸痛鉴别，胃食管反流病引起的吞咽困难需与其他食管病变（如贲门失弛缓症、食管癌）引起的吞咽困难相鉴别。此外，胃食管反流病引起的呼吸系统症状也需要与常见的呼吸系统疾病所引起的症状相鉴别。

1. 心源性胸痛

胸痛在临床上常被分为心源性胸痛（cardiogenic chest pain，CCP）与非心源性胸痛（non-cardiogenic chest pain，NCCP）。非心源性胸痛是在缺乏明显的活动性冠状动脉性疾病证据的情况下，反复发生的心绞痛样胸骨后疼痛的症状。由胃食管反流病引起的非心源性胸痛通常被称为食管源性胸痛。多数情况下内脏本身没有痛觉感受，内脏的痛觉通常由与交感神经伴行的内脏感觉神经传导，内脏的痛觉表现为同一脊髓节段发出的体表感觉神经感受区域的痛觉，其本质是一种牵涉痛，称为内脏痛。通常情况下内脏疼痛有大概的部位，但是无法准确定位，被患者描述为模糊的、难以辨别的感觉。食管与心脏的感觉神经纤维在胸壁和皮肤上的投射定位相互重叠，其胸痛的性质、部位、放射区域等都酷似心绞痛，均表现为胸骨部位和胸骨后疼痛。因此，不同内脏病变的部位疼痛出现的区域基本相似，没有器官特异性，且老年人既是心源性胸痛的高发人群，也是GERD的易患人群，这给鉴别诊断带来了困难。

（1）心源性胸痛的特点。心源性胸痛是由内脏疾病，特别是心肌缺血性疾病引起的。心绞痛表现为心前区或胸骨后压迫性疼痛或撕裂样疼痛，可伴有左肩部、左胸壁内侧、背部的放射痛，同时还可有低血压、心律失常等伴随症状。这些症状常在患者运动、劳累或心情激动时诱发并加重，服用硝酸甘油症状可缓解。心肌梗死患者常有濒死感，且可有呼吸困难的表现。心源性胸痛表现不典型的患者可表现为上腹部或剑突下疼痛、腹胀、恶心呕吐等，往往导致误诊。

（2）食管源性胸痛的特点。GERD引起的胸痛常表现为胸部正中或胸骨后的疼痛，主要位于剑突周围，靠近胃的部位，且患者常有反酸、烧心、嗳气等反流症状。食管源性胸痛常发生在进食后，弯腰、平卧、腹部用力和束腰可加重疼痛，且可同时伴有其他胃肠道疾病和症状。部分患者仅表现为胸痛，无其他症状，单纯根据患者临床表现诊断困难，需要借助内镜、食管测压和24 h阻抗监测等手段鉴别。

（3）心源性胸痛与食管源性胸痛的鉴别方法。

①典型心源性胸痛常位于中下段胸骨后及心前区，食管源性胸痛常位于胸骨后及剑突下。

②心源性胸痛常为压榨样痛、撕裂样痛，食管源性胸痛常表现为灼痛、刺痛。

③在停止运动、休息和服用硝酸甘油后心源性胸痛可缓解。

④食管源性胸痛常伴有反流症状，而心源性胸痛常伴低血压、心律失常等疾病，需仔细询问病史及完善体格检查。

⑤消化道内镜、高分辨率食管测压、24 h-pH监测可以发现反流的证据。心电图、心肌酶谱和运动试验检查则有助于诊断心源性胸痛。

⑥PPI试验后，若胸痛症状减少50%以上，则提示胃食管反流病，食管源性胸痛可能性大。食管滴酸试验（在食管下括约肌上10 cm放置导管，以10 mL/min的速度滴注0.1 mol/L的盐酸）如可诱发胸痛，也可提示食管源性胸痛。

需要注意的是，部分患者的胸痛是食管源性病因与心源性病因共同作用的结果，应注意鉴别。

2. 吞咽困难

胃食管反流病患者因反流物刺激食管导致食管痉挛，可出现一过性的吞咽困难。食管癌和贲门失弛缓症也会造成吞咽困难，需与它们做出鉴别。

（1）贲门失弛缓症。贲门失弛缓症又称贲门痉挛、巨食管，是由于食管贲门部的神经肌肉功能障碍所致的食管功能障碍引起食管下括约肌弛缓不全，食物无法顺利通过而滞留，从而逐渐使食管张力、蠕动减低及食管扩张的一种疾病。其主要特征是食管缺乏蠕动，食管下括约肌（LES）高压和对吞咽动作的松弛反应减弱。临床表现为吞咽困难、胸骨后疼痛、食物反流以及因食物反流误吸入气管所致咳嗽、肺部感染等症状。其特点是病程缓慢、吞咽困难间歇发作，且逐渐频繁，固体和液体食物均很难通过。食物长期滞留导致食管扩张。食管钡剂造影可见食管体部增宽，食管下端可见特征性的狭窄征象（鸟嘴征）（图2-12）。可与胃食管反流病相鉴别。

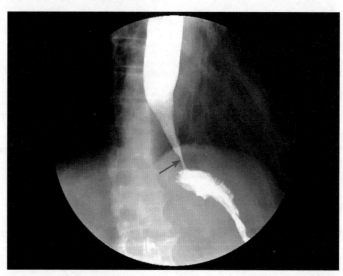

图2-12　贲门失弛缓症的钡剂造影（红色箭头所示为食管下段"鸟嘴样"改变）

（2）食管癌。食管癌早期症状常不明显，但在吞咽粗硬食物时可能有不同程度的不适感觉，包括咽下食物哽噎感，胸骨后烧灼样、针刺样或牵拉摩擦样疼痛。食物通过缓慢，并有停滞感或异物感。哽噎感、停滞感常可通过吞咽水后缓解消失。症状时轻时重，进展缓慢。中晚期时食管癌典型的症状为进行性吞咽困难，起初是难以咽下固体食物，继而是半流质食物，最后水和唾液也不能咽下。体格检查时常可发现锁骨上增大淋巴结或肿大而有结节的肝脏，少数患者可出现腹腔积液、胸腔积液等远处转移征象。消化道造影检查可以表现为小充盈缺损，表现为向腔内隆起的小结节，直径为0.5~2.0 cm，局部黏膜紊乱，局部管壁舒张度减低，偏侧性管壁僵硬，蠕动减慢，钡剂滞留（图2-13）。消化道内镜可直接观察病灶形态，并取活检，可与胃食管反流病鉴别。食管癌既是胃食管反流病的并发症，又是吞咽困难的常见病因，但它们的预后截然不同，应认真对待，注意鉴别。

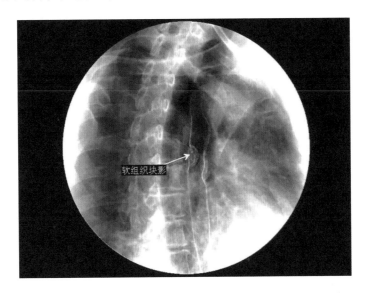

图2-13　食管癌的钡剂造影

3. 呼吸系统疾病

胃食管反流病的食管外症状（如慢性咳嗽、哮喘）常与呼吸系统疾病的症状类似，需要注意鉴别。

（1）胃食管反流病慢性咳嗽与一般原因咳嗽的鉴别。胃食管反流病慢性咳嗽是胃酸和其他胃内容物反流入食管导致以咳嗽为主要表现的一种疾病。胃食管反流病慢性咳嗽长期被认为与肺部有关，大多表现为咳嗽，此病应是胃食管反流性的一个特殊类型，仅部分胃食管反流性疾病有咳嗽的症状，可能是唯一的症状，咳嗽与反流的程度不成正比。咳嗽大多数发生在日间和直立位，干咳或咳少量白色黏痰。咳嗽时间往往很长，在一次上呼吸道感染后大部分患者有复发，且无季节性，为单纯性咳嗽，表现为慢性咳嗽和清嗓。平卧位容易发生反流并使反流物进入气管，患者常在半夜醒来并咳嗽，也可能早上起床时出现咳嗽。进食时、进食后或饱食后是胃食管反流病性咳嗽的一个重要临床特征。部分患者伴随有胸骨后烧灼样感、嗳气、反酸等症状，对诊断有一定的提示意义。而一般的咽喉炎或呼吸道感染引起的咳嗽多数有季节性，常伴有浓痰和肺部啰音，结合内镜检查、pH监测和肺部CT等可与胃食管反流病咳嗽相鉴别。

（2）GERD引起的哮喘食管源性哮喘与支气管哮喘的鉴别。支气管哮喘是以由多种细胞（如嗜酸性粒细胞、肥大细胞、T淋巴细胞、中性粒细胞、气道上皮细胞等）和细胞组分参与的气道慢性炎症为特征的异质性疾病。这种慢性炎症与气道高反应性相关，通常出现广泛而多变的可逆性呼气气流受限。其病理生理基础为小支气管的痉挛，表现为发作性哮鸣音和呼气性呼吸困难，导致反复发作的喘息、气促、胸闷和（或）咳嗽等症状，强度随时间变化。多在夜间和（或）清晨发作、加剧，多数患者可自行缓解或经治疗缓解。胃食管反流病引起的哮喘为反流物刺激器官引起平滑肌收缩。如果胃酸从食管进入了气管，进而继续向下，进入左右的支气管，再弥散进到肺泡里，肺受不了强酸的刺激，会导致气道突然痉挛、收缩，发生胃食管反流性哮喘。食管源性哮喘与过敏性哮喘、咳嗽变异性哮喘相比，各有特点。

①过敏性哮喘。过敏性哮喘往往与吸入了一些花粉、粉尘、霉菌，以及空气中其他的一些致敏物质有关，与季节有明显相关性，春秋两季多发，咳嗽与喘息多同时存在。

②咳嗽变异性哮喘。咳嗽变异性哮喘是支气管哮喘的特殊类型，是以咳嗽为主要表现或唯一表现的哮喘，没有明显的喘息、气促等症状或体征，但是会存在气道高反应性，是慢性咳嗽最常见的病因。咳嗽变异性哮喘也多由过敏引起，且表现更侧重于咳嗽症状。

③食管源性哮喘。胃食管反流病引起的哮喘往往以大气道痉挛为主，与常

见的支气管哮喘的呼气性困难不同而表现为吸气性困难。反流性哮喘患者往往有反酸、烧心、嗳气、反食等胃食管反流病症状表现，反酸、烧心等症状可诱发哮喘，饱食、饥饿、弯腰、卧位可诱发、加重哮喘。由于卧位易引起反流，很多患者夜间卧位可诱发，坐起饮水、进食可缓解。患者在治疗反酸、烧心等反流症状时，憋喘、咳嗽症状可获缓解。但部分患者无胃食管反流病症状，仅以呼吸道症状为表现。综上，GERD需要与心梗、心绞痛、哮喘、心身医学等多学科疾病相鉴别（表2-2）。其中，对于具有烧心、反流等典型症状的患者，结合临床表现和相关辅助检查可以快速准确地做出诊断。然而，对于一些不典型病例、复杂病例，则需要进行全面的评估，包括从胃、食管到食管外的评估，对解剖和功能的评估，以及患者的心理评估。从而做出准确的诊断并提供合理的治疗方案。

表2-2　GERD的主要临床症状及鉴别诊断

症状	症状描述	鉴别诊断
烧心	剑突和胸骨后的烧灼感，然而也有少数患者的烧灼感可位于或扩展到上腹部、剑突后、颈前和咽喉部	与功能性烧心、心理疾病和贲门失弛缓症等相鉴别
胸痛	胸骨后疼痛，可伴烧灼感，可累及其他部位	与心血管疾病、贲门失弛缓症，以及胸科疾病相鉴别
吞咽困难	吞咽停滞不利感或阻滞，部分患者餐后仍有该不适	与贲门失弛缓症和食管癌相鉴别
咳嗽或呛咳	持续时间超过8周的轻度或剧烈咳嗽，部分患者为呛咳，可伴咳痰或痰中带反流物	与呼吸道感染、咳嗽变异性哮喘、肺癌等气道病变相鉴别
喘息、憋气	发作性呼吸困难，喘息、憋气	与过敏性哮喘、COPD和心血管疾病等相鉴别

五、并发症

（一）糜烂性食管炎

过多的胃酸和胃蛋白酶反流导致食管黏膜表层坏死，从而造成糜烂和溃疡，发生糜烂性食管炎。糜烂性食管炎患者可能无症状，也可能表现为烧心、胃内容物反流、吞咽困难和吞咽痛，糜烂严重者可导致呕血或黑便等上消化道出血表现。

（二）食管狭窄

食管狭窄是溃疡性食管炎的晚期愈合过程的一个结果，是由慢性深部损伤所致的周围纤维化引起的，随着时间的推移，胶原纤维收缩导致食管腔狭窄，通常表现为吞咽困难。胃食管反流性狭窄通常发生在食管中端和远端，可在上消化道检查和内镜检查中发现。食管狭窄和反流史也可能有助于诊断GERD。

（三）Barrett食管

Barrett食管是指化生的柱状上皮取代正常远端食管的复层鳞状上皮的现象，是GERD最严重的并发症。化生上皮是慢性GERD的后果，具有恶性潜能，容易诱发食管癌。需要对食管活检标本进行组织学检查以做出诊断，组织学检查显示不同程度的异型增生。大多数患者最初因烧心、反酸等症状就诊，伴长段Barrett食管的GERD常并发食管溃疡、狭窄和出血（有关Barrett食管详细介绍可参见第三章第七节）。

参考文献

[1] Katz PO, Gerson LB, Vela MF. Guidelines for the diagnosis and management of gastroesophageal reflux disease[J]. Am J Gastroenterol.2013,108（3）:308-328; quiz 329 [PMID:23419381 DOI:10.1038/ajg.2012.444]

[2] Katzka DA, Pandolfino JE, Kahrilas PJ. Phenotypes of Gastroesophageal Reflux Disease: Where Rome, Lyon, and Montreal Meet[J]. Clin Gastroenterol Hepatol. 2020,18（4）:767-

776. [PMID：31319183 PMCID：PMC6960363 DOI：10.1016/j.cgh.2019.07.015]

[3] Jung HK，Tae CH，Song KH，Kang SJ，Park JK，Gong EJ，Shin JE，Lim HC，Lee SK，Jung DH，Choi YJ，Seo SI，Kim JS，Lee JM，Kim BJ，Kang SH，Park CH，Choi SC，Kwon JG，Park KS，Park MI，Lee TH，Kim SY，Cho YS，Lee HH，Jung KW，Kim DH，Moon HS，Miwa H，Chen CL，Gonlachanvit S，Ghoshal UC，Wu JCY，Siah KTH，Hou X，Oshima T，Choi MY，Lee KJ，Korean Society of N，Motility. 2020 Seoul Consensus on the Diagnosis and Management of Gastroesophageal Reflux Disease. J Neurogastroenterol Motil. 2021，27（4）：453-481 [PMID：34642267 PMCID：PMC8521465 DOI：10.5056/jnm21077]

[4] 中国医疗保健国际交流促进会胃食管反流病学分会. 中国胃食管反流病多学科诊疗共识2022（一）[J/OL]. 中华胃食管反流病电子杂志. 2022，09（2）：51-86.

[5] 邹涛，韩文静，周旭春. 食管良性溃疡的内镜诊断与鉴别诊断[J]. 安徽医学. 2019，40（8）：953-955.

[6] 李鹏，王拥军，陈光勇，许昌芹. 中国Barrett食管及其早期腺癌筛查与诊治共识[J]. 中华内科杂志，2017，第56卷（第9期）：701-711.

[7] 池肇春. 反流高敏感[J]. 世界华人消化杂志. 2018，26（15）.

[8] Manabe N，Haruma K，Hata J，Kamada T，Kusunoki H. Differences in recognition of heartburn symptoms between Japanese patients with gastroesophageal reflux，physicians，nurses，and healthy lay subjects[J]. Scandinavian Journal of Gastroenterology. 2008，43（4）：398-402 [DOI：10.1080/00365520701815074]

[9] 中华医学会消化病学分会. 2020年中国胃食管反流病专家共识[J]. 中华消化杂志. 2020，40（10）：649-663.

[10] Chen R，Liu Y，Song G，Li B，Zhao D，Hua Z，Wang X，Li J，Hao C，Zhang L，Liu S，Wang J，Zhou J，Zhang Y，Li B，Li Y，Feng X，Li L，Dong Z，Wei W，Wang G. Effectiveness of one-time endoscopic screening programme in prevention of upper gastrointestinal cancer in China：a multicentre population-based cohort study[J]. Gut. 2021，70（2）：251-260. [PMID：32241902 PMCID：PMC7815635 DOI：10.1136/gutjnl-2019-320200]

[11] 孙旭彤，姜顺顺，续婷婷，赵红. 非糜烂性反流病在蓝激光放大内镜下的形态学改变[J]. 临床医学进展. 2020，10（6）：1085-1090.

[12] Desai M，Srinivasan S，Sundaram S，Dasari C，Andraws N，Mathur S，Higbee A，Miller J，Beg S，Fateen W，Sami SS，Repici A，Ragunath K，Sharma P. Narrow-band imaging for the diagnosis of nonerosive reflux disease：an international，multicenter，randomized controlled trial[J]. Gastrointest Endosc. 2022，96（3）：457-466. e453 [PMID：35487299 DOI：10.1016/j.gie.2022.04.020]

[13] Kandulski A，Jechorck D，Caro C，Weigt J，Wex T，Mönkemüller K，Malfertheiner P. Histomorphological differentiation of non-erosive reflux disease and functional heartburn in patients with PPI-refractory heartburn[J]. 2013，38（6）：643-651. [DOI：https：//doi.org/10.1111/apt.12428]

[14] 田书瑞，胡志伟，吴继敏，汪忠镐，刘建军. 胃食管阀瓣分级与胃食管反流病的相关性[J]. 中华消化杂志. 2019（04）：257-260.

[15] Osman A，Albashir MM，Nandipati K，Walters RW，Chandra S. Esophagogastric Junction

Morphology on Hill's Classification Predicts Gastroesophageal Reflux with Good Accuracy and Consistency[J]. Digestive Diseases and Sciences. 2021,66(1):151-159. [DOI:10.1007/s10620-020-06146-0]

[16] Ates F, Vaezi MF. New Approaches to Management of PPI-Refractory Gastroesophageal Reflux Disease[J]. Curr Treat Options Gastroenterol. 2014,12(1):18-33. [PMID: 24430334 DOI:10.1007/s11938-013-0002-7]

[17] Nguyen NT, Chinn J, Chang K. Collaboration between GI surgery & Gastroenterology improves understanding of the optimal antireflux valve-the omega flap valve[J]. Surg Endosc. 2021,35(6):3214-3220. [PMID:33709228 DOI:10.1007/s00464-021-08416-y]

[18] Hirano I, Richter JE, Practice Parameters Committee of the American College of G. ACG practice guidelines: esophageal reflux testing[J]. Am J Gastroenterol. 2007,102(3):668-685. [PMID:17335450 DOI:10.1111/j.1572-0241.2006.00936.x]

[19] Gyawali CP, Kahrilas PJ, Savarino E, Zerbib F, Mion F, Smout A, Vaezi M, Sifrim D, Fox MR, Vela MF, Tutuian R, Tack J, Bredenoord AJ, Pandolfino J, Roman S. Modern diagnosis of GERD: the Lyon Consensus[J]. Gut. 2018,67(7):1351-1362. [PMID: 29437910 PMCID:PMC6031267 DOI:10.1136/gutjnl-2017-314722]

[20] Mainie I, Tutuian R, Shay S, Vela M, Zhang X, Sifrim D, Castell DO. Acid and non-acid reflux in patients with persistent symptoms despite acid suppressive therapy: a multicentre study using combined ambulatory impedance-pH monitoring[J]. Gut. 2006,55(10): 1398-1402. [PMID:16556669 PMCID:PMC1856433 DOI:10.1136/gut.2005.087668]

[21] Martinucci I, de Bortoli N, Savarino E, Piaggi P, Bellini M, Antonelli A, Savarino V, Frazzoni M, Marchi S. Esophageal baseline impedance levels in patients with pathophysiological characteristics of functional heartburn[J]. 2014,26(4):546-555. [DOI: https://doi.org/10.1111/nmo.12299]

[22] Woodland P, Singendonk MMJ, Ooi J, Nikaki K, Wong T, Lee C, Glasinovic E, Koning R, Lutter R, Benninga MA, van Wijk MP, Sifrim D. Measurement of Salivary Pepsin to Detect Gastroesophageal Reflux Disease Is Not Ready for Clinical Application[J]. Clin Gastroenterol Hepatol. 2019,17(3):563-565. [PMID:29782998 DOI:10.1016/j.cgh.2018.05.016]

[23] Norder Grusell E, Mjörnheim A-C, Finizia C, Ruth M, Bergquist H. The diagnostic value of GerdQ in subjects with atypical symptoms of gastro-esophageal reflux disease[J]. Scandinavian Journal of Gastroenterology. 2018,53(10-11):1165-1170. [DOI: 10.1080/00365521.2018.1503708]

[24] Dent J, Vakil N, Jones R, Bytzer P, Schoning U, Halling K, Junghard O, Lind T. Accuracy of the diagnosis of GORD by questionnaire, physicians and a trial of proton pump inhibitor treatment: the Diamond Study[J]. Gut. 2010,59(6):714-721. [PMID:20551454 DOI:10.1136/gut.2009.200063]

[25] 李进让,肖水芳,李湘平,等. 咽喉反流性疾病诊断与治疗专家共识(2015年)[J]. 中华耳鼻咽喉头颈外科杂志. 2016,第51卷(第5期):324-326.

[26] Zerbib F, Bredenoord AJ, Fass R, Kahrilas PJ, Roman S, Savarino E, Sifrim D, Vaezi M, Yadlapati R, Gyawali CP. ESNM/ANMS consensus paper: Diagnosis and management of refractory gastro-esophageal reflux disease[J]. Neurogastroenterol Motil. 2021,33(4): e14075 [PMID:33368919 DOI:10.1111/nmo.14075]

第三章 特殊人群及状态的胃食管反流病

胃食管反流病（GERD）的高危人群包括老年人、妊娠期妇女、肥胖人群等，本章主要概述以上几种特殊人群的GERD临床特点及诊治。

一、老年人胃食管反流病

GERD的患病率随年龄增加而上升，近年来，在全球人口老龄化的背景下，GERD已成为老年人群的常见疾病。老年人GERD具有食管损伤明显、并发症多，然而症状不典型的特点，治疗时需要充分根据老年患者的全身健康状况选择治疗方式。本节论述了老年人GERD的流行病学、发病机制、临床表现、辅助检查及临床治疗。

（一）流行病学

数据显示全球成人GERD的平均患病率为13.3%，但不同地域和国家患病率差异较大，其中亚洲的平均患病率为10.0%，并且GERD的患病率随年龄增加而上升，50岁以上的人群患病率为17.3%，小于50岁者为14.0%[1]。2015年来自日本的一项调查指出65岁及以上老年人GERD的患病率为17.5%，同一地区的小于65岁人群的GERD患病率为10.8%[2]。2016年美国一项历时10年、样本量3500万的研究显示，GERD、Barrett食管和食管癌的发生率均会随着年龄增加而增加[3]。

据我国国家统计局最新全国人口普查数据显示，60岁及以上人口为2.64亿，占总人口的18.70%，与2010年第六次全国人口普查数据相比，60岁及以上人口的比重上升5.44个百分点[4]。根据2022年一项Meta分析发现，我国大陆人群GERD的总体患病率为8.7%（95%CI：7.5%~9.9%），且在过去的20年里，其患病率从6.0%上升到10.6%，老年人群中的发病率随着年龄的增长也在逐渐增加[5]。60岁以上的老年人内镜下反流性食管炎的检出率为8.9%，高于非老年人（4.3%）。由于老年人的生活习惯改变、对不适刺激的忍耐力增强、对健康要求标准的下调，往往GERD的症状较轻，然而食管黏膜组织损伤较重，因此很多研究可能会低估老年人GERD的患病率。

GERD的发病率会在特定年龄段达到高峰，且不同国家、不同地区的发病高峰年龄段各不相同，欧美国家一般在55~69岁之间，日本在20~29岁[6]。一般严重组织损伤导致的Barrett食管患者年龄较大，平均为53.8±10.9岁[7]，且发病率随年龄增加而逐渐升高[8]。瑞典研究显示年龄每增加1岁，Barrett食管发病率增加5%[9]。我国GERD以中老年人多见，绝大多数为50岁以上患者[10]。

（二）发病机制

GERD的发病机制在各个年龄段中基本相同，此处不再赘述（具体可参见本书第一章第四节）。但老年GERD与中青年相比具有以下几个特点：①食管下括约肌（lower esophageal sphincter，LES）压力低于中青年人；②常伴有食管裂孔疝，易破坏胃食管结合部的正常解剖结构，引起LES松弛；③食管蠕动力减弱，唾液分泌减少，导致食管对反流物的清除能力下降，酸暴露时间增加；④老年人易患心脑血管疾病，常服用一些特殊药物如抗胆碱能药物、钙通道阻滞剂、硝酸盐类、左旋多巴等，从而降低LES压力，故而老年人更容易罹患GERD，并且反流、烧心持续时间久，内科药物治疗效果欠佳；⑤老年人患糖尿病的比例明显增加，长期患有糖尿病的患者往往因神经病变从而导致食管动力异常，这使得GERD患病率在有神经病变的糖尿病患者中明显增高。

1. 生理改变导致老年人更易患GERD

（1）LES功能异常。LES是一条人生长发育过程中特异性增厚的环行肌，位于胃食管结合部，宽1~3 cm，是阻止胃内容物逆流入食管的一道屏障。LES在除进食以外的时候均是保持长时间紧张的收缩状态，这种收缩能产生10~30 mmHg的压力，比胃内压高5~10 mmHg。当吞咽和食管扩张时，LES就会松弛以促使食物进入胃内，有利于清除食管内的食物残渣和胃反流物。LES的压力与呼吸、体位和昼夜变化等有关，呼吸过程中，吸气增加LES压力，呼气则使之降低，变化范围达30 mmHg，而在深吸气的时候，压力甚至可以达到100~150 mmHg。卧位时压力增加，夜间和餐后的压力要明显高于白天。其变化的目的，就是对抗夜间卧位或餐后反流。

当LES抗反流屏障发生功能障碍，LES压力带无法抵御胃与食管之间的压力差时，胃食管反流就会发生。反流物涌入食管和气道等反流通道，引起人体对反流的感知，诱发不适症状。反流造成的人体抗反流防御机制的破坏和对组织器官的损伤则促使相应病变的发生。随着年龄增长，食管平滑肌相应发生了结构的变化，LES松弛、食管下括约肌静息压（lower esophageal sphincter resting pressure，LESP）降低，故老年人更容易发生胃食管反流现象。此外，短暂的LES松弛，即一过性的LES压力下降到胃压而不伴有吞咽，是健康人群和GERD患者发生反流的另一常见原因。

（2）食管裂孔疝。食管裂孔疝亦是老年人胃食管反流症状发生的重要因素。食管裂孔疝的大小与GERD的严重程度高度相关，直径大于3 cm会使反流性食管炎大大加重。Shyam和Nigel两人通过Meta分析发现，食管裂孔疝与年龄＞50岁高度相关，OR值2.71[11]，可见食管裂孔疝的患病率与年龄呈正相关。故当老年人出现食管裂孔疝时，GERD患病率明显增加。

（3）食管廓清功能障碍。食管对反流物的廓清功能异常参与老年人GERD的发病，具体包含胃食管低动力状态、唾液腺功能障碍以及食管黏膜屏障功能降低等。正常食管对反流物的廓清能力包括食管排空与唾液中和两部分。此外，唾液对食管的冲刷作用、唾液内的碳酸氢盐（pH 6~7）对反流物中酸的中和作用、坐立位时反流物的重力影响，都参与胃反流物的清除。胃食管低动力状态是GERD患者主要的动力学特征，这也是胃食管反流常见的诱发或加重因素。老年人食管动力障碍及食管无效收缩的比例较年轻人明显增加（78.7% vs 65.1%）[12, 13]。正常人及GERD患者吞咽后食管蠕动波传导速度均有所减慢，这进一步导致GERD患者食管廓清功能异常。国内外均有研究发现，老年人食管上括约肌（UES）压力也会较年轻人降低[12, 14]，并且UES静息压力与年龄呈负相关[15]。

老年人食管廓清能力下降与唾液和碳酸氢盐分泌减少也有关。唾液分泌是完整食管黏膜屏障的重要上皮前因子。唾液腺萎缩、唾液分泌减少这一过程开始于40岁，而到60岁以后约25%的老年人患有口腔干燥，中老年受试者（＞55岁）与年轻对照组比较，对食管酸灌注的唾液碳酸氢盐反应显著降低[16]。2021年一项来自日本的纳入531例患者的问卷调查研究结果显示，唾液分泌不足的患者年龄显著增大，并会导致严重的口干和胃食管反流样症状；其多变量分析结果显示，高龄和严重的胃食管反流症状与唾液分泌不足独立相关[17]。

（4）胃内酸袋。餐后近端胃内酸袋（postprandial proximal gastric acid pocket, PPGAP）是指餐后存在于近端胃的一个未被缓冲的高酸区域。这一结构存在于健康机体与GERD患者中，但在GERD患者中PPGAP持续时间长、消失时间延迟、长度长及pH较平均pH低，因此PPGAP被认为是GERD的发病机制之一。而在老年人群中肥胖、便秘、慢性咳嗽这些老年人易患疾病均可导致腹内压力增大，从而促使PPGAP的内容物突破抗反流屏障反流至食管引起GERD。

2. 其他并发症导致老年人更易患GERD

老年人常合并多种与GERD发生有关的慢性病，如帕金森病、2型糖尿病、抑郁、焦虑等。这些疾病会增加GERD发生率。

（1）帕金森病。胃肠道神经细胞产生的多巴胺可调节胃肠道动力，而帕金森病可引起全身多巴胺的分泌异常，从而导致严重的胃肠功能紊乱。60%~80%帕金森病患者存在胃肠道症状，甚至部分胃肠道症状可早于典型帕金森运动症状5年出现[18]。既往研究结果显示，烧心症状在帕金森患者中的患病率是对照组的2倍，这说明帕金森病与GERD的发生有关[19]。

（2）2型糖尿病。2型糖尿病是老年人的常见慢性病，而近年来有研究表明GERD在2型糖尿病患者中的患病率是高于普通人群的[20]。GERD的比例在伴有神经病变的糖尿病患者中明显升高，这可能与2型糖尿病患者神经病变导致的食管动力异常有关。此外，糖尿病患者中无症状的胃食管反流比例较高。

（3）抑郁、焦虑。老年GERD患者普遍存在抑郁、焦虑情绪及迷走神经兴奋性减弱为主的自主神经功能紊乱，且情绪的不良程度与GERD症状的严重程度显著相关[21]。老年GERD患者焦虑、抑郁发生率高达44.3%，高于非老年GERD患者（34.8%）[22]。另有一项纳入367例老年GERD患者和209例非老年GERD患者的研究结果显示，老年GERD患者焦虑、抑郁发生率高达64.03%，高于非老年GERD患者（40.19%）[23]。GERD患者焦虑、抑郁患病率分别为41%及37%[24]，其焦虑、抑郁的发生率是普通人群的2倍[25]。在GERD患者中，焦虑、抑郁水平的增加与胸骨后疼痛及胸骨后烧灼感有关。一项根据有无睡眠障碍进行分组的研究显示，老年GERD患者睡眠障碍是影响心理状态和生活质量的重要因素[26]。

3. 药物导致老年人更易患GERD

在老年人中常见的多种用药包括许多导致LES压力下降的药物，从而导致胃食管反流。脑梗、心梗、高血压等心脑血管疾病在老年人群体中呈高发状态。有随机对照试验及系统评价结果提示，非甾体类抗炎药（NSAIDS）使用与GERD发病相关[27]。此外，硝酸盐类药物、钙通道阻滞剂、茶碱、前列腺素、三环类抗抑郁药、苯二氮䓬类药物可以直接损害食管黏膜或者使LES压力减弱而导致酸的暴露增加，明显促进了胃食管反流。

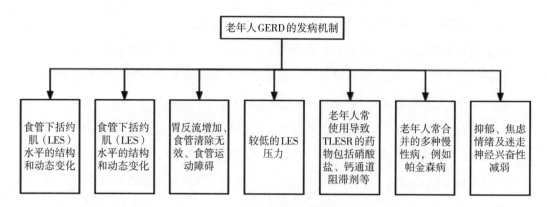

图3-1 老年人GERD的发病机制

（三）临床表现

1. 食管症状

GERD典型症状包括烧心和反酸，不典型症状包括胸痛、吞咽困难以及咳嗽、哮喘、声音嘶哑等食管外症状。老年人GERD由于临床症状不典型，常容易误诊、漏诊，这可能与老年人食管黏膜对反流刺激的感知阈值异常、对GERD症状的耐受性较高有关。一项纳入264例老年GERD患者和417例非老年GERD患者的研究显示，老年GERD烧心、反流发生率分别高达52.3%和42.4%，显著低于非老年GERD患者（分别为62.1%和68.6%）[28]。约50%的糜烂性食管炎患者并无烧心典型症状，并且随着年龄增长，不典型症状如吞咽困难、呕吐、体重下降等更为常见。因此，除典型的烧心、反流症状外，老年GERD时常出现如上腹部烧灼、嗳气、腹痛、胸痛等不典型临床表现，且发生率较中青年明显升高。这也直接引起临床上无法通过症状评估而导致误诊和漏诊的发生。

一项纳入行胃底折叠术的GERD研究发现，年龄大于65岁的老年患者的烧心症状较年轻患者明显少见，但咳嗽症状更为常见[29]。纵使老年GERD症状时常不典型，但其组织学损伤却较严重，甚至就诊时可能已存在严重并发症。一项纳入近12 000例GERD患者的大型研究显示，严重糜烂性食管炎的患病率随增龄逐渐增高，<21岁的患者为12%、>70岁的患者为37%；而在重度食管炎患者中，严重烧心症状随增龄逐渐减低，<21岁的患者为82%、>70岁的患者为34%[30]。可见，虽然严重糜烂性食管炎的患病率随增龄而增加，但烧心的严重程度与之并不平行。因此，对于伴有不典型的食管外表现的老年患者应考虑GERD的可能，以避免漏诊和误诊。

2. 心胸症状

老年GERD患者心胸症状主要表现为胸痛。因老年人冠心病的发病率高，所以有胸痛症状时需首先排除冠心病引起的心源性胸痛。老年人冠心病易合并GERD，40%~70%患者的胸痛症状与胃食管反流直接相关[31]。此外，最常用于治疗冠心病的药物如硝酸酯类药物、钙通道阻滞剂和抗血小板药物均可能诱发或加重GERD。鉴于上述原因，对存在不典型或难治性心绞痛的老年冠心病患者，要考虑到合并GERD的可能性。临床实践中，老年人食管源性胸痛和心源性胸痛的鉴别通常比较困难，需要请有经验的消化内科医生和心内科医生一起评估评定以做出及时的判断。

3. 并发症

老年GERD患者出现并发症的风险更高。相比于年轻患者，60岁以上老年GERD患者容易患糜烂性食管炎、食管溃疡及出血和Barrett食管，甚至食管狭窄等。鉴于老年人的气道保护机制和食管清除机制明显受损，伴有食管外呼吸道症状的老年患者发生反流误吸的风险亦更高。

总体来说，老年人GERD呈现出临床表现较轻或症状不典型，但食管病变程度较重的不平衡现象，需合理的多学科诊疗措施和规范的诊治方案，加强随访监测，以减少漏诊、误诊及并发症的发生。

（四）辅助检查

内镜检查是诊断GERD尤其是反流性食管炎最准确的方法，其能直接观察黏膜病变、判断食管炎严重程度和有无并发症。虽然老年人的临床表现与疾病严重程度常不相符，但由于消化道肿瘤会随增龄而增加，结合我国胃镜检查普遍开展及检查成本相对较低的实际情况，对于有胃食管反流症状的初诊老年人如无内镜检查禁忌证应首选胃镜检查。尤其是对伴有吞咽困难、体重减轻、出血、呕吐和（或）贫血等警示症状的老年患者，应尽快进行内镜检查。

1. 电子胃镜

胃镜检查除用于老年GERD患者消化道疾病的鉴别诊断外，还有助于准确评估老年GERD患者食管炎的严重程度，明确是否存在食管狭窄、Barrett食管和食管腺癌等严重反流相关并发症。增龄是GERD患者发生严重糜烂性食管炎的独立危险因素，有研究表明，60岁及以上的GERD患者糜烂性食管炎和Barrett食管的发生率均明显升高，且反流相关的食管溃疡、食管狭窄和消化道出血的发生率在老年人群中也明显升高。因此胃镜检查用于老年GERD患者的疾病严重程度评估非常重要。

2. 食管动态反流监测

食管动态反流监测是GERD诊断的金标准，常用方法包括单纯24 h食管pH监测、多通道腔内阻抗联合pH值监测（MII-pH）和无线食管动态反流监测（图3-2）。

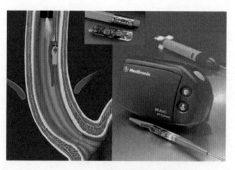

图3-2　食管反流监测器

单纯的24 h食管pH监测诊断GERD的灵敏度为79%~96%，特异性为85%~100%。而MII-pH监测除了能检测酸反流外，还可以检测出非酸反流，区分液体、气体及混合反流，并提供反流高度、反流速度、反流物清除时间等信息，是目前诊断GERD最敏感的方法。但MII-pH也存在不容忽视的缺陷。首先，阻抗值大小的变化受食管腔内横径、食管壁厚度、食管黏膜等多种因素影响；其次，MII-pH无法定量测量反流量，有时也无法区分少量吞咽与反流，有待进一步完善；最后，在临床使用中，MII-pH的费效比也限制了该项技术的应用。无线食管动态反流监测技术是通过内镜将胶囊固定在食管远端进行pH监测，随着工艺改进、胶囊体积不断缩小，监测时长可达到48~96 h，监测过程更符合生理状态。目前国内仍主要应用单纯食管pH监测和MII-pH监测两种导管式食管动态反流监测方法，尤其对于仅有胸痛、呼吸系统或声音嘶哑等不典型症状的，胃镜检查无食管黏膜破损以及抑酸剂治疗效果不佳的老年GERD患者，食管动态反流监测可提供客观反流证据，作为GERD的诊断依据。

3. 钡剂造影、胃充盈超声造影

钡剂造影、胃充盈超声造影为GERD的常规检查方法。但《2020年中国胃食管反流病专家共识》不推荐食管钡剂造影作为GERD的常规检查方法，而推荐用于拒绝胃镜检查、较大食管裂孔疝、抗反流术后复查的患者[32]。钡剂造影不能作为诊断GERD的直接证据，但因其可以发现食管的炎性狭窄并确定狭窄程度和范围，也可以发现食管裂孔疝、胃下垂等其他疾病，所以对于合并有其他疾病的胃食管反流病有较大的临床意义。如合并食管裂孔疝的患者行术前评估时，推荐行钡剂造影。充盈超声造影检查操作简便，实时客观观察反流量、反流高度、反流频率及食管清除能力，可以直接观察腹段食管的长度及His角，对GERD有较高的诊断价值。但其诊断GERD对超声科医生个人操作能力依赖大，且肥胖者腹段食管显示受限，需结合内镜等其他客观检查提高诊断符合率。

4. 高分辨率测压

高分辨率测压（highresolutionmanomelry，HRM）是用于评估食管动力状态的新技术，其对GERD的诊断价值有限。然而，它可以通过采集全段食管在静息和吞咽状态下压力的变化，直观反映食管上下括约肌功能及食管蠕动传送和清除内容物的能力，观测食管下括约和膈肌脚（crural diaphragm，CD）的关系。其在评估LES压力和食管蠕动及排空功能、抗反流手术前评估等过程中发挥着重要的作用。

5. 胃蛋白酶检测

胃蛋白酶检测是一种简便无创、相对廉价且易于接受的检测方法，在食管外反流诊断中发挥重要作用。其可检测人体唾液、鼻腔分泌物、痰液等体液，对GERD尤其是其食管外症状的诊断有一定的应用价值。蛋白酶不仅能在GERD患者的食管、气道检测出，还能在咽喉部、口腔、鼻腔、鼻窦、中耳，甚至泪液、咽鼓管等部位检出，为证实反流性疾病与耳鼻喉科疾病、肺部疾病的相关性提供直接证据。

但由于唾液胃蛋白酶浓度的高低与反流的严重程度之间缺乏显著的关联，对患者预后预测价值较差，且目前国内对于唾液蛋白酶浓度并没有制定统一的标准，故此项检查在临床上仅作为一种筛查手段，而非确诊手段。

（五）临床治疗

老年GERD治疗方法主要包括生活方式干预、药物治疗、内镜治疗、外科手术治疗和心理干预（图3-3）。

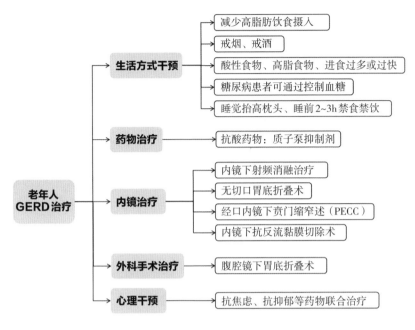

图3-3　老年人GERD治疗

1. 生活方式干预及饮食调整

生活方式干预及饮食调整是GERD的基础治疗。老年人在治疗GERD时应避免高脂饮食、过度进食，并且戒烟、戒酒。高脂肪食物与GERD风险增加相关，而戒烟、戒酒对治疗有益；酸性食物、高脂食物、进食过多或过快均可引起反流发生。糖尿病患者如发生胃食管反流症状可尝试通过积极控制血糖从而控制反流症状，大部分患者可以从中受益。

合理的生活习惯对控制GERD有效，例如，抬高床头对改善GERD患者夜间症状效果显著。因午睡在老年人中更为常见，故应给予老年患者明确的午睡预防措施指导，尤需重视抬高床头的作用（15°～20°）。但严重的黏膜病变往往发生在老年患者中，仅靠改变生活方式达到黏膜愈合多难以实现。

膈肌脚是抗反流屏障的重要组成部分，可起到外括约肌样作用，老年GERD患者该结构张力明显降低。增强膈肌脚的强度可以起到明显的抑制反流效果。由于腹式呼吸需要膈肌的舒缩运动配合，通过腹式呼吸锻炼来增强膈肌力量可以改善胃食管结合部生理抗反流屏障的功能。Sun等将40例患者分为膈肌生物反馈治疗联合雷贝拉唑组和单用雷贝拉唑组，联合治疗组在常规抑酸治疗基础上加用8周的生物反馈治疗，结果显示，治疗结束时联合治疗组患者的膈肌张力胃食管结合部（EGJ）张力均较前升高，PPI用量较对照组明显减少[33]。Botha等研究显示，腹式呼吸运动同时还可增加副交感神经张力，以此增加消化道痛阈，减轻食管滴酸试验导致的胸骨后疼痛[34]。Yu等也发现同步化经皮电刺激联合腹式深呼吸训练治疗难治性胃食管反流病能有效改善反流症状，提高LES压力，减少食管酸反流，可能与其调控相关神经递质一氧化氮（NO）和乙酰胆碱（Ach）的释放有关[35]。

2. 药物治疗

（1）抑酸药物。抗酸药物是GERD的首选治疗药物。老年人分泌胃酸能力并未随着年龄增加而降低，即便是90岁的老年人，24 h胃pH仍然保持大致正常水平，单纯年龄因素不影响胃酸的分泌。所以，质子泵抑制剂（proton pump inhibitor，PPI）仍然是老年人GERD的主要治疗药物，老年人对PPI治疗仍高度敏感。相较于GERD典型症状如烧心和反流，PPI对老年患者食管外症状同样有效，故而对于疑诊患者使用诊断性抑酸治疗常被作为重要诊断方法。然而，对于不典型症状（胸痛、慢性咳嗽、咽喉症状等），其对抑酸治疗的应答率远远低于烧心症状，导致该方法在老年人群中的诊断效能大大下降。当抑酸治疗反应不佳时临床上常盲目加大PPI的剂量或延长疗程加用其他药物等，容易造成医疗资源的浪费。

长期滥用PPI亦可能导致潜在的不良反应风险增加。因此，对于老年GERD患者，应当避免盲目滥用PPI药物。新型H^+-K^+-ATP酶钾离子竞争性酸阻滞剂（P-CAB）的功效与PPI相当。伏诺拉生作为新型P-CAB代表，与K^+竞争性抑制H^+-K^+-ATP酶不需要胃酸诱导激活，不受饮食影响，无须餐前服用，可实现每日一次给药，有助于提高患者依从性。因此，P-CAB亦被推荐作为GERD的初始和维持治疗。全年龄段人群中，食管炎黏膜愈合率和反流症状的缓解方面P-CAB均不劣于PPI，重度食管炎中P-CAB可能稍有优势。日本2021年胃食管反流循证临床实践指南推荐P-CAB（伏诺拉生20 mg，1次/d）持续4周作为重度食管炎患者的初始治疗。老年人GERD的发病率较高，达到黏膜愈合需要的抑酸治疗可能更强，老年人PPI停药后的复发率可高达90%。

（2）促动力药物。常见的促动力药物有甲氧氯普胺、多潘立酮、莫沙必利、伊托必利、西尼必利和普芦卡必利等。其作用机制包括通过抑制多巴胺受体、激活胃动素受体或5-HT4受体，抑制乙酰胆碱酯酶活性；提高LES压力、促进食管收缩、加速胃排空、减少胃食管反流及酸暴露，从而缓解症状并有可能减轻内镜下食管炎程度。

在难治性胃食管反流、胃食管反流伴低动力障碍及胃排空延迟患者中，促动力药物联合PPI治疗可有效改善症状、提高症状的缓解率。但美国最新的指南明确不推荐使用促动力药物治疗GERD，除非有胃轻度瘫痪的客观证据[36]。我国一篇纳入14项RCT共计1437例GERD患者的Meta分析结果显示，与PPI单药相比，促动力药联合PPI显著改善症状[37]。韩国一篇纳入16项RCT共计1446例GERD患者的系统评价和Meta分析结果显示，促动力药联合PPI较单用PPI能显著改善难治性GERD以及非难治性GERD的整体症状[38]。日本一项纳入70例，中位年龄＞60岁的难治性GERD的RCT研究结果显示，促动力药联合PPI较单用PPI显著改善难治性非糜烂性反流病（NERD）患者的症状[39]。

目前促动力药亦存在一些不良反应，包括腹泻、便秘、高钙血症和高镁血症及可能出现的肌肉痉挛、躁动、失眠、嗜睡、思维混乱和迟发性运动障碍等。老年患者使用甲氧氯普胺的另一个风险是导致椎体外系反应，促进帕金森病的进展。所以目前临床对于该药物的应用逐渐减少。多潘立酮，由于不通过血脑屏障，不良反应少，对老年患者相对安全，但使用过程中可能会出现严重心律失常，临床使用时需特别注意控制剂量。

3. 心理干预

老年GERD患者普遍存在抑郁、焦虑情绪及迷走神经兴奋性减弱为主的自主神经功能紊乱，且情绪的不良程度与GERD症状的严重程度显著相关[21]。在GERD患者中，焦虑、抑郁等精神心理症状的加重与胸骨后疼痛及烧灼感明显有关。一项根据有无睡眠障碍进行分组的研究显示，老年GERD患者睡眠障碍是影响心理状态和生活质量的重要因素[26]。因此，对于PPI治疗无效的老年人，可适量进行心理治疗如催眠疗法或相关认知治疗，缓解其心理负担，提高药物治疗疗效。另有研究发现老年人的疾病愈合能力与精神心理状态有关，精神心理状态积极的老年人与伴有焦虑、抑郁等精神心理问题的老年人相比，疾病恢复速度快、花费低[40]。因此适当的心理干预及治疗对于维持老年人稳定的情绪及缓解症状来说，是非常重要的。

4. 内镜下

近20年来问世了多项内镜治疗GERD的新技术，目前得到较广泛应用的是内镜下射频消融治疗及无切口胃底折叠术（TIF）、经口内镜下贲门缩窄术（PECC）及内镜下抗反流黏膜切除术（ARMS）。内镜治疗是通过内镜处理加强胃食管结合部的抗反流功能，因其相对于外科手术治疗更具有微创性，故可能在老年人GERD治疗中更具有优势。内镜治疗适用于有明确反流证据、PPI有效的轻度胃食管反流病患者，不适用于2 cm以上裂孔疝、LA-C和D级食管炎、食管狭窄和长段Barrett食管的患者。内镜治疗前应进行食管高分辨测压，以排除贲门失弛缓及其他食管动力障碍性疾病。

射频治疗的原理是内镜下对LES及EGJ周围的软组织进行热能毁损，修复过程中会造成局部组织纤维化，从而增加LES压力及厚度，增强抗反流屏障，系目前广泛开展的内镜治疗技术。但对于长度＞2 cm的食管裂孔疝、重度食管炎及Barrett食管的患者不建议采用此项治疗。2000年4月，美国食品药品监督管理局（FDA）批准将Stretta系统应用于GERD的内镜下射频治疗。Liang等对152例难治性GERD患者实施了射频治疗，最终有138例患者完成5年的随访，其中75.4%的患者对GERD症状控制完全或部分满意。42.8%的患者完全停用PPI，所有入组患者在烧心反流、胸痛、咳嗽、哮喘症状评分方面与术前相比均明显降低[41]。Fass等的Meta分析中纳入了28项研究（2468例患者），结果显示，射频治疗后患者的GERD-HROL评分、烧心评分明显降低，51%的患者术后停用PPI[42]。目前射频治疗被证实具有较好的安全性，并发症发生率不足1%，且以轻微黏膜糜烂及撕裂为主[42]。

PECC是通过套扎贲门处黏膜和部分肌层达到缩窄效果，升高胃食管结合部压力，减少反流症状。内镜下抗反流黏膜切除术（ARMS）利用切除黏膜后愈合产生的瘢痕达到加强抗反流能力。而内镜下黏膜注射与缝合术则是向黏膜下局部注射生物相容性物质或硬化剂，提高LES压力。这些新型治疗方法在老年人群中研究较少，多为小样本、短期试验，有待进一步大规模长期研究。

内镜下胃底折叠术（TIF）是内镜下使用特殊固件连续穿透食管和胃壁形成瓣膜，起到抗反流屏障作用，近年来逐渐被视为传统胃底折叠手术的重要替代方法。TIF在我国尚未广泛开展，仅进行部分临床试验。目前国外上市的有EsophyX和MUSE两种系统，EsophyX系统目前尚未进入国内市场，MUSE系统在国外开展多项临床试验。Testoni等对50例完成EsophyX系统内镜治疗的患者进行了长达6年的随访，术后6个月、12个月、2年和3年，分别有83.7%、79.6%、87.8%和84.4%的患者PPI用量减半甚至停用，治疗效果可稳定至术后6年随访结束[43]。另一项国际多中心研究中，66例患者使用MUSE系统完成治疗，最终73%的患者GERD-HROL评分较治疗前降低了50%；63.6%的患者症状明显缓解后停用PPI；34.8%的患者术后继续服用PPI（其中50%以上减少了服药剂量）[44]。2018年一项关于使用TIF治疗难治性胃食管反流的系统综述和Meta分析结果显示，TIF显著改善了胃食管反流与健康相关的生活质量和DeMeester评分，使89%的患者能够停用PPI[45]（以上GERD内镜治疗可具体参见本书第四章第二节内容）。

5. 外科手术治疗

尽管大多数老年GERD患者可以通过药物治疗成功控制，但侵入性手术的重要地位仍不可忽视。手术治疗对于顽固性胃食管反流，特别是合并食管裂孔疝或伴有难以处理的狭窄、严重出血、溃疡不愈合、需要反复吸痰、伴高度异型增生和食管腺癌等并发症及需要使用大剂量PPI或H2RA维持的患者是更为合适的选择。

（1）胃底折叠术。胃底折叠术已被证实能够有效改善LES压力、减少食管酸暴露时间及改善GERD患者生活质量评分，具有较高的安全性，是目前国内外多项GERD相关指南推荐首选的抗反流手术方式。胃底折叠术包括全折叠（简称Nissen式）和部分折叠抗反流手术，后者根据包绕方位又分为，前部胃底折叠术（Dor式）和后部胃底折叠术（Toupet式）。

一项前瞻性研究通过比较不同年龄患者手术持续时间、术后中期和早期并发症及晚期（至少5年）结局证明年龄不会影响腹腔镜Nissen胃底折叠术后的短期和长期结局[46]，因此年龄并不是手术的绝对禁忌证。目前，无论是腹腔镜手术还是开放式手术，Nissen胃底折叠术都是GERD手术治疗的金标准。然而，Nissen胃底折叠术的总体术后并发症发生率为3%。可能发生的不良事件包括胃排空延迟相关的腹泻、胃肠胀气或不适、吞咽困难，并且有多达15%的患者再次手术，多达62%的患者在术后11~13年出现症状复发[47]。而Toupet胃底折叠术的吞咽困难发生率较Nissen胃底折叠术低。一项Meta分析对不同LNF术式的治疗效果进行探讨，共入组29项研究（1892例患者），结果显示，症状缓解及再次手术率，不同术式之间并无明显差别[48]。未来针对胃底折叠术方式的选择仍需大量的临床观察总结。

（2）磁环括约肌增强术。磁环括约肌增强术（MSA）原理是经腹腔镜在食管括约肌周围植入磁性装置（内部含有磁极的钛珠，由金属丝连接），通过控制该装置磁力改变内环直径，进而模拟正常的食管生理运动、增加抗反流屏障，改善反流症状和患者生活质量。该方法不改变消化道解剖结构，必要时还可以撤除相应设备。

Bonavina等对44例安装LINX磁装置的GERD患者进行了2年随访，患者在术后1年和2年，GERD-HROL评分明显减低（分别为85%和90%）；食管酸暴露时间百分比（AET）分别达到77%和90%；86%的患者在2年后完全停止使用

PPI；少数患者术后近期出现吞咽困难，术后3个月症状自行缓解[49]。为进一步证实磁环括约肌增强术治疗的安全性、可行性，一项多中心前瞻性研究对44例患者进行了长达4年的随访，最终80%的患者症状明显改善并逐渐停用PPI，1例患者因持续吞咽困难于术后7个月进行了腹腔镜下LINX磁装置移除，后期进行了ONF手术，其余患者未出现手术相关的严重并发症[50]。对于老年患者，此项技术尚无客观研究证据，且由于属于侵入性治疗，在临床未大规模应用[51]（以上GERD外科手术治疗可具体参见本书第五章内容）。

现阶段由于腹腔镜技术的逐渐成熟，大多数临床医生优先选择使用腹腔镜进行抗反流手术，通过机械修复以恢复正常的解剖结构并重建抗反流屏障，相较于传统手术有风险低、侵入性小、死亡率低和恢复快的优点。手术治疗在消除反流和反流引起的咳嗽方面比消除烧心症状更成功，因此对于经常出现反流和呼吸道症状的老年人可能受益更大。但由于老年人常合并心脑血管等疾病，存在较高的手术风险及手术禁忌证，因此针对老年人GERD的手术选择仍存在一定争议。对于有明确客观反流证据的GERD患者，尤其是重度反流性食管炎（洛杉矶分级C或D级）、较大食管裂孔疝、不愿长期使用PPI治疗和（或）难治性反流者，可选择有经验的外科医生进行外科手术。目前尚未有高质量的数据证实手术治疗对有GERD食管外症状的效果，所以医生在向有咽喉反流（LPR）和其他食管外反流症状的患者推荐此类治疗时应格外谨慎。

综上，老年患者在考虑内镜或手术治疗前，可考虑先联合内镜、高分辨率食管测压、反流监测等手段进行综合评估，在排除严重食管动力障碍性疾病并评估食管储备功能后再对治疗方式进行个体化选择。

二、妊娠期胃食管反流病

胃食管反流病（GERD）的症状在孕妇中十分常见。有研究发现，妊娠晚期GERD相关症状的患病率为56.3%[52]。妊娠期GERD典型症状的表现为烧心和酸反流，大多数妊娠患者在进食和就寝后 GERD 症状加重，且这些症状随着怀孕期的进展而加剧，最终导致分娩成功率的下降。该病会严重影响孕妇的生活，干扰睡眠质量，造成孕妇和胎儿营养缺乏，甚至引起分娩麻醉时的误吸。目前临床上仍面临着妊娠期 GERD 患者生活质量的负面影响，以及晚期妊娠症状缓解效果欠佳的问题。

（一）妊娠期 GERD 的流行病学

多数妊娠妇女在孕程中会出现一过性或频发的反酸、烧心等胃食管反流症状。目前国内尚缺乏妊娠期 GERD 的大规模统计研究，而西方国家的发病率为 30%~80%，其中有 40%~50% 的孕妇有烧心的症状[53]。对马来群岛的调查发现，其发病率在过去 10 年中从 2.7% 增至 9%[54]。GERD 的首发症状多出现于孕前期，随着孕程的发展有加重的趋势。Ramu 等对 400 名孕妇进行问卷调查后发现孕前、中和后期的 GERD 发病率分别为 9.5%、43.1% 和 54.1%[55]。Malfertheiner 等对 510 名孕妇的调查结果分别为 26.1%、36.1% 和 51.2%[53]。然而有学者认为妊娠期烧心、反流等症状在孕前期较为严重，进入孕中期后逐渐缓解[56]。

容易引发 GERD 的危险因素包括肥胖、高脂饮食、吸烟、频繁呕吐以及长期服用引起食管下括约肌（lower esophageal sphincter，LES）松弛的药物等，这些诱因在妊娠期同样适用。不同族裔群体对胃食管反流病的易感性不同，世界各地的饮食习惯、人群 BMI 均有所不同，而亚洲地区以谷物作为主要食物的饮食习惯是亚洲地区 GERD 发病率低的重要原因。来自 2017 年 Eusebi 研究团队的 Meta 分析指出，全球 GERD 的发病率在南亚和东南欧超过 25%，东南部最低，亚洲、加拿大和法国低于 10%，全球 GERD 流行情况如图 3-4 所示[1]。

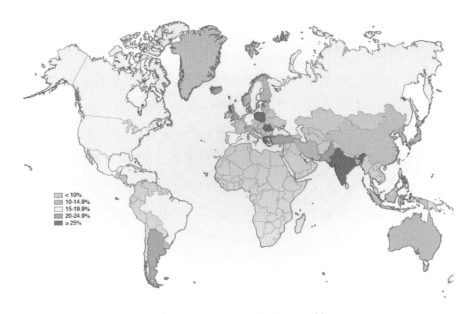

图3-4　GERD的世界流行图[1]

（二）妊娠期GERD的发病机制

GERD在妊娠期发病率明显增高，其原因主要为体内激素水平的改变，以及孕妇腹腔器官解剖位置的变化（图3-5），具体如下所述。

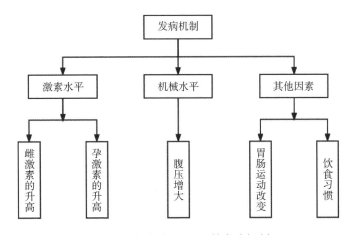

图3-5　妊娠期GERD的发病机制

1. 激素水平

妊娠期间血清性激素水平升高，尤其是高浓度的雌激素和黄体酮会引起食管下括约肌（LES）压力下降，LES压力最低的时候是孕36周[57]。早在20世纪初，Van Thiel等人就对妊娠12、24、36周及产后1~4周的4例妊娠患者进行了研究[58]，结果显示在妊娠12周时LES压力便下降低于女性正常的下限，在第36周时LES压力达到最低，产后1~4周逐渐恢复正常，且4例患者均在第36周时出现了症状性GERD。且动物和人类研究均已经证实，女性性激素会改变食管下括约肌的功能。Schulze和Christensen使用动物模型（雌性负鼠）证实，通过连续给予雌激素诱导假妊娠状态，可以降低食管括约肌下压[59]。因而在孕期发生严重的GERD时，若能在保证胎儿正常生长发育的前提下调控激素水平以控制GERD或许是一种新的治疗选择。

2. 机械因素

继发于妊娠子宫增大的腹压增高是妊娠期间反流的另一个潜在机制，妊娠子宫是胃压力增加的主要原因。怀孕期间的平均胃压是其他组的2倍。而抗胃食管反流屏障在妊娠期未能得到生理性的增强，这导致妊娠期GERD的发病率明显高于正常未妊娠同龄人。

3. 其他因素

胃肠运动功能的改变是妊娠期GERD发病的原因之一。而食管运动功能低下（食管远端收缩幅度减小）是最常见的导致胃食管反流的运动异常。而在孕妇群体中，这一功能的异常更加常见。孕妇的LES压力低于非孕妇。此外，孕妇食管蠕动波速较慢，波幅较低。这些食管蠕动的变化可能会减少胃酸的清除，并使孕妇的反流症状更加难以治疗。

妊娠期女性的饮食习惯也是发病原因之一。妊娠早期因需维持自身生理机能和胎儿的生长发育需求，患者往往大量进食。首先这一行为会导致妊娠中晚期女性肥胖。其次随着妊娠期腹内压增高，大量进食带来的反流症状逐渐明显。除此之外，饮食结构也明显影响妊娠期GERD的发病率，如摄入高脂肪或辛辣食物、含咖啡因的饮料、薄荷糖、巧克力。

（三）妊娠期GERD的临床表现与诊断

妊娠期反流胃食管反流的临床表现与一般成年人无特别差异。烧心和反流是主要症状，并随着妊娠的进展而恶化，反流的发生频率和烧心差不多。妊娠期胃食管反流的食管外表现包括声音嘶哑、慢性咳嗽、慢性咽喉炎、哮喘（图3-6）。而食管炎伴或不伴出血和狭窄形成等并发症则在妊娠期很少见。

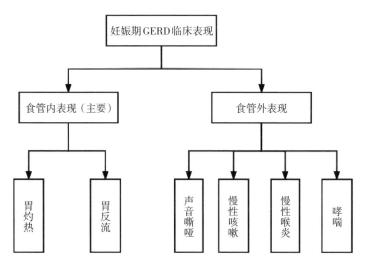

图3-6 妊娠期GERD的临床表现

在怀孕妊娠期间，胃反流的初步诊断和治疗是基于症状的。对临床症状的依赖是合理的，饭后或仰卧位出现胸骨下烧灼的典型表现对成人胃食管反流的诊断具有90%的敏感性和特异性。由于辐射致畸性，钡剂X线检查是不必要的，应该避免。同样，妊娠期间很少需要食管测压和pH检查。但此类检查是对胎儿生长发育无危害的，如患者在长期大剂量的药物治疗后仍无明显好转，需进一步排除其他疾病可能时可以安全地进行。

（四）评估妊娠患者胃食管反流

食管胃十二指肠镜检查（EGD）是评估难治性反流症状或并发症的首选方

法，在大多数胃肠道疾病中有重要诊断和治疗作用；然而，关于孕妇的临床疗效和安全性的信息有限。妊娠期间内镜检查的主要风险包括缺氧、早产、创伤和致畸对胎儿的潜在伤害。因此，最好的选择是尽可能将内镜推迟到妊娠晚期或产后[60]。

（五）妊娠期GERD的治疗

妊娠期GERD治疗目标是减轻烧心和反流症状，而不危及妊娠或其结果，其治疗方法应遵循逐步进阶，从改变生活方式开始为第一步。如果烧心和反流症状明显，则应在专科医师建议下开始服药，抗酸剂的首选是含钙的抗酸剂（推荐等级A级），其次是组胺H_2受体拮抗剂（H2RA，推荐等级B级）。若症状顽固或为复杂反流疾病亦可使用质子泵抑制剂（PPI）和抗酸剂作为GERD突破的补救药物（推荐等级C级）[61]。

1. 改变生活方式

生活方式和饮食调整被认为是妊娠期GERD一线治疗方法，尤其是对于只有症状轻微的孕妇。生活方式改变措施包括床头抬高、左侧卧位，减少或避免摄入可能引起反流的食物如高脂、辛辣食物、巧克力、碳酸饮料、咖啡和酒精等，并避免在进食后3h内躺下。强烈建议戒酒和戒烟，因为这不仅可以减少反流症状，还可以避免胎儿因接触这些有害物质而导致的发育异常。Habr等的调查认为与孕前体重和孕期增重相比，孕前和孕期的体重指数与GERD发病率的相关性更大，并且高龄孕妇、妊娠期伴有睡眠呼吸障碍可作为独立的危险因素[62]。研究表明，孕期脂肪酸尤其是多不饱和脂肪酸的过量摄入可能与GERD的发病率呈正相关[63]。

2. 药物治疗

对于有中度至重度反流症状，或经反复生活方式和饮食调整后症状无明显缓解的孕妇，医生必须与患者讨论使用药物治疗的益处和风险，且须先签署治疗的知情同意书。由于伦理和医学法律的影响，部分用于治疗胃食管反流的药物没有在孕妇中进行常规或严格的随机对照试验。因此，用药前须与患者充分解释治疗目的，告知对患者、胎儿和新生儿的潜在风险。

妊娠期间的关键致畸期从第31天（在28天的月经周期中）到最后一次月经的第71天。在此期间之前暴露于潜在的致畸剂通常会导致"全有或全无"效应（胎儿死亡或无异常存活）；因此，任何不是绝对需要的药物都应推迟到潜在致畸期之后。妊娠期胃食管反流病的选定治疗方法应将潜在风险降至最低，治疗方案应遵循升级方法。第一步是改变生活方式，如果症状持续存在或无缓解则给予药物治疗。推荐含有钙、铝、镁的抗酸剂作为妊娠期GERD的二线治疗（推荐等级A级）。

（1）抗酸剂（黏膜保护剂）。治疗妊娠GERD首选抗酸剂是含钙抗酸剂，一方面是因为钙本身的副作用极小，另一方面在标准治疗量下，钙对预防妊娠期高血压和子痫前期具有重要作用（推荐等级为A级）[64, 65]。当然，过量摄入碳酸钙可引起乳碱综合征，故而按照常规标准治疗剂量用药即可。不建议使用含有碳酸氢盐或三硅酸镁的抗酸剂（建议等级C级），因为含有碳酸氢钠的抗酸剂会导致母体或胎儿代谢性碱中毒，而高剂量和长期使用硫酸镁会引起胎儿呼吸窘迫、肌张力减退和肾结石等[66]。此外，因缺铁性贫血而接受铁治疗的孕妇在使用抗酸剂时应密切监测血清铁含量，因正常的胃酸分泌有利于铁的吸收，故抗酸剂和铁剂可分开不同时间段服用。

（2）抑酸剂。H2RA和PPI作为成人GERD最常用的抑酸药物，用于治疗烧心和反酸症状。当妊娠患者使用常规含钙的抗酸剂治疗后症状无缓解，H2RA联合抗酸剂则应考虑作为妊娠期GERD的三线治疗（推荐等级B级）[67]。常见种类有西咪替丁、雷尼替丁、法莫替丁和尼扎替等。早在20世纪初，美国一项随机双盲对照研究中，对18名经生活方式调整和抗酸剂治疗无效的孕妇进行了雷尼替丁与安慰剂的比较，发现雷尼替丁联合抗酸剂显著减轻了反流症状（55.6% vs 44.2%），差异具有统计学意义[68]。随后一项Meta分析比较了2398名在妊娠早期接受H2RA和119 892名未接受H2RA治疗的孕妇，发现两组在自然流产风险、胎龄影响以及早产风险方面没有统计学差异。因此，H2RA对于妊娠期 GERD 是相对安全的，被美国 FDA 归为 B 类妊娠药物[69]。

如果 H2RA 联合抗酸剂不能充分控制反流症状，建议使用 PPI 并添加抗酸剂作为 GERD 的紧急治疗（推荐 C 级）。目前尚没有随机对照或前瞻性研究证明 PPI 对控制妊娠期烧心或反流的有效性。对于妊娠期 GERD，PPI 多用于调整生活方式、抗酸剂或抗酸剂联合 H2RA 无法控制的顽固性反流症状的患者，因此，PPI 归为妊娠期 GERD 的四线治疗方案。目前常用制剂包括奥美拉唑、埃索美拉唑、兰索拉唑、右兰索拉唑、雷贝拉唑和泮托拉唑等。在安全性方面，由于奥美拉唑在动物研究证据中显示可能存在潜在的胎儿毒性，美国 FDA 将其归类为 C 类药物，其他 PPI 则被归类为 B 类。在最近的一项 Meta 分析中[70]，总共确定了 26 项观察性研究（20 项队列研究，6 项病例对照研究），其中 19 项评估了 PPI，12 项评估了 H2RA。PPI 的使用与先天性畸形风险增加相关（OR 1.28，95% CI 为 1.09~1.52），尤其是在病例对照研究中（OR 2.04，95% CI 为 1.46~2.86）。尽管 H2RA 的使用可能与早产风险增加有关，但未发现 PPI 使用与流产、死产、新生儿死亡、早产和低出生体重之间存在显著关联。

（3）其他药物。

*甲氧氯普胺：甲氧氯普胺是一种抗多巴胺能药物，通过增加 LES 压、改善食管酸清除和促进胃排空来改善胃食管反流。它在怀孕期间的主要用途是治疗恶心和呕吐。我国关于妊娠剧吐的诊断及临床处理专家共识（2015）中指出，甲氧氯普胺在整个孕期均可安全使用，不会增加胎儿畸形、自然流产的发生风险[71]。

*西沙必利：可促进肠肌层神经丛节后乙酰胆碱的释放，从而增强胃肠的运动，促进胃排空和胃酸清除。在动物研究中，西沙必利的剂量是人体推荐剂量的 112 倍，对胎儿有毒。其会导致出生体重降低和死亡率增加。bailey 等人发表了一项评估妊娠期使用西沙必利安全性的前瞻性多中心对照研究[72]，129 例接受西沙比利治疗的孕妇较对照组在胎儿出生体重、流产率、胎儿窘迫及轻微先天性畸形的发生率上没有显著差异。虽然西沙必利在治疗 GERD 的疗效上有所确定并且对于新生儿的影响较小，但因为其独特的药理学机制会导致孕妇心

律失常，因此在孕妇人群中慎用。

*补充：哺乳期用药。多数妊娠期GERD患者在分娩后症状即可缓解，但仍有少数产妇在哺乳期仍需药物治疗。哺乳期用药的大规模临床研究更为缺乏，药物选择的关键在于其在乳汁中的分布浓度以及婴儿对该药物的口服生物利用度，婴儿的年龄和健康状况也是用药时需考虑的方面。

抗酸类药物由于基本不被人体吸收，通常认为是安全的，已证实铝抗酸剂和氢氧化镁不进入乳汁。H2RA可分泌入乳汁，雷尼替丁和西咪替丁在母乳中的浓度可达血清的4~7倍，法莫替丁摄入6h后母乳中的浓度为血清的2倍，尼扎替丁在母乳中浓度极低，但有致畸的动物实验报道。法莫替丁为哺乳期用药L1级，可作为首选。PPI在乳汁中普遍可达到较高的浓度，且动物实验证实可引起生长迟缓，不推荐使用。中草药等成分不确定的药物应慎重使用。

（六）总结和结论

妊娠期GERD可通过烧心和（或）反流的特征性症状进行诊断，无须进一步行诊断性检查。治疗总体策略为：① 遵循循序渐进的方法，以调整生活方式为第一步。生活方式改变措施包括抬高床头并躺在左侧卧位，避免或减少食用可能诱发反流的食物（脂肪或辛辣食物、柑橘类水果、碳酸饮料、酒精），以及避免在进食后3h内平卧休息。②若反流症状明显，无法通过调整生活方式缓解，则可以开始药物治疗，但需在咨询产科及胃肠科医生意见后规范用药。药物治疗应首先从抗酸剂开始，根据需要推荐含有钙、铝和镁的抗酸剂作为妊娠期胃食管反流病的二线治疗。鉴于含钙抗酸剂在正常治疗剂量下预防高血压和先兆子痫方面的有益作用，其应作为抗酸剂治疗的首选（推荐等级A级），不建议使用含有碳酸氢盐或三硅酸镁的抗酸剂。如果抗酸剂使用后症状仍持续存在，则转向使用硫糖铝行抗酸治疗。③如果使用硫糖铝后症状仍持续存在，H2RA可与抗酸剂联合使用（推荐等级B级）；如果含抗酸剂的H2RA不能充分控制症状，则建议使用PPI和抗酸剂作为顽固性的GERD的备用药物（推荐等级C级）。

综上所述，妊娠期GERD治疗应遵循系统的、循序渐进的治疗方法，按照"调整生活方式和饮食习惯的保守治疗—抗酸类药物—H2RA—PPI"的治疗次序进行。治疗时，应充分权衡孕妇安全和胎儿风险，并取得患者及其家属的同意和积极配合后进行。

参考文献

[1] Eusebi LH, Ratnakumaran R, Yuan Y, Solaymani-Dodaran M, Bazzoli F, Ford AC. Global prevalence of, and risk factors for, gastro-oesophageal reflux symptoms: a meta-analysis[J]. Gut. 2018, 67(3): 430-440.

[2] Okimoto E, Ishimura N, Morito Y, Mikami H, Shimura S, Uno G, et al. Prevalence of gastroesophageal reflux disease in children, adults, and elderly in the same community[J]. J Gastroenterol Hepatol. 2015, 30(7): 1140-1146.

[3] Bashashati M, Sarosiek I, McCallum RW. Epidemiology and mechanisms of gastroesophageal reflux disease in the elderly: a perspective[J]. Ann N Y Acad Sci. 2016, 1380(1): 230-234.

[4] 周倩, 杨胜慧. 积极应对人口老龄化政策背景下我国老年人口健康状况分析——基于第六次、第七次全国人口普查数据的比较分析[J]. 人口与健康. 2023(07): 49-53.

[5] Lu TL, Li SR, Zhang JM, Chen CW. Meta-analysis on the epidemiology of gastroesophageal reflux disease in China[J]. World J Gastroenterol. 2022, 28(45): 6410-6420.

[6] Watanabe T, Urita Y, Sugimoto M, Miki K. Gastroesophageal reflux disease symptoms are more common in general practice in Japan[J]. World J Gastroenterol. 2007, 13(31): 4219-4923.

[7] Kim JH, Rhee PL, Lee JH, Lee H, Choi YS, Son HJ, et al. Prevalence and risk factors of Barrett's esophagus in Korea[J]. J Gastroenterol Hepatol. 2007, 22(6): 908-912.

[8] Pera M. Trends in incidence and prevalence of specialized intestinal metaplasia, barrett's esophagus, and adenocarcinoma of the gastroesophageal junction[J]. World J Surg. 2003, 27(9): 999-1008, discussion 6-8.

[9] Johansson J, Håkansson HO, Mellblom L, Kempas A, Johansson KE, Granath F, et al. Risk factors for Barrett's oesophagus: a population-based approach[J]. Scand J Gastroenterol. 2007, 42(2): 148-156.

[10] 梁东飞, 贾子亮, 刘红国, 霍玉贤, 张珮. 胃食管反流病患者的流行病学分析[J]. 河北医药. 2023, 45(12): 1889-1891+1897.

[11] Menon S, Trudgill N. Risk factors in the aetiology of hiatus hernia: a meta-analysis[J]. Eur J Gastroenterol Hepatol. 2011, 23(2): 133-138.

[12] 史海霞, 王智凤, 孙晓红. 不同年龄组胃食管反流病患者食管动力及临床特点[J]. 中华医学杂志. 2021, 101(14): 1015-1019.

[13] Lee J, Anggiansah A, Anggiansah R, Young A, Wong T, Fox M. Effects of age on the gastroesophageal junction, esophageal motility, and reflux disease[J]. Clin Gastroenterol Hepatol. 2007,5(12):1392-1398.

[14] Mei L, Dua A, Kern M, Gao S, Edeani F, Dua K, et al. Older Age Reduces Upper Esophageal Sphincter and Esophageal Body Responses to Simulated Slow and Ultraslow Reflux Events and Post-Reflux Residue[J]. Gastroenterology. 2018,155(3):760-770.e1.

[15] 李海霞,谢小平,侯晓华. 不同年龄健康志愿者与胃食管反流病患者食管动力的差异[J]. 中华消化杂志. 2008,28(2):85-87.

[16] 刘方旭,许乐,郑松柏,中华医学会老年医学分会. 老年人胃食管反流病中国专家共识(2023)[J]. 中华老年医学杂志. 2023(08):883-896.

[17] Koshiyama S, Tanimura K, Ito K, Funayama S, Hira D, Komase Y, et al. Gastroesophageal reflux-like symptoms are associated with hyposalivation and oropharyngeal problems in patients with asthma[J]. Respir Investig. 2021,59(1):114-119.

[18] Cersosimo MG, Raina GB, Pecci C, Pellene A, Calandra CR, Gutiérrez C, et al. Gastrointestinal manifestations in Parkinson's disease:prevalence and occurrence before motor symptoms[J]. J Neurol. 2013,260(5):1332-1338.

[19] Edwards LL, Quigley EM, Pfeiffer RF. Gastrointestinal dysfunction in Parkinson's disease: frequency and pathophysiology[J]. Neurology. 1992,42(4):726-732.

[20] Wang X, Pitchumoni CS, Chandrarana K, Shah N. Increased prevalence of symptoms of gastroesophageal reflux diseases in type 2 diabetics with neuropathy[J]. World J Gastroenterol. 2008,14(5):709-712.

[21] Yang XJ, Jiang HM, Hou XH, Song J. Anxiety and depression in patients with gastroesophageal reflux disease and their effect on quality of life[J]. World J Gastroenterol. 2015,21(14):4302-4309.

[22] 欧阳皓,刘琳娜,贾淑娟,王晶桐. 老年胃食管反流病的临床特点及对焦虑抑郁的影响[J]. 实用老年医学. 2021,35(05):495-498.

[23] 徐龙,王智昊,薛变变,王英凯. 老年胃食管反流病患者的临床特点及治疗方案[J]. 中国老年学杂志. 2016,36(12):2964-2965.

[24] 周金池,窦维佳,魏延,赵曙光,韩伟,程浩,等. 中国胃食管反流病患者焦虑抑郁患病率的Meta分析[J]. 中国全科医学. 2021,24(05):608-613.

[25] Bai P, Bano S, Kumar S, Sachdev P, Ali A, Dembra P, et al. Gastroesophageal Reflux Disease in the Young Population and Its Correlation With Anxiety and Depression[J]. Cureus. 2021,13(5):e15289.

[26] 童丽琴. 老年胃食管反流患者睡眠质量与心理状态和生活质量的相关性分析[J]. 世界华人消化杂志. 2019,27(23):1454-1459.

[27] Nirwan JS, Hasan SS, Babar ZU, Conway BR, Ghori MU. Global Prevalence and Risk Factors of Gastro-oesophageal Reflux Disease(GORD): Systematic Review with Meta-analysis[J]. Sci Rep. 2020,10(1):5814.

[28] 欧阳皓,刘琳娜,贾淑娟,王晶桐. 老年胃食管反流病的临床特点及对焦虑抑郁的影

响[J]. 实用老年医学. 2021,35(5):495-498.

[29] Tedesco P, Lobo E, Fisichella PM, Way LW, Patti MG. Laparoscopic fundoplication in elderly patients with gastroesophageal reflux disease[J]. Arch Surg. 2006,141(3):289-292, discussion 92.

[30] Johnson DA, Fennerty MB. Heartburn severity underestimates erosive esophagitis severity in elderly patients with gastroesophageal reflux disease[J]. Gastroenterology. 2004,126(3):660-664.

[31] Liuzzo JP, Ambrose JA. Chest pain from gastroesophageal reflux disease in patients with coronary artery disease[J]. Cardiol Rev. 2005,13(4):167-173.

[32] 中国医师协会消化医师分会胃食管反流病专业委员会,中华医学会消化内镜学分会食管疾病协作组. 2020年中国胃食管反流病内镜治疗专家共识[J]. 中华消化内镜杂志. 2021,38(1):1-12.

[33] Sun X, Shang W, Wang Z, Liu X, Fang X, Ke M. Short-term and long-term effect of diaphragm biofeedback training in gastroesophageal reflux disease: an open-label, pilot, randomized trial[J]. Dis Esophagus. 2016,29(7):829-836.

[34] Botha C, Farmer AD, Nilsson M, Brock C, Gavrila AD, Drewes AM, et al. Preliminary report: modulation of parasympathetic nervous system tone influences oesophageal pain hypersensitivity[J]. Gut. 2015,64(4):611-617.

[35] Yu Y, Wei R, Liu Z, Xu J, Xu C, Chen JDZ. Ameliorating Effects of Transcutaneous Electrical Acustimulation Combined With Deep Breathing Training on Refractory Gastroesophageal Reflux Disease Mediated via the Autonomic Pathway[J]. Neuromodulation. 2019,22(6):751-757.

[36] Katz PO, Dunbar KB, Schnoll-Sussman FH, Greer KB, Yadlapati R, Spechler SJ. ACG Clinical Guideline for the Diagnosis and Management of Gastroesophageal Reflux Disease[J]. Am J Gastroenterol. 2022,117(1):27-56.

[37] Xi L, Zhu J, Zhang H, Muktiali M, Li Y, Wu A. The treatment efficacy of adding prokinetics to PPIs for gastroesophageal reflux disease: a meta-analysis[J]. Esophagus. 2021,18(1):144-151.

[38] Jung DH, Huh CW, Lee SK, Park JC, Shin SK, Lee YC. A Systematic Review and Meta-analysis of Randomized Control Trials: Combination Treatment With Proton Pump Inhibitor Plus Prokinetic for Gastroesophageal Reflux Disease[J]. J Neurogastroenterol Motil. 2021,27(2):165-175.

[39] Yamashita H, Okada A, Naora K, Hongoh M, Kinoshita Y. Adding Acotiamide to Gastric Acid Inhibitors Is Effective for Treating Refractory Symptoms in Patients with Non-erosive Reflux Disease[J]. Dig Dis Sci. 2019,64(3):823-831.

[40] 武剑倩,曾卫红,赵偏偏,钞秋玲. 老年人积极心理与疾病恢复的关系研究. 西安交通大学学报(社会科学版). 2023,43(1):150-162.

[41] Liang WT, Wang ZG, Wang F, Yang Y, Hu ZW, Liu JJ, et al. Long-term outcomes of patients with refractory gastroesophageal reflux disease following a minimally invasive endoscopic procedure: a prospective observational study[J]. BMC Gastroenterol. 2014, 14:178.

[42] Fass R, Cahn F, Scotti DJ, Gregory DA. Systematic review and meta-analysis of controlled and prospective cohort efficacy studies of endoscopic radiofrequency for treatment of gastroesophageal reflux disease[J]. Surg Endosc. 2017,31(12):4865-4882.

[43] Testoni PA, Testoni S, Mazzoleni G, Vailati C, Passaretti S. Long-term efficacy of transoral incisionless fundoplication with Esophyx (Tif 2.0) and factors affecting outcomes in GERD patients followed for up to 6 years: a prospective single-center study[J]. Surg Endosc. 2015,29(9):2770-2780.

[44] Zacherl J, Roy-Shapira A, Bonavina L, Bapaye A, Kiesslich R, Schoppmann SF, et al. Endoscopic anterior fundoplication with the Medigus Ultrasonic Surgical Endostapler (MUSE™) for gastroesophageal reflux disease:6-month results from a multi-center prospective trial[J]. Surg Endosc. 2015,29(1):220-229.

[45] McCarty TR, Itidiare M, Njei B, Rustagi T. Efficacy of transoral incisionless fundoplication for refractory gastroesophageal reflux disease: a systematic review and meta-analysis[J]. Endoscopy. 2018,50(7):708-725.

[46] Schietroma M, Colozzi S, Romano L, Pessia B, Giuliani A, Vicentini V, et al. Short- and long-term results after laparoscopic floppy Nissen fundoplication in elderly versus non-elderly patients[J]. J minim Access Surg. 2020,16(3):256-263.

[47] Ajmera K, Thaimuriyil N, Shah N. Recent Advances in the Endoscopic Management of Gastro-esophageal Reflux Disorder: A Review of Literature[J]. Cureus. 2022,14(6): e26218.

[48] Andreou A, Watson DI, Mavridis D, Francis NK, Antoniou SA. Assessing the efficacy and safety of laparoscopic antireflux procedures for the management of gastroesophageal reflux disease: a systematic review with network meta-analysis[J]. Surg Endosc. 2020,34 (2):510-520.

[49] Bonavina L, DeMeester T, Fockens P, Dunn D, Saino G, Bona D, et al. Laparoscopic sphincter augmentation device eliminates reflux symptoms and normalizes esophageal acid exposure: one- and 2-year results of a feasibility trial[J]. Ann Surg. 2010,252(5): 857-862.

[50] Lipham JC, DeMeester TR, Ganz RA, Bonavina L, Saino G, Dunn DH, et al. The LINX® reflux management system: confirmed safety and efficacy now at 4 years[J]. Surg Endosc. 2012,26(10):2944-2949.

[51] Furay E, Doggett S, Buckley Iii FP. Criteria of patient selection for magnetic sphincter augmentation[J]. Dis Esophagus. 2023,36(Supplement_1).

[52] Tsimmerman YS, Mikhaleva EN. [POSSIBILITIES FOR PHARMACOTHERAPY OF GASTROENTEROLOGICAL DISEASES DURING PREGNANCY][J]. Klin Med (Mosk). 2015,93(8):8-18.

[53] Malfertheiner SF, Malfertheiner MV, Kropf S, Costa SD, Malfertheiner P. A prospective longitudinal cohort study: evolution of GERD symptoms during the course of pregnancy[J]. BMC Gastroenterol. 2012,12:131.

[54] Goh KL. Changing epidemiology of gastroesophageal reflux disease in the Asian-Pacific region: an overview[J]. J Gastroenterol Hepatol. 2004,19 Suppl 3:S22-S25.

[55] Ramu B, Mohan P, Rajasekaran MS, Jayanthi V. Prevalence and risk factors for gastroesophageal reflux in pregnancy[J]. Indian J Gastroenterol. 2011,30(3):144-147.

[56] Rey E, Rodriguez-Artalejo F, Herraiz MA, Sanchez P, Alvarez-Sanchez A, Escudero M, et al. Gastroesophageal reflux symptoms during and after pregnancy: a longitudinal study[J]. Am J Gastroenterol. 2007,102(11):2395-2400.

[57] 原林. 妊娠期胃食管反流病研究进展[J]. 胃肠病学. 2014,19(12):757-759.

[58] Van Thiel DH, Gavaler JS, Joshi SN, Sara RK, Stremple J. Heartburn of pregnancy[J]. Gastroenterology. 1977,72(4 Pt 1):666-668.

[59] Schulze K, Christensen J. Lower sphincter of the opossum esophagus in pseudopregnancy[J]. Gastroenterology. 1977,73(5):1082-1085.

[60] Savas N. Gastrointestinal endoscopy in pregnancy[J]. World J Gastroenterol. 2014,20 (41):15241-15252.

[61] Altuwaijri M. Evidence-based treatment recommendations for gastroesophageal reflux disease during pregnancy: A review[J]. Medicine(Baltimore). 2022,101(35):e30487.

[62] Habr F, Raker C, Lin CL, Zouein E, Bourjeily G. Predictors of gastroesophageal reflux symptoms in pregnant women screened for sleep disordered breathing: a secondary analysis[J]. Clin Res Hepatol Gastroenterol. 2013,37(1):93-99.

[63] Dall' Alba V, Fornari F, Krahe C, Callegari-Jacques SM, Silva de Barros SG. Heartburn and regurgitation in pregnancy: the effect of fat ingestion[J]. Dig Dis Sci. 2010,55(6): 1610-1614.

[64] Atallah AN, Hofmeyr GJ, Duley L. Calcium supplementation during pregnancy for preventing hypertensive disorders and related problems[J]. Cochrane Database Syst Rev. 2002(1): Cd001059.

[65] Mahadevan U, Kane S. American gastroenterological association institute technical review on the use of gastrointestinal medications in pregnancy[J]. Gastroenterology. 2006,131(1):283-311.

[66] Mahadevan U. Gastrointestinal medications in pregnancy[J]. Best Pract Res Clin Gastroenterol. 2007,21(5):849-877.

[67] Matok I, Gorodischer R, Koren G, Sheiner E, Wiznitzer A, Uziel E, et al. The safety of H(2)-blockers use during pregnancy[J]. J Clin Pharmacol. 2010,50(1):81-87.

[68] Larson JD, Patatanian E, Miner PB, Jr., Rayburn WF, Robinson MG. Double-blind, placebo-controlled study of ranitidine for gastroesophageal reflux symptoms during pregnancy[J]. Obstet Gynecol. 1997,90(1):83-97.

[69] Gill SK, O' Brien L, Koren G. The safety of histamine 2(H2)blockers in pregnancy: a meta-analysis[J]. Dig Dis Sci. 2009,54(9):1835-1838.

[70] Li cm, Zhernakova A, Engstrand L, Wijmenga C, Brusselaers N. Systematic review with meta-analysis: the risks of proton pump inhibitors during pregnancy[J]. Aliment Pharmacol Ther. 2020,51(4):410-420.

[71] 中华医学会妇产科学分会产科学组. 妊娠剧吐的诊断及临床处理专家共识(2015)[J]. 中华妇产科杂志. 2015,50(11):801-804.

[72] Bailey B，Addis A，Lee A，Sanghvi K，Mastroiacovo P，Mazzone T，et al. Cisapride use during human pregnancy：a prospective，controlled multicenter study[J]. Dig Dis Sci. 1997，42（9）：1848-1852.

三、婴幼儿和儿童胃食管反流病

儿童胃食管反流是儿科人群中一个复杂而又常见的问题，其症状和并发症随年龄而异。近年来儿童胃食管反流与喂养困难、睡眠障碍、顽固性鼻炎鼻窦炎、慢性咳嗽、中耳炎等疾病密切相关，其诊断和临床表现存在争议，从而逐渐引起儿科及消化内科医师的关注。本节内容将阐述婴幼儿和儿童CERD的临床特点、诊断和治疗等。

胃食管反流是指胃内容物逆行进入食管，伴或不伴有反流和呕吐的症状，是健康婴幼儿和儿童中的一个正常生理过程（图3-7）。大多数发作时间短暂，不会引起症状。当引起了一系列症状、食管损失或并发症时，则称为GERD，其症状因年龄不同而不同，常见并发症为食管炎、食管狭窄、Barrett食管和肺部疾病、生长发育不良等。因此，临床医生需仔细区分婴幼儿和儿童的胃食管反流与慢性呕吐的区别。

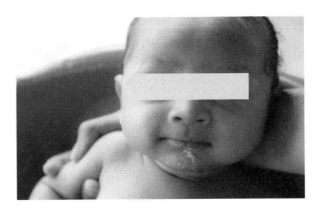

图3-7　婴幼儿GERD胃内容物反流

（一）婴幼儿和儿童GERD的流行病学

根据流行病学调查[1]，约50%的2个月以下婴儿、60%~70%的3~4个月婴儿和5%的1岁以下婴儿通常会出现反流现象，大部分反流现象会随着时间自然消退。另有关于婴幼儿和儿童流行病学的系统性综述指出[2]，在0~18个月的婴儿中，超过1/4的婴儿每天都会出现胃食管反流症状。但当这些患儿发育到12月龄时，症状几乎消失，且发作频率随生长发育稳步下降。在儿童期，胃食管反流的患病率随着年龄的增长而缓慢增加，并可能会持续到青春期和成年期。在北美洲一项对207名儿童GERD跟踪调查研究中，发现内镜检查出儿童期（平均5岁龄）食管炎约1/3在成年期（约15年后）会出现明显的GERD症状[3]。

迄今为止，尚没有针对大规模人群的关于儿童GERD流行病学的研究，大部分流行病学数据来源于特定人群。全世界范围内儿童GERD发病率呈逐渐增长之势，尤其是在合并有早产史、肺部疾病、神经肌肉发育紊乱如脑瘫和肌肉营养不良症等的儿童中[4,5]。除此之外，唐氏综合征儿童容易并发GERD相关呼吸系统并发症[6]。而患有囊性纤维变性遗传疾病的儿童会因反复慢性咳嗽而引起GERD相关酸反流症状[7]。

（二）婴幼儿和儿童GERD发病机制

构成抗反流屏障的两个主要成分是食管下括约肌（LES）和横膈膜脚。LES是一个增厚的平滑肌环，在胃食管结合部产生高压区，并在胃和食管之间起到机械屏障的作用；横膈膜的右侧脚环绕LES，并提供额外的支撑。这两种结构都会在食管远端产生高压区。这两种机制中的一种或两种失效都会使患儿容易发生胃食管反流现象。

1. 一过性LES松弛

一过性LES松弛（transient lower esophageal sphincter relaxation，TLESR）是各年龄段胃食管反流发生的主要机制。TLESR是指非吞咽情况下LES自发松

弛，其松弛时间明显长于吞咽时LES松弛的时间，是一种通过脑干调节以迷走神经作为传出通路的神经反射[8]。胎龄小于26周的早产儿由于TLESR而更容易出现胃食管反流[9]。并且早产儿表现出食管蠕动运动减退，这会直接导致食管反流物质清除不良，增加后续并发症的风险。除婴儿牛奶蛋白过敏外，紧张、咳嗽、呼吸频率增加以及婴儿常见的餐后半坐姿，都会导致胃扩张和腹内压增加继而引发TLESR。

2. 牛奶蛋白过敏

牛奶蛋白过敏是0~6个月婴儿食物过敏最常见的一种疾病，指由免疫球蛋白介导的对一种或多种牛乳.蛋白发生的免疫反应。当变应原进入机体后，可通过IgE介导，使肥大细胞致敏并激活，释放大量的5-羟色胺等刺激物，发生多器官和系统的过敏现象。牛奶蛋白过敏除表现皮肤过敏外，还可累及全身多个器官如胃肠道、呼吸道，从而表现出呕吐、腹泻、咳嗽、喘息等类似胃食管反流症状。婴儿期是牛奶蛋白过敏的高发年龄，国内王娅等人研究指出[10]，50例GERD患儿中有23例被诊断为牛奶蛋白过敏，二者的并发率高达46%。并且针对牛奶蛋白过敏患儿进行饮食治疗后其反流症状明显缓解。即使有大量研究已经证实牛奶蛋白过敏与婴幼儿的GERD是相关的，但是目前牛奶蛋白过敏在婴幼儿GERD发病中的确切机制研究还是有待于进一步研究确认。

3. 迷走神经反射

胃十二指肠反流物（气体、液体或混合物）刺激食管后，会通过迷走神经传递信息。因支气管与食管胚胎起源基本一致，故在迷走神经反射的同时也会引起支气管收缩并导致黏液分泌增多，从而出现咳嗽症状。而反复慢性咳嗽会引起喉黏膜损伤，加重咽喉反流炎症反应。

（三）临床表现

婴儿和儿童的胃食管反流症状不同。绝大多数健康的婴儿每天都会出现反流或呕吐，但他们的生长发育正常[11]。50%~70%的婴儿会出现反流，并在其诞生后4~6个月达到高峰，1年后消退。婴儿GERD特征常表现为生长发育缓慢和（或）食管炎相关的症状，当胃食管反流婴儿出现易怒、哭泣、拒绝进食、睡眠困难、贫血、呼吸系统症状和发育不良等症状时，需要考虑是否并发GERD。少部分婴儿反流还可表现为食管外症状，如咳嗽、窒息、喘息，但很少有呼吸暂停或明显危及生命的事件[12]。

年龄较小的婴幼儿通常会出现胃部不适引起的烦躁，并且因进食问题可能导致的生长发育不良。少量患儿会有因胃酸误吸进入气管而导致的咳嗽、喘息、呼吸暂停或肺炎等。除此之外，胃食管反流可能会导致婴儿保持奇怪的姿势和头部、颈部的扭曲（似癫痫），此类婴儿极易被错误地转诊到神经系统专科。

年龄较大的儿童和青少年通常表现出与成人相似的症状，如烧心、胃隐痛、胸痛、吞咽困难、夜间疼痛加重、反流和酸嗝。大龄儿童的食管外症状包括夜间咳嗽、喘息、复发性肺炎、咽喉疼痛、声音嘶哑、慢性鼻窦炎、咽喉炎或蛀牙。唯一有年龄特点的临床表现是年龄较小的儿童（＜12岁）在发病时会出现恶心、呕吐、腹痛、厌食和拒食[13]。而在临床工作中我们常常发现发生严重胃食管反流病的儿童或多或少存在一些解剖学异常（气管-食管瘘修复和食管闭锁）或神经发育等疾病（表3-1）。

表3-1　儿童发生严重反流的危险因素

儿童易发生严重反流的危险因素
• 肥胖
• 神经功能障碍，如脑瘫
• 神经肌肉疾病，如先天性肌病
• 遗传性疾病，如唐氏综合征
• 气管-食管瘘修复术
• 强烈的GERD家族史，Barrett食管或食管腺癌
• 慢性肺部疾病，如支气管肺发育不良、支气管扩张

（四）诊断方法

目前尚没有单一的金标准检查来诊断婴幼儿GERD，对大多数患儿来说，尤其是对于具有轻度症状如频繁吐奶（婴儿）和胃灼热（较大儿童），通常不需要进行检查来诊断GERD，其依靠病史和体格检查便能诊断出无并发症的GERD并给予治疗。然而需要注意的是，区分生理性胃食管反流和病理性GERD往往比较困难。其对指导进一步的调查和治疗也至关重要。当临床表现不典型或者症状复杂时，需要进行检查以做出诊断并评估GERD的严重程度和结果。常用的检查方法有酸抑制试验、胃十二指肠镜、食管pH监测和多通道腔内阻抗等，当有解剖异常结构时，需要进行钡餐检查。

1. 酸抑制试验

酸抑制试验常被用作诊断性测试，通常用于年龄较大的儿童和青少年且无并发症的烧心患儿[5]。该试验包括4~8周抑酸药物（PPI或H_2受体拮抗剂）疗程，若服药后患儿症状消失或明显改善则为酸抑制试验阳性，支持GERD的诊断。

2. 上消化道内镜

上消化道内镜适用于怀疑有食管炎或胃炎的患儿，包括出现烧心、呕血、腹痛或者对酸抑制试验无应答者。内镜还可以用于评估反流复发、吞咽困难、吞咽梗阻，以及频繁出现胃食管反流症状；此外，还可以通过行食管组织活检以确定狭窄、炎症、Barrett食管等。研究显示，在接受内镜检查的GERD患儿中，有35%被发现患有糜烂性食管炎[14]。通常建议上消化道内镜在年龄较大的儿童中可安全进行，目前内镜手术相关并发症尚罕见，无痛镇静过程中需要严密监测以预防麻醉风险。

3. 24 h食管pH或阻抗监测

24 h食管pH监测和多通道腔内阻抗监测（MII-pH），是指将一微探头传感器固定在食管LES上方5 cm处，记录24 h酸反流活动（图3-8）。它是目前鉴定反流的金标准，其能详细显示酸反流与症状的关系、昼夜酸反流规律及患儿对治疗的反应，尤其是监测内镜阴性的烧心患儿酸反流的情况。MII-pH监测可将GERD症状与酸性或非酸性反流相关联，有助于提高GERD的诊断率。北美洲儿科胃食管反流临床实践指南指出[5]，以下情况患儿可以使用MII-pH：①反流症状不典型，甚至以食管外症状如支气管哮喘、吸入性肺炎等为主；②内镜阴性但症状持续存在；③非糜烂性反流病；④反流高敏感；⑤功能性烧心。

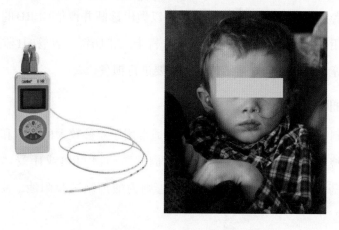

图3-8　进行24 h pH探针检查的儿童

4. 钡餐检查及其他

当有解剖异常结构时需要进行钡餐检查。患儿吞下钡剂，在X线检查时可显示出消化道的轮廓，帮助医生提供反流的一些可能病因。除此之外，对存在剧烈呕吐的婴儿可进行腹部超声检查，尤其是低体重伴脱水的婴儿。

（五）儿童GERD并发症

（1）糜烂性食管炎。过多的胃酸和胃蛋白酶反流会导致食管黏膜表层坏死，继而形成糜烂和溃疡，发生糜烂性食管炎。内镜下观食管黏膜出现红斑、伴有浅表糜烂或溃疡灶形成。糜烂性食管炎可能无症状，也可能表现为烧心、反酸、吞咽困难和吞咽疼痛等。一部分患儿中，由于持续未愈的食管炎会导致瘢痕组织形成，使食管变窄（狭窄）。

（2）Barrett食管。是指化生的柱状上皮取代正常被覆的远端食管复层鳞状上皮现象。化生上皮是慢性GERD的发展后果，容易诱发食管癌。大多数Barrett

食管早期症状以烧心、反酸和吞咽不适等为主，伴长段Barrett食管常并发食管溃疡、狭窄和出血。

（3）肺炎。反复发作的复发性肺炎是儿童GERD的另一个常见的并发症。有复发性肺炎病史的患者，特别是右肺中叶，应检查是否有反流，并应进行囊性纤维化和免疫缺陷综合征的常规检查。胃内容物反流会引起3种肺部问题：①胃酸引起的急性中性粒细胞炎症；②由单核细胞组成的食物颗粒引起的异物反应并形成肉芽肿；③口咽物质吸入引起的肺部感染。尽管许多文章讨论了胃食管反流与呼吸暂停、婴儿猝死综合征（SIDS）事件和哮喘的关系，但缺乏大样本量的循证医学证据的研究，其发病机制尚不明确，且患者常伴有并发疾病（早产儿、支气管肺泡发育不良和神经系统疾病），导致胃食管反流与之关联的确切性和相关机制不明朗。

（4）哮喘。在GERD患儿中，呼吸系统症状增加，包括与哮喘相关的症状如咳嗽、呼吸困难、喘鸣和胸闷等；反之，哮喘患儿中胃食管反流频率明显高于健康人群。虽然目前胃酸反流与哮喘之间的关系尚未得到证实，且在无食管反流症状的患者中，胃食管反流可能不是哮喘的促发因素[15]。GERD引起哮喘可能的原因为腹内压增加（咳嗽和喘息）、胸部畸形和茶碱的使用（LES张力降低）。

（六）管理与治疗

由于婴幼儿胃食管反流症状存在非特异性，导致婴幼儿GERD时常被过度治疗。许多患儿在没有明确的酸相关疾病证据的情况下被给予抑酸药物治疗。GERD会引起婴幼儿极度不适的表现，如哭闹、易怒、睡眠困难和生长发育不良等。因此严重影响了生活质量，也是父母苦恼和焦虑的重要来源。而父母过高的期望值可能会影响医生的治疗决策，导致儿科医生可能会选择部分无效的药物治疗或超适应证给药。故而，最佳的治疗方法是安慰和（或）建议调整饮食，如少喂、调整配方奶等。如果症状持续存在，则需要进行后续的评估和诊断性治疗。

1. 保守治疗

婴幼儿GERD保守治疗根据患儿的年龄及症状而异，最重要的是父母的培养方式和相关知识（咨询）。父母或照顾者应当适当了解婴幼儿GERD的自然病史和一些治疗措施包括喂养建议、药物治疗等。对于配方奶喂养的婴儿，减少喂养量或少量多次喂养可减少反流症状的发作。虽然俯卧位是防止反流的最佳姿势，但鉴于其会导致婴儿猝死综合征的风险增加，故不建议婴儿采用俯卧位。当患儿生长发育到第13个月时，左侧卧位是防止反流的最佳位置[4]。而饮食干预可通过添加大米、玉米或马铃薯淀粉（每盎司为一汤匙）使配方奶增稠，这样可以减少反酸的频率或呕吐量[16]。

对于进行了配方奶增稠喂养但症状仍持续存在的婴幼儿，建议进行2~4周的低过敏性配方奶粉试验（配方奶粉喂养中广泛水解或以氨基酸为基础的配方奶粉，从母亲的饮食中停用所有乳制品，包括酪蛋白和乳清）。如果症状消退，在适当的情况下，建议继续喂养不含牛奶的饮食。如果症状有所改善，则停止治疗[17]。如果在2~4周内对低过敏性配方没有反应，那么上述配方没有继续使用的必要，患儿应转诊至小儿消化内科[17]。

2. 药物治疗

如果改变喂养方式及姿势仍无法改善症状，则需使用药物。常用治疗反酸的药物：抗酸药、抑酸药和胃动力药。①抗酸药是中和胃酸的药物，可迅速缓解烧心等症状，如硫糖铝、铝碳酸镁等；②对于症状更严重的患儿，可使用抑酸药物，通过减少胃酸分泌减轻症状并促进食管修复，目前有两种常用抑酸药：H_2受体拮抗剂和质子泵抑制剂（PPI）。

奥美拉唑作为最常用的PPI，在治疗糜烂性食管炎方面比雷尼替丁更有效，抑酸效果更强。然而，婴幼儿使用PPI是否安全呢？越来越多的证据表明，长期服用PPI可能是早产儿社区获得性肺炎、肠胃炎、全身性念珠菌病和坏死性小肠结肠炎的危险因素。PPI产生的深度次氯酸增加了艰难梭菌感染的风险，这在成人中已经建立，在儿童中也有报道[18,19]。同样，PPI引起的次氯酸引起钙吸收不良，可能导致骨密度低，骨折风险增加，尤其是18~29岁的成年人[20]。所以，在婴幼儿GERD中需谨慎长期使用PPI。

3. 手术治疗

极少数情况下尝试内科药物治疗后反流症状不会消失，甚至病情加重，以致医生建议手术治疗。最常用的手术治疗是胃底折叠术，即将胃的顶部包裹在食管的下端，以使该连接部位更紧密从而减少反流（具体GERD外科手术治疗可参见本书第五章内容）。

综上所述，胃食管反流在婴幼儿及儿童中较常见，尤其是刚出生的婴幼儿（生理性反流），6~7月龄最明显，此后反流症状会逐渐消失（通常在18月龄）。对于反酸、烧心症状持续存在的儿童需选用恰当的检测方式如上消化道内镜、24 h食管pH监测、钡餐等。其中，经验性PPI治疗4~8周适用于有典型症状的大龄儿童和青少年，不适用于婴儿。对患儿的管理和治疗方法取决于患儿年龄和症状，首先应进行喂养和生活方式的调整，其次才是选择抗酸或抑酸药物，极少数情况下才会采用外科手术治疗。

参考文献

[1] Vandenplas Y, Belli D, Benhamou PH, Cadranel S, Cezard JP, Cucchiara S, et al. Current concepts and issues in the management of regurgitation of infants: a reappraisal. Management guidelines from a working party[J]. Acta Paediatr. 1996, 85(5): 531-534.

[2] Singendonk M, Goudswaard E, Langendam M, van Wijk M, van Etten-Jamaludin F, Benninga M, et al. Prevalence of Gastroesophageal Reflux Disease Symptoms in Infants and Children: A Systematic Review[J]. J Pediatr Gastroenterol Nutr. 2019, 68(6): 811-817.

[3] El-Serag HB, Gilger M, Carter J, Genta RM, Rabeneck L. Childhood GERD is a risk factor for GERD in adolescents and young adults[J]. Am J Gastroenterol. 2004, 99(5): 806-812.

[4] Poddar U. Gastroesophageal reflux disease (GERD) in children[J]. Paediatr Int Child Health. 2019, 39(1): 7-12.

[5] Rosen R, Vandenplas Y, Singendonk M, Cabana M, DiLorenzo C, Gottrand F, et al. Pediatric Gastroesophageal Reflux Clinical Practice Guidelines: Joint Recommendations of the North American Society for Pediatric Gastroenterology, Hepatology, and Nutrition and the European Society for Pediatric Gastroenterology, Hepatology, and Nutrition[J]. J Pediatr Gastroenterol Nutr. 2018, 66(3): 516-554.

[6] Zárate N, Mearin F, Hidalgo A, Malagelada JR. Prospective evaluation of esophageal

motor dysfunction in Down's syndrome[J]. Am J Gastroenterol. 2001,96(6):1718-1724.

[7] Dziekiewicz MA, Banaszkiewicz A, Urzykowska A, Lisowska A, Rachel M, Sands D, et al. Gastroesophageal Reflux Disease in Children with Cystic Fibrosis[J]. Adv Exp Med Biol. 2015,873:1-7.

[8] Davidson G. The role of lower esophageal sphincter function and dysmotility in gastroesophageal reflux in premature infants and in the first year of life[J]. J Pediatr Gastroenterol Nutr. 2003,37 Suppl 1: S17-22.

[9] Omari TI, Barnett CP, Benninga MA, Lontis R, Goodchild L, Haslam RR, et al. Mechanisms of gastro-oesophageal reflux in preterm and term infants with reflux disease[J]. Gut. 2002,51(4):475-479.

[10] 王娅,虎崇康,张薇,等. 婴儿牛奶蛋白过敏与胃食管反流病的相关性研究[J]. 中华实用儿科临床杂志. 2017,32(7):497-500.

[11] Leung AK, Hon KL. Gastroesophageal reflux in children: an updated review[J]. Drugs Context. 2019,8:212591.

[12] Gupta S, Lodha R, Kabra SK. Asthma, GERD and Obesity: Triangle of Inflammation[J]. Indian J Pediatr. 2018,85(10):887-892.

[13] Mousa H, Hassan M. Gastroesophageal Reflux Disease[J]. Pediatr Clin North Am. 2017, 64(3):487-505.

[14] El-Serag HB, Bailey NR, Gilger M, Rabeneck L. Endoscopic manifestations of gastroesophageal reflux disease in patients between 18 months and 25 years without neurological deficits[J]. Am J Gastroenterol. 2002,97(7):1635-1639.

[15] Mastronarde JG, Anthonisen NR, Castro M, Holbrook JT, Leone FT, Teague WG, et al. Efficacy of esomeprazole for treatment of poorly controlled asthma[J]. N Engl J Med. 2009,360(15):1487-1499.

[16] Horvath A, Dziechciarz P, Szajewska H. The effect of thickened-feed interventions on gastroesophageal reflux in infants: systematic review and meta-analysis of randomized, controlled trials[J]. Pediatrics. 2008,122(6): e1268-1277.

[17] Vandenplas Y, Rudolph CD, Di Lorenzo C, Hassall E, Liptak G, Mazur L, et al. Pediatric gastroesophageal reflux clinical practice guidelines: joint recommendations of the North American Society for Pediatric Gastroenterology, Hepatology, and Nutrition (NASPGHAN) and the European Society for Pediatric Gastroenterology, Hepatology, and Nutrition (ESPGHAN)[J]. J Pediatr Gastroenterol Nutr. 2009,49(4):498-547.

[18] Nylund cm, Eide M, Gorman GH. Association of Clostridium difficile infections with acid suppression medications in children[J]. J Pediatr. 2014,165(5):979-984.e1.

[19] Janarthanan S, Ditah I, Adler DG, Ehrinpreis MN. Clostridium difficile-associated diarrhea and proton pump inhibitor therapy: a meta-analysis[J]. Am J Gastroenterol. 2012,107(7):1001-1010.

[20] Freedberg DE, Haynes K, Denburg MR, Zemel BS, Leonard MB, Abrams JA, et al. Use of proton pump inhibitors is associated with fractures in young adults: a population-based study[J]. Osteoporos Int. 2015,26(10):2501-2507.

四、肥胖合并胃食管反流病

近年来，全世界肥胖人群呈持续性增长趋势，导致GERD及其并发症发病率亦逐渐增加，肥胖尤其是腹型肥胖成为GERD的重要发病机制，而GERD也是肥胖最常见并发症之一，两者关系密切。本节内容主要阐述肥胖合并GERD的临床表现、诊断和治疗。

（一）肥胖GERD流行病学

有流行病学资料显示，肥胖是胃食管反流病发生的重要危险因素。

欧洲一项关于GERD危险因素的Meta分析显示，肥胖个体（BMI ≥ 30 kg/m²）较非肥胖者的GERD发病率显著增高（22.1% vs 14.2%）[1]。肥胖是GERD的独立危险因素之一，50%~70%的肥胖患者存在不同程度的烧心、反酸症状，且食管裂孔疝患病率明显增加，达到11%~40%[2]。大规模人群队列调查发现，减肥可明显减少GERD患者症状，BMI下降超过3.5 kg/m²，没有使用药物治疗和正在药物治疗的GERD患者症状都明显减少，表明减轻体重能提高GERD患者药物治疗的成功率，疗效与BMI下降程度相关[3]。

（二）肥胖GERD发病机制

与体重较轻的人不同，肥胖并发GERD的病理生理学是多因素的。其病理生理学机制主要包括食管下括约肌（LES）异常、横膈膜压力梯度改变、胃食管运动障碍、裂孔疝的发展趋势和胃容量增加等[4]（图3-9）。

1. 食管下括约肌（LES）异常

食管下括约肌（LES）是在胃食管结合部近端形成的高压带，其压力高于胸腹压力梯度，是抗反流屏障的重要组成部分。研究发现，肥胖人群较正常体质量人群，其LES功能不全发生率显著升高[5]，21.2%病态性肥胖患者LES压力较低（< 10 mmHg）[6]，且LES松弛发作次数较高，发作次数与BMI具有一定的

相关性[7]。国内刘冬梅等对比正常体质量、超重、肥胖等3组GERD患者的食管LES长度差异[8]，发现肥胖组GERD患者腹段LES长度更短，随着BMI增加，食管酸暴露也增加，反流性食管炎与食管裂孔疝发生率相应增加。此外，肥胖人群由于腹腔内压力升高对食管LES产生一定的压力，引起LES功能不全和压力降低，从而引发并加重胃食管反流的发生。

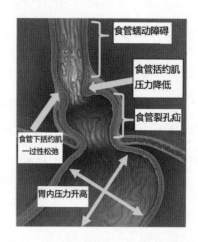

图3-9　肥胖导致胃食管反流的潜在机制

2. 横膈膜压力梯度的改变

EI Serag等指出，BMI每增加1 kg/m²，胃/腹腔压力预计将增加10%[9]。这种腹内压力的增加将导致腹部和胸部之间的压力梯度，即所谓的跨横膈压力梯度（transdiaphragmatic pressure gradient，TDPG）[10]。胃正压和食管/胸腔负压之间的压力差可能超过以LES和膈肌为代表的食管胃屏障的压力差[11]。因此，肥胖患者发生GERD的风险更高。此外，部分患者患有阻塞性睡眠呼吸暂停综合征，导致了更高的胸腔内负压，因此增加了TDPG并促进了胃内容物反流[10]。这种腹内压力的增加也会破坏胃食管结合部的完整性，并导致出现和加重反流。

3. 胃食管运动功能障碍

胃食管动力受损和胃排空延迟在GERD发生发展中起一定作用。土耳其学者Omur调查了肥胖患者胃食管反流情况，结果发现50名肥胖患者中有42名出现了胃食管动力改变[12]。肥胖与食管酸清除率降低、胃排空延迟等相关，可能通过影响胃食管动力以及食管的廓清功能引起GERD发生发展。

4. 食管裂孔疝

肥胖者患裂孔疝的概率比正常体质量的人明显升高。来自我国台湾的一个研究小组使用高分辨率阻抗测压法报告了33%的病态肥胖患者患裂孔疝，而对照组正常体质量者裂孔疝患病率为0%[13]。故而，对于肥胖人群，由于裂孔疝的存在和LES压力降低，从而增加腹-胸部压力梯度并破坏胃食管结合部的完整性，从而引起反流。

5. 脂肪细胞因子

肥胖人群内脏脂肪组织中的多数巨噬细胞从M2型转变为M1型，并分泌大量促炎性细胞因子，如IL-1、IL-6、TNF-α等，这些细胞因子可通过不依赖反流的机制，如发挥全身炎症反应的作用引起食管炎症并损害食管黏膜屏障完整性，使食管黏膜极易受到反流的损伤[14]。在肥胖症中，成熟的脂肪细胞通过增殖扩充至90%，胃食管结合部-内脏脂肪细胞（EGJ-VAT）经历重塑、产生和分泌促炎性细胞因子如TNF-α、IL-1β、IL-6和瘦素，使EGJ-VAT释放到循环系统中的促炎产物通过食管固有层血管进入黏膜上皮，破坏了食管黏膜紧密连接性和完整性，易诱发食管炎（图3-10）[15]。

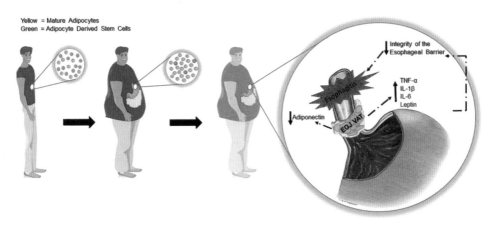

图3-10　胃食管结合部-内脏脂肪细胞（EGJ-VAT）重塑、产生促炎性细胞因子[15]

（三）肥胖GERD临床表现

肥胖GERD与普通人群GERD症状无异，典型症状表现为烧心和反流，例如，表现为胸骨后烧灼样不适或疼痛。不典型症状包括胸痛、上腹痛、上腹胀、嗳气等，还可表现为食管外症状如咽喉不适、咳嗽、哮喘等[16]。对于肥胖患者，糜烂性食管炎、Barrett食管和食管腺癌也是GERD导致的主要并发症[17,18]，需密切预防。此外，还需要注意肥胖患者多合并代谢综合征，如糖尿病、脂肪肝、高尿酸血症等，出现反流症状的同时还会存在相应不同器官疾病的症状。

（四）诊断性检查

GERD患者的诊断性检查通常包括上消化道内镜、食管阻抗pH监测、食管测压。其中，上消化道内镜检查可帮助排除贲门失弛缓症、肿瘤等；食管阻抗pH监测除可发现酸性反流，还可发现非酸性反流；食管测压可以排除食管动力障碍（具体GERD辅助检查可参见本书第二章第三节内容）。

（五）肥胖GERD治疗

肥胖GERD治疗方式包括改变生活方式、药物治疗和抗反流手术，减重为治疗GERD的关键。因此，作为治疗肥胖最有效的方法，减重手术为主要手段。

1. 保守治疗

保守治疗包括改变生活方式和药物治疗。避免高脂高胆固醇饮食、过度进食，戒烟、戒酒，控制体重，睡觉时抬高床头，并建议进行由胸式呼吸改为腹式呼吸的呼吸练习。对于体质量超重的患者，以减肥为重点的生活方式管理也可以减少反流症状。

除改变生活方式外，服用抑酸药物如H_2受体拮抗剂和质子泵抑制剂可缓解反流症状，然而抑酸药在肥胖GERD患者中的疗效尚不确切，特别是关于PPI的剂量。研究指出，与标准剂量相比，将肥胖或超重患者的PPI剂量加倍可能提供更好的胃反流特异性症状控制[19]，但很多肥胖GERD患者即使服用大剂量抑酸药物后效果仍不满意[20]。

2. 减重手术

减重手术是目前治疗肥胖最有效的方法，成为目前肥胖病人GERD治疗的较优选择。据《中国肥胖代谢外科数据库：2022年度报告》显示，中国减重手术2022年实际总数量约为3万例[21]。减重手术可分为限制性手术、吸收不良型手术或两者兼而有之：①在限制性手术中，胃的解剖结构被改变以减少胃的体积，通过诱导早期饱腹感导致体重减轻，其包括垂直带状胃成形术，胃内球囊，袖状胃切除术（SG）和腹腔镜可调节胃束带减肥手术（LAGB）；②吸收不良型手术通过缩短肠道或改变食物与消化液接触的时间来引起吸收不良，包括胆胰分流术和空肠回肠旁路术；③联合技术包括Roux-en-Y胃旁路术（RYGB）[22]。目前，最常用的减重手术是Roux-en-Y胃旁路术（Roux-en-Y gastric bypass，RYGB）和袖状胃切除术（sleeve gastrectomy，SG）两种[23]。

（1）RYGB。RYGB被认为是治疗肥胖GERD效果最显著的手术[24]，其涉及胃吻合术，在胃上部形成一个小的（≤30 mL）胃袋，然后将空肠的Roux肢与胃袋吻合（图3-11）。RYGB减轻GERD症状的潜在机制包括将胆汁从食管分流、消除胃袋内的酸生成或减少酸反流的量[25]，可以显著改善GERD长期反酸症状[26]。然而RYGB操作相对复杂，改变了消化道的解剖结构，术后容易出现营养元素吸收障碍、吻合口溃疡、贫血和倾倒综合征等并发症，因此并不作为常规一线减重手术[27]，但由于其效果显著，仍是近年来肥胖GERD较好的术式。

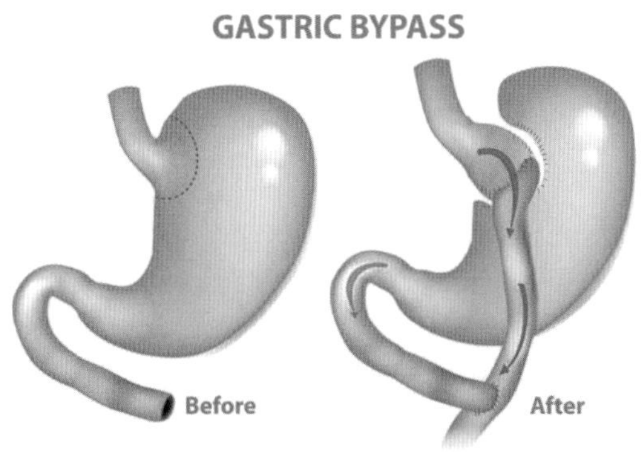

GASTRIC BYPASS

Before　　After

图3-11　Roux-en-Y胃旁路术（RYGB）

（2）SG。SG手术操作相对简单、术后并发症少，已成为目前最主要的减重手术，仅在美国2022就实施了160 609例，占当年减重手术的57.3%；而中国2022年实施的减重手术中SG就占了89.02%[21]。该手术是沿纵轴方向与胃小弯侧平行切除部分胃组织（图3-12），技术简单且对正常解剖结构改变不多，术后并发症发生率明显低于RYGB等术式，而成为一线减重手术。

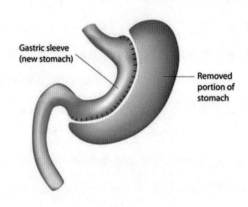

图3-12　袖状胃切除术（SG）

越来越多的研究报道SG安全性及中长期减重疗效良好的结果，此外还能通过降低腹内压、胃酸产生、胃容量和加快胃排空达到改善反流症状[28]。然而，也有研究指出，SG术后破坏了抗反流屏障，引起局部狭窄、胃扭转等，在减重的同时导致加重GERD反流症状[29]。因此，很多学者建议对于肥胖GERD患者，可以联合抗反流手术以同时解决减重和反流两个问题。例如，Nissen胃底折叠术联合SG的N-sleeve手术对术后GERD症状缓解率达76%[30]；Rossetti胃底折叠术联合SG的R-sleeve手术术后一年对反流症状缓解率达到95%[31]。未来还需要更大样本的随机对照研究进一步证实。

以上两种减重手术，各有优缺点，RYGB减重效果优于SG，但改变了消化道的连续性，存在术后吻合口溃疡、贫血和倾倒综合征等不良事件发生情况；而SG具有短期减重效果好、不改变消化道连续性，但存在复胖率高、术后GERD复发等缺点。根据临床患者具体情况选择合适的术式是至关重要的，未来需要高质量的长期随访研究证据，并亟须发展新的减重术式。

综上所述，肥胖是食管裂孔疝和GERD发生的重要独立危险因素，虽然改变生活方式、药物治疗和抗反流手术可缓解肥胖患者反流症状，但减重仍然是肥胖GERD患者治疗的关键。

五、食管裂孔疝合并胃食管反流病

食管裂孔疝（hiatus hernia，HH）是指胃的一部分或其他腹腔脏器经膈肌的食管裂孔突入胸腔内，是膈疝中最常见者，达90%以上。在GERD患者中超过80%合并有HH，而HH由于可引起胃食管结合部抗反流屏障出现解剖性或功能性障碍，导致将近70%HH患者合并有GERD[18]。以下内容主要阐述HH合并GERD的临床特点和治疗。

（一）流行病学

HH是常见的消化系统疾病之一，西方人群的患病率为30%~50%[32]。随着我国经济的发展，人们生活作息、饮食习惯的改变，该病在我国的发病率正在逐年升高[33]，尤其是在女性、肥胖、50岁以上人群中较为常见。据调查HH并发GERD的发生率为40%~98%[34]。由于目前该病的科普较为稀缺而且部分患者无症状，故HH有关的患病率数据很难得到精确的数值。目前的流行病学研究通常对象都是上消化道内镜检查的患者而不是社区受试者，所以有一定选择偏倚。并且由于该病手术指征的标准各不相同，因此大部分中心的数据不能在同一队列中进行严格的比较。

（二）胃食管结合部的解剖学和生理学

1. 膈肌及裂孔的相关解剖

想要了解HH，首先了解膈肌及位于膈肌内的食管裂孔[35]。膈肌位于胸腹腔之间，为向上膨隆呈穹隆形的扁平薄阔肌，膈上有3个裂孔：主动脉裂孔、食管裂孔和静脉孔（图3-13）。其中食管裂孔是HH的好发部位。食管远端通过膈食管膜与膈相连，膈食管膜是由胸内筋膜和腹横筋膜融合形成的。该弹性膜环绕嵌入食管肌束间，与位于膈裂孔内的鳞柱状上皮接合处（鳞柱交界）十分接近。该结构会在吞咽动作引发食管蠕动时发生改变，通过食管的纵行肌和环行肌依次收缩，推进食团。随着食管纵行肌的收缩，食管缩短而膈食管膜被拉伸；在每次吞咽结束后，膈食管膜的弹性回缩力会将鳞柱交界部拉回至正常位置（图3-14）。这实质上是"生理性疝"，因为每次吞咽时胃贲门部均会穿过膈裂孔。

当膈肌裂孔病理性变薄扩大时，膈食管膜弱化，或腹腔内压力持续增加，或胸腔内负压，形成联合作用力，将胃食管结合部或部分胃底通过膈肌裂孔疝入纵隔，则形成了HH（图3-14）。当出现HH时，胃食管结合部的抗反流屏障严重受损，胃内容物极易反流入食管，加重胃食管反流症状。

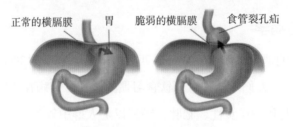

图3-13　膈肌及裂孔的相关解剖

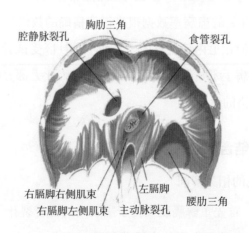

图3-14　正常的横膈膜VS.弱化的横膈膜

2. 食管下括约肌的解剖及抗反流作用

食管下括约肌（LES）是一条人生长发育过程中特异性增厚的环行肌，位于胃食管结合部，宽1~3 cm。LES的斜行套索纤维、半环形的钩状纤维与邻近膈脚处组织一起收缩和松弛，在外部协同食管下端平滑肌，起着括约食管裂孔、防止腹腔其他脏器进入胸腔，甚至是防止胃内容物反流进入食管、阻止鳞状上皮受胃酸侵蚀的作用。在包括神经、体液等多种因素的共同作用下保持持续的收缩状态，维持了静息张力以实现抗反流的作用[36]。

（三）临床分型

HH分为 I ~ Ⅳ型（图3-15）。

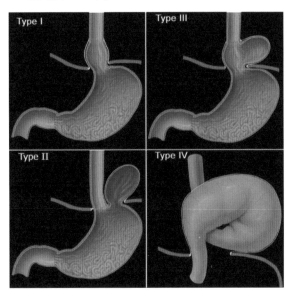

图3-15 HH的分型

注：I型：滑动型HH，最为常见，常伴有胃食管反流的发生。指胃食管结合部上移至膈肌上方，高于胃底。

Ⅱ型：是典型的食管旁疝。指胃食管结合部处于正常位置，胃底经食管裂孔疝出。

Ⅲ型：即 I 型、Ⅱ型混合型疝。指胃食管结合部和胃底一起通过裂孔疝出。

Ⅳ型：指除了胃以外，腹腔内的其他脏器如大网膜、结肠或小肠也一起通过裂孔进入胸腔[37,38]。

（四）发病机制

目前对于HH的发病机制的研究主要集中在3个方面：腹内压增高、食管短缩和膈食管裂孔扩大。但是仍没有单一因素可以完全揭示其病理生理机制，因此其发病机制可能是多种因素共同作用的结果。

（1）腹内压增高。妊娠、肥胖、腹水、呕吐或负重劳动等均会导致腹内压的增高，从而导致食管下括约肌结构受损引起LES功能障碍或一过性松弛，进而使腹腔内组织结构进入胸腔。

（2）食管短缩。食管纤维化或瘢痕形成及过度迷走神经刺激会导致食管短缩使得食管下括约肌与膈肌脚分离程度增大从而导致HH形成。在早期动物学实验中，通过刺激动物迷走神经诱发食管短缩从而导致HH的形成[39]。患者因食管肿瘤手术导致瘢痕形成或食管炎引起食管纤维化也是HH形成的原因之一。

（3）膈食管裂孔扩大。随着年龄增大体内的弹性蛋白逐渐流失使得食管周围韧带、膈肌松弛从而导致食管裂孔增大导致HH的形成。另外，先天遗传导致食管周围韧带及膈肌肉或结缔组织成分改变也是HH形成的主要原因。

（五）临床表现

大多数Ⅰ型即滑动型HH，因疝较小不会引起症状，即使有症状也很轻微。约50%HH患者存在GERD，故症状都与胃食管反流有关，包括消化不良，尤其是饭后立即躺下的人。食管旁疝通常不会引起症状，但可能会因膈肌出现嵌顿以及血供中断出现绞窄现象，此时往往出现剧烈疼痛，需要急诊手术。大部分HH患者的症状与胃食管反流病相关，且反流的严重程度与HH密切相关[40]，具体常见的临床表现如下：

（1）胃食管反流症状，如反酸、呕吐。反流为胃内容物不自主、且不费力地反流至食管，甚至口咽部，反流物多呈酸味，若含有胆汁则带苦味，无恶心、干呕及腹肌收缩等先兆症状。反流也可发生于熟睡时。

（2）反流物刺激引起的症状，包括烧心、胸痛、吞咽痛等。

①烧心：通常是指胸骨后、上腹部烧灼感。常由胸骨下段向上段延伸，呈

间歇性或持续性，严重者影响正常生活和工作。

②胸痛：多表现为胸骨后疼痛，通常由烧心发展而来，伴有反流或不伴有反流症状。可发生在剑突下或心前区，可放射到后背、胸部、肩部等，可呈偶发性、间歇性或持续性，甚至剧烈刺痛，不能平卧，酷似心绞痛或胸膜炎。

③吞咽痛：某些裂孔疝患者可伴有吞咽疼痛或吞咽困难，如胸骨后梗死或不适等。

（3）食管外的刺激症状。反流物或反流的气体可刺激咽部或反流至气管，引起咳嗽、气喘、咽喉部炎症等症状。

（4）其他消化道症状。上腹部饱胀感为常见，尤其在食管裂孔旁疝患者尤为明显，进食后加重，欲吐不能。

（5）消化道外症状。巨大的裂孔疝可压迫心、肺、纵隔，产生气短、咳嗽、心悸及心前区不适等。

（6）并发症的症状。裂孔疝常伴有的反流性食管炎可引起食管炎通常的并发症，如出血、食管狭窄、溃疡和 Barrett 食管并出现相应的症状、体征。HH 常合并有消化性溃疡、慢性胆囊炎、胆石症或肠憩室病，并出现相应表现。此外巨大的 HH 亦可发生扭转、嵌顿而出现梗阻、坏死、穿孔等。极少数裂孔旁疝亦可形成溃疡穿孔，破入胸膜腔及心包等。

（六）辅助检查

术前需要进行几项检查以确定食管和胃的解剖和生理状况。

1. 食管钡剂造影

钡剂造影可提供有关疝大小和胃食管结合部位置的重要信息。大多数研究认为，钡剂造影对 HH 诊断至关重要，还可能发现解剖学异常，如肿瘤或狭窄[41]。采用某些特殊的体位和方法有助于发现 HH。这些方法和体位包括仰卧头低足高位（大量服钡剂使胃过度充盈之后从右前斜位转向左前斜位，同时增加腹压）；卧位 Valsalva 法；胃充满状态下的侧立弯腰位；俯卧左后斜头低足高位。

2. 上消化道内镜

对于考虑行手术治疗的 GERD 和疑似HH患者，食管胃十二指肠镜检查是必要评估手段，其能监测糜烂性食管炎、Barrett食管和Cameron溃疡，以及恶性病变。HH的4种类型在食管胃十二指肠镜下观的特点如图3-16所示。

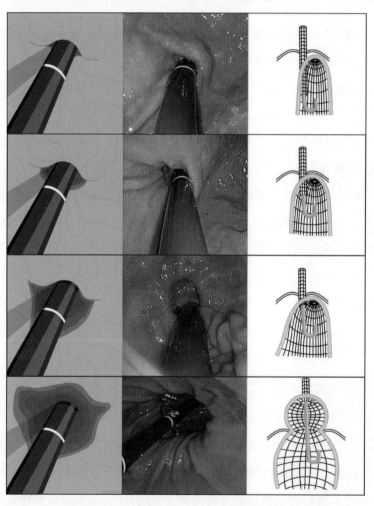

图3-16　HH的4种类型内镜下观。注：a. I型HH，存在壁状胃食管阀瓣，镜身周围始终紧密闭合；b. II型HH，胃食管阀瓣不明显，镜身周围闭合不完全；c. III型HH，胃食管阀瓣基本不存在，镜身周围不松弛；d. IV型HH，胃食管阀瓣消失，胃食管结合部开放。

3. 胸腹部CT检查

胸腹部CT对HH检出率较高，可以显示食管裂孔有无增大、疝囊的全貌以及并发症等，可作为上消化道钡剂造影和内镜检查的较好补充检查方法[42]。CT轴面像表现为食管裂孔上方层面后纵隔内大小不等的软组织密度结节或假肿块影，呈圆形或椭圆形，外缘光滑，通过食管裂孔与膈下胃腔相连续。

4. 食管测压

食管动力异常在此类患者中很常见。食管测压可以直接反映食管功能及确定食管裂孔疝的存在和大小。通过测定食管上端下端括约肌的压力，观察食管推进功能的效果和收缩情况，发现异常收缩等。同时对食管动力进行评估，有助于指导胃底折叠术术式的选择[43]。

5. 24 h pH监测

正常情况下，食管的pH接近中性，当pH迅速降低，提示酸反流。在食管裂孔疝的诊断中，pH监测并非必要检查项目，但已证明其有助于对反流发作进行定量分析，因为pH与患者的反流主诉有相关性。在此项检查中，将一个探针放置在胃食管结合部上方5 cm处，测量反酸量。然后，将测得数据量化为数字，称为DeMeester评分。评分为14.7或以上，提示显著胃食管反流。

（七）诊断及鉴别诊断

食管裂孔疝的诊断有时可能很困难，因为在吞咽、呼吸和运动时，胃食管结合部的解剖结构会发生变化。病史和体格检查有可能揭示以前不明显的症状，因此必须询问完整病史及进行全面的体格检查，诊断依据如下[34,38]：①在出现反流症状的患者，或在烧心、胸骨后疼痛的患者无法用其他原因解释时，应考虑本病的可能；②X线钡剂造影是诊断HH的主要方法；③胃镜检查发现齿状线上移或发现疝囊有助于确定诊断；④由于裂孔疝的程度不同以及检查的敏感性不同，在高度怀疑为食管裂孔疝的患者时，一次检查未能确定的患者应重复检查；⑤应在检查中对食管裂孔疝的常见并发症存在与否做出诊断，如反流性食管炎、食管狭窄、Barrett食管等。

HH需与以下疾病情况相鉴别：①引起烧心、反酸的疾病如食管炎、食管运动障碍、功能性消化不良；②引起胸骨后疼痛的疾病如其他心源性胸骨后疼痛或非心源性胸骨后疼痛，尤其应排除心绞痛；③当发现疝囊较小时应注意排除生理性膈壶腹；④当X线钡剂仅显示膈上胃黏膜时应注意排除食管下段静脉曲张或单纯食管炎；⑤当疑及食管旁疝时应注意排除食管下端的憩室；⑥当拟诊食管裂孔疝时应排除手术等原因所导致的胸腔胃。

（八）治疗

HH合并GERD患者的治疗依据HH分型及反流症状严重程度而异。首先是生活方式的调整，包括减肥、睡觉时床头抬高约20 cm、睡前2~3 h不进食、避免食用会诱发食管下段一过性松弛的食物，如巧克力、酒类、咖啡因、辛辣食物、柑橘类、碳酸饮料等。其次是内科药物治疗，包括抗酸剂、抑酸剂、促胃肠动力药等（具体GERD内科药物治疗可参见本书第四章）。

需要指出的是，对于Ⅰ型滑动性HH，通常症状不明显或轻微反酸症状时给予PPI联合促胃肠动力药物治疗效果良好。但对于Ⅱ、Ⅲ甚至Ⅳ型HH，因胃底已迁移至横膈膜上方，梗阻及嵌顿风险高，在使用PPI、组胺受体拮抗剂或抗酸剂等药物治疗后症状几乎没有缓解时，抗反流手术仍是最终治疗方法。在满足抗反流手术治疗适应证的基础上，若疝＜2 cm，可以选择内镜治疗，腹腔镜手术治疗同样适用，而针对疝较大的患者，腹腔镜手术治疗则是更优选择[44]。GERD的内镜治疗方法包括内镜下射频消融术（ERFA）、经口无切口胃底折叠术（TIF）、经口贲门缩窄术（PECC）、抗反流黏膜切除术（ARMS）等（具体GERD内镜治疗可参见本书第四章第二节内容）。这里主要讲述HH合并GERD的外科手术治疗方式。

1. 腹腔镜下胃底折叠术联合疝修补术

对较大HH（Ⅱ级以上）合并GERD患者，实施腹腔镜下食管裂孔疝修补术及胃底折叠术是较优选的治愈方法。传统的胃底折叠术联合疝修补术可经胸或经腹进行。传统经胸手术不仅对麻醉的要求较高，并且由于手术空间的限制，手术视野差，手术难度较大。经胸实施手术时需切开膈肌才能完成胃底折叠术，对膈肌造成创伤则会对呼吸功能产生一定影响。而开腹手术虽不会对膈肌造成损伤，对心肺功能的影响也较小，但该术式腹部切口大，并发症多，对患者的手术打击较重，不利于术后恢复。随着微创外科技术的发展，腹腔镜下胃底折叠术联合食管裂孔疝修补术因其术野清晰、可在狭小间隙内操作等优势且迎合如今微创技术及快速康复理念，迅速成为治疗GERD合并HH最为广泛的手术方式。

腹腔镜下胃底折叠术联合食管裂孔疝修补术的目的在于重建胃食管结合部的抗反流屏障，从而达到抗反流目的。具体手术操作步骤：①术野常规消毒，患者取截石位，主刀医生位于患者两腿之间，采用五孔法布置穿刺套管；②肝脏悬吊，暴露术野；③显露腹段食管、膈肌脚及胃底；④分离膈肌脚及疝囊，延长食管下端；⑤缝合裂孔缺损和固定补片；⑥完成胃底折叠术：Nissen 胃底折叠术为将左侧胃底由食管后方穿过，将其在食管前方与右侧胃底前壁进行间断缝合3~4 针，形成胃底折叠瓣对食管下段完成360° 全包绕；Toupet胃底折叠术则是将右侧胃底前缘与食管右侧前壁、左侧胃底与食管左侧前壁分别进行缝合3~4 针，完成胃底270° 包绕，最后将胃底缝合固定于两侧膈肌脚；Dor式胃底折叠术将胃底从贲门前方牵拉至食管右侧，并将其缝合固定于右侧膈肌脚上[45]。

对于折叠方式的选择，以往主要是依据术者的临床经验，随着诊断技术的发展及大量临床对照研究的出现，专家诊疗共识指出，目前主要依据pH监测及食管高分辨食管测压结果进行折叠方式选择，即：pH下降，同时存在食管下括约肌压力降低则选择腹腔镜下Nissen 胃底折叠术；pH下降，但食管下括约肌压力正常时则选择腹腔镜下Toupet胃底折叠术；pH正常，同时食管下括约肌压力正常则选择腹腔镜下Dor式胃底折叠术[46]。结合美国胃肠内镜外科医师协会（SAGES）工作指南[47]及我国相关指南[48]，该手术适应证：①药物治疗效果欠佳或无效者；②不能耐受药物不良反应者；③要求行手术治疗者；④具有GERD的并发症（重度RE、BE、食管炎性狭窄等）；⑤慢性GERD合并HH；⑥伴有反流性哮喘、反流性咽喉炎等食管外综合征者。

王志等[49]探讨了腹腔镜下Toupet和Dor术胃底折叠术治疗食管裂孔疝合并胃食管反流病的临床疗效及其优缺点，研究结果显示患者术后反流症状均明显改善，2种胃底折叠术治疗HH合并GERD均安全、有效。在一项章纪叶[50]等长期随访观察研究报告中，206例患者实施腹腔镜下胃底折叠术联合食管裂孔疝修补，158例（76.9%）患者术后症状较前明显改善；44（21.2%）例患者术后症状较前有所改善；4（1.9%）例患者症状无明显改善，仍需PPI药物口服治疗。无术后症状明显复发患者。患者满意度调查显示基本满意及以上占98%。由此可见腹腔镜下胃底折叠术联合食管裂孔疝修补术为一种安全且有效的治疗方法。

虽然腹腔镜下胃底折叠术联合食管裂孔疝修补术可显著提高食管下括约肌压力，有效抑制患者反流症状，起到良好的抗反流效果，但其有以下几个缺点：①术后常会发生不同程度的吞咽困难。原因在于胃底折叠改变了胃食管正常解剖结构，胃底折叠对食管包绕过紧，限制了食管的蠕动，导致胃底食管包绕处压迫水肿；同时折叠角度越大，对食管压迫越紧，吞咽困难发生率就越高[51]。因此，术前应进行详细的检查及评估，术中应在合适的张力下行胃底折叠，避免对食管压迫过紧，同时嘱患者术后少食多餐来预防吞咽困难。②腹腔镜下抗反流手术在我国尚处于推广阶段，手术过程较复杂，难以规范，不同手术医生效果差异较大，外科医师需参与大量的规范化培训，以保证手术成功率、减少术后复发和手术并发症。③手术对解剖结构的改变可能对后期新发疾病造成诊断和治疗困难[52]。

2. 磁环括约肌增强术（MSA）

目前认为食管下括约肌功能障碍是产生GERD的主要原因之一，增强食管下括约肌的压力来提高胃食管结合部抵御反流的能力，是治疗GERD的一种新思路。磁环括约肌增强术（magnetic sphincter augmentation，MSA）是一种通过腹腔镜完成的手术，该术式损伤小，对解剖结构改变较少。该装置由若干颗相互连接的钛珠组成，珠子包含内部磁芯和外部钛合金部分，磁芯被钛合金全密闭封装。通过腔镜下手术，将MSA固定在食管外LES功能区。同时钛珠可以彼此独立地移动，形成一种动态植入物。在静息状态时，磁珠之间吸引力将加固食管下括约肌，使此部位压力增高从而增强抗反流屏障；当患者正常吞咽时，彼此可以活动的磁珠并不压缩食管，也不限制食管的活动范围；吞咽力又能够克服磁力，使置入的磁珠互相分离以适应食物正常通过，不会明显影响正常吞咽[53]。这个装置在增强食管下括约肌压力的同时并不限制食管的活动，在不改变消化道基本结构的基础上治疗GERD，为该疾病提供了全新的外科治疗方式。

具体手术过程为经腹腔镜下在胃食管结合部显露食管，游离食管下端并延长腹内食管长度，在迷走神经后干之间建立隧道；使用测量工具测量食管周径进而确定合适型号的MSA；通过已经建立的隧道将MSA送入，送入MSA后将其串成磁环并套在食管下端包绕食管，将器械上的辅助线剪除后手术便完成。

在2012年MSA被美国FDA正式认证批准用于临床，2015年，有研究人员[54]对接受MSA和胃底折叠术的179例患者进行了回顾性分析。手术后1年，62例行MSA的患者和117例行胃底折叠术的患者有着相似的GERD健康相关生活质量评分和质子泵抑制剂使用率。虽然轻度气胀或腹胀的患者数量两组间无明显差异，但MSA组无严重气胀或腹胀的患者，而胃底折叠术组则为10.6%。两组间均有部分患者术后无法打嗝或失去呕吐的能力，而行胃底折叠术的患者发生率更高。两组术后并发症的发生率相似。这些结果均支持MSA可以被选择作为轻度至中度GERD患者的一线治疗。目前MSA的适应证逐渐扩大并接近胃底折叠术，开始应用于合并HH＞3 cm以及不同程度的食管炎和BE的GERD患者[48]。近期已有许多研究证实MSA的短期疗效及安全性[55-57]。MSA的禁忌证主要包括：①体重指数（BMI）＞35 kg/m^2；②食管测压发现主要食管动力障碍（如贲门失弛缓）或食管低动力；③上消化道手术史；④内镜下发现Barrett食管或LA–C/D级食管炎；⑤术后需要行磁共振（MRI）检查；⑥对钛金属过敏。

虽然MSA与腹腔镜下胃底折叠术相比已经显示出独特的优势，两者短期疗效相当，但MSA创伤小，对解剖结构的影响较少。MSA在欧美国家已经较为广泛地应用，被ACG推荐为胃底折叠的替代手术方式[27]。但是该新术式也存在一些缺点，如患者术后无法行磁共振检查，对于其他疾病的诊断和治疗造成困扰；部分患者存在吞咽困难而需要二次手术取出的风险，且该术式的长期疗效也须进一步验证。

综上，外科治疗是GERD合并HH的良好选择，腹腔镜下胃底折叠术联合食管裂孔疝修补术是目前治疗该病的常用手术方式，在传统手术治疗方式基础上，越来越多的临床医师已经将目光转向提高术后生活质量、减少术后并发症上。今后的探索中，针对GERD合并HH的治疗方案能够进一步优化，如消化道内镜、药物、手术结合的方法等都可以进行研究探讨。总之，GERD合并HH的治疗有待进一步探索，期待为患者提供最优的治疗方案。

参考文献

[1] Eusebi LH, Ratnakumaran R, Yuan Y, et al. Global prevalence of, and risk factors for, gastro-oesophageal reflux symptoms: a meta-analysis[J]. Gut 2018,67(3):430-440 [PMID:28232473 DOI:10.1136/gutjnl-2016-313589]

[2] Samakar K, McKenzie TJ, Tavakkoli A, et al. The Effect of Laparoscopic Sleeve Gastrectomy with Concomitant Hiatal Hernia Repair on Gastroesophageal Reflux Disease in the Morbidly Obese[J]. Obes Surg 2016,26(1):61-66 [PMID:25990380 DOI:10.1007/s11695-015-1737-0]

[3] Ness-Jensen E,Lindam A,Lagergren J,et al. Weight loss and reduction in gastroesophageal reflux. A prospective population-based cohort study: the HUNT study[J]. Am J Gastroenterol 2013,108(3):376-382 [PMID:23358462 DOI:10.1038/ajg.2012.466]

[4] Chang P,Friedenberg F. Obesity and GERD[J]. Gastroenterol Clin North Am 2014,43(1): 161-173 [PMID:24503366 PMCID: PMC3920303 DOI:10.1016/j.gtc.2013.11.009]

[5] Fuchs KH, Lee AM, Breithaupt W, et al. Pathophysiology of gastroesophageal reflux disease-which factors are important? [J]Transl Gastroenterol Hepatol 2021,6:53 [PMID: 34805575 PMCID: PMC8573365 DOI:10.21037/tgh.2020.02.12]

[6] Mora F, Cassinello N, Mora M, et al. Esophageal abnormalities in morbidly obese adult patients[J]. Surg Obes Relat Dis 2016,12(3):622-628 [PMID:26686303 DOI:10.1016/j.soard.2015.08.002]

[7] Richter JE, Rubenstein JH. Presentation and Epidemiology of Gastroesophageal Reflux Disease[J]. Gastroenterology 2018,154(2):267-276 [PMID:28780072 PMCID: PMC5797499 DOI:10.1053/j.gastro.2017.07.045]

[8] 刘冬梅,刘建军,田书瑞,等.肥胖与胃食管反流病关系的研究[J]. 中华消化杂志.2015 (11):721-725.

[9] El-Serag HB, Tran T, Richardson P, et al. Anthropometric correlates of intragastric pressure[J]. Scand J Gastroenterol 2006,41(8):887-891 [PMID:16803686 DOI: 10.1080/00365520500535402]

[10] El-Serag HB,Graham DY,Satia JA,et al. Obesity is an independent risk factor for GERD symptoms and erosive esophagitis[J]. Am J Gastroenterol. 2005,100(6):1243-1250 [PMID:15929752 DOI:10.1111/j.1572-0241.2005.41703.x]

[11] Del Grande LM,Herbella FAM,Katayama RC,et al. The Role of the Transdiaphragmatic Pressure Gradient in the Pathophysiology of Gastroesophageal Reflux Disease[J]. Arq Gastroenterol. 2018,55Suppl 1(Suppl 1):13-17 [PMID:30088531 DOI:10.1590/ S0004-2803.201800000-39]

[12] Omur O, Erdogan M, Ozkilic H, et al. Scintigraphic methods to evaluate alterations of gastric and esophageal functions in female obesity[J]. Mol Imaging Radionucl Ther. 2014,23(1):5-11 [PMID:24653928 PMCID:PMC3957973 DOI:10.4274/Mirt.14633]

[13] Yen HH, Tseng PH, Shih MC, et al. Derangement of esophageal anatomy and motility in morbidly obese patients: a prospective study based on high-resolution impedance manometry[J]. Surg Obes Relat Dis. 2020,16(12):2006-2015 [PMID:32868173 DOI: 10.1016/j.soard.2020.07.023]

[14] Russo L, Lumeng CN. Properties and functions of adipose tissue macrophages in obesity[J]. Immunology. 2018,155(4):407-417 [PMID:30229891 PMCID: PMC6230999 DOI:10.1111/imm.13002]

[15] Paris S, Ekeanyanwu R, Jiang Y, et al. Obesity and its effects on the esophageal mucosal barrier[J]. Am J Physiol Gastrointest Liver Physiol. 2021,321(3): G335-G343 [PMID: 34405732 DOI:10.1152/ajpgi.00199.2021]

[16] 中华医学会消化病学分会胃肠动力学组,胃肠功能性疾病协作组,食管疾病协作组.中国胃食管反流病诊疗规范[J]. 中华消化杂志 2023,43(9):588-598.

[17] Hoyo C, Cook MB, Kamangar F, et al. Body mass index in relation to oesophageal and oesophagogastric junction adenocarcinomas: a pooled analysis from the International BEACON Consortium[J]. Int J Epidemiol 2012,41(6):1706-1718 [PMID:23148106 PMCID:PMC3535758 DOI:10.1093/ije/dys176]

[18] 中国医疗保健国际交流促进会胃食管反流病学分会.中国胃食管反流病多学科诊疗共识2022(一)[J]. 中华胃食管反流病电子杂志. 2022,09(2):51-86.

[19] Becker V,Grotz S,Schlag C,et al. Positive predictors for gastroesophageal reflux disease and the therapeutic response to proton-pump inhibitors[J]. World J Gastroenterol. 2014, 20(14):4017-4024 [PMID:24744591 PMCID: PMC3983457 DOI:10.3748/wjg.v20. i14.4017]

[20] Chen WY, Chang WL, Tsai YC, et al. Double-dosed pantoprazole accelerates the

sustained symptomatic response in overweight and obese patients with reflux esophagitis in Los Angeles grades A and B[J]. Am J Gastroenterol. 2010,105(5):1046-1052 [PMID:19904250 DOI:10.1038/ajg.2009.632]

[21] 大中华减重与代谢手术数据库研究者团队. 大中华减重与代谢手术数据库 2022 年度报告[J]. 中国实用外科杂志. 2023,43(5):540-551.

[22] 玉苏普江·伊明江, 买买提·依斯热依力, 等. 胃食管反流病与肥胖的关系及相关治疗研究进展[J]. 中国医师杂志 2021,23(9):1425-1428.

[23] 梁辉. 袖状胃切除加空肠旷置术的研究现状[J]. 中华胃肠外科杂志. 2022,25(10):886-891.

[24] 邵怡凯, 姚琪远. 肥胖病人胃食管反流病治疗[J]. 中国实用外科杂志. 2019,39(4):328-331.

[25] 中华医学会肠外肠内营养学分会营养与代谢协作组, 北京协和医院减重多学科协作组. 减重手术的营养与多学科管理专家共识[J]. 中华外科杂志. 2018,56(2):81-90.

[26] Patti MG. An Evidence-Based Approach to the Treatment of Gastroesophageal Reflux Disease[J]. JAMA Surg. 2016,151(1):73-78 [PMID:26629969 DOI:10.1001/jamasurg.2015.4233]

[27] Katz PO, Dunbar KB, Schnoll-Sussman FH, et al. ACG Clinical Guideline for the Diagnosis and Management of Gastroesophageal Reflux Disease[J]. Am J Gastroenterol. 2022,117(1):27-56 [PMID:34807007 PMCID: PMC8754510 DOI:10.14309/ajg.0000000000001538]

[28] Rebecchi F, Allaix ME, Giaccone C, et al. Gastroesophageal reflux disease and laparoscopic sleeve gastrectomy: a physiopathologic evaluation[J]. Ann Surg. 2014,260(5):909-914, discussion 914-905 [PMID:25379861 DOI:10.1097/SLA.0000000000000967]

[29] Sebastianelli L, Benois M, Vanbiervliet G, et al. Systematic Endoscopy 5 Years After Sleeve Gastrectomy Results in a High Rate of Barrett's Esophagus: Results of a Multicenter Study[J]. Obes Surg. 2019,29(5):1462-1469 [PMID:30666544 DOI:10.1007/s11695-019-03704-y]

[30] Nocca D, Skalli EM, Boulay E, et al. Nissen Sleeve(N-Sleeve)operation: preliminary results of a pilot study[J]. Surg Obes Relat Dis. 2016,12(10):1832-1837 [PMID:27234340 DOI:10.1016/j.soard.2016.02.010]

[31] Olmi S, Caruso F, Uccelli M, et al. Laparoscopic sleeve gastrectomy combined with Rossetti fundoplication(R-Sleeve)for treatment of morbid obesity and gastroesophageal reflux[J]. Surg Obes Relat Dis. 2017,13(12):1945-1950 [PMID:28964697 DOI:10.1016/j.soard.2017.08.017]

[32] Granderath FA. [Operative treatment of hiatus hernia : Evidence on mesh inlay][J]. Chirurg. 2017,88(3):211-218 [PMID:28054109 DOI:10.1007/s00104-016-0338-3]

[33] 苏剑东, 江堤, 杨巧玲, 等. 食管裂孔疝的单中心临床流行病学调查及分析[J]. 中国内镜杂志. 2015,21(11):1182-1185.

[34] 陈瑶, 杨锦林, 王一平. 胃食管反流病合并食管裂孔疝的诊治[J]. 中华消化内镜杂志. 2019,36(3):224-228.

[35] 陈双,周太成.食管裂孔疝解剖学观点[J].临床外科杂志.2019,27(9):745-747.

[36] 张珂,薛金伟,黄峻岭,等.人食管下括约肌收缩和舒张调节机制的研究进展[J].中华胸部外科电子杂志.2018,5(4):239-242.

[37] Katz PO, Gerson LB, Vela MF. Guidelines for the diagnosis and management of gastroesophageal reflux disease[J]. Am J Gastroenterol. 2013,108(3):308-328, quiz 329 [PMID:23419381 DOI:10.1038/ajg.2012.444]

[38] 阿力木江·麦斯依提,李义亮,等.食管裂孔疝修补及抗反流手术规范微共识[J].中华疝和腹壁外科杂志(电子版).2022,16(3):255-257.

[39] 王春赛尔,谢鹏雁.食管裂孔疝的发病机制及诊断方法[J].中国医刊.2015(1):26-31.

[40] 刘贞,冯佳,靳海峰,等.反流性食管炎临床特征及与食管裂孔疝的关系[J].临床消化病杂志.2023,35(2):107-110.

[41] Roman S, Kahrilas PJ. The diagnosis and management of hiatus hernia[J]. BMJ. 2014, 349: g6154 [PMID:25341679 DOI:10.1136/bmj.g6154]

[42] 潘昌远.食管裂孔疝的螺旋CT诊断价值[J].放射学实践 2010,25(1):51-54.

[43] 季锋,汪忠镐,李震,等.高分辨率食管测压法在食管裂孔疝诊断中的意义[J].中华普通外科杂志.2013,28(6):427-430.

[44] 冉粒,李洋.胃食管反流病合并食管裂孔疝疾病治疗进展[J].临床医学进展.2023(第7期):10936-10942.

[45] 周太成,马宁,陈双.食管裂孔疝的腔镜修补规范化操作七步法[J].中国普通外科杂志.2019,28(10):1186-1191.

[46] 中国医师协会外科医师分会胃食管反流病专业委员会.胃食管反流病外科诊疗共识(2019版)[J].中华胃食管反流病电子杂志.2019,6(1).

[47] Stefanidis D, Hope WW, Kohn GP, et al. Guidelines for surgical treatment of gastroesophageal reflux disease[J]. Surg Endosc. 2010,24(11):2647-2669 [PMID:20725747 DOI:10.1007/s00464-010-1267-8]

[48] 中国医疗保健国际交流促进会胃食管反流病学分会.中国胃食管反流病多学科诊疗共识2022(二)[J].中华胃食管反流病电子杂志.2022,09(03):112-146.

[49] 王志,郑坚江,克力木,等.腹腔镜Toupet和Dor胃底折叠术治疗食管裂孔疝合并胃食管反流病的疗效对比分析[J].中华胃食管反流病电子杂志.2017,4(1):35-39.

[50] 章纪叶,王知非,刘军伟,等.腹腔镜食管裂孔疝修补联合胃底折叠治疗胃食管反流206例[J].中华普通外科杂志.2020,35(3):207-210.

[51] Gunter RL, Shada AL, Funk LM, et al. Long-Term Quality of Life Outcomes Following Nissen Versus Toupet Fundoplication in Patients with Gastroesophageal Reflux Disease[J]. J Laparoendosc Adv Surg Tech A. 2017,27(9):931-936 [PMID:28737451 PMCID:PMC7875107 DOI:10.1089/lap.2017.0232]

[52] Richter JE. Gastroesophageal reflux disease treatment: side effects and complications of fundoplication[J]. Clin Gastroenterol Hepatol. 2013,11(5):465-471, quiz e439 [PMID:23267868 DOI:10.1016/j.cgh.2012.12.006]

[53] Ayazi S, Zheng P, Zaidi AH, et al. Magnetic Sphincter Augmentation and Postoperative Dysphagia: Characterization, Clinical Risk Factors, and Management[J]. J Gastrointest

Surg. 2020,24（1）:39-49 [PMID:31388888 PMCID: PMC6987054 DOI:10.1007/s11605-019-04331-9]

[54] Reynolds JL, Zehetner J, Wu P, et al. Laparoscopic Magnetic Sphincter Augmentation vs Laparoscopic Nissen Fundoplication: A Matched-Pair Analysis of 100 Patients[J]. J Am Coll Surg. 2015,221（1）:123-128 [PMID:26095560 DOI:10.1016/j. jamcollsurg. 2015.02.025]

[55] Rona KA, Reynolds J, Schwameis K, et al. Efficacy of magnetic sphincter augmentation in patients with large hiatal hernias[J]. Surg Endosc. 2017,31（5）:2096-2102 [PMID: 27553803 DOI:10.1007/s00464-016-5204-3]

[56] Buckley FP,3rd, Bell RCW, Freeman K, et al. Favorable results from a prospective evaluation of 200 patients with large hiatal hernias undergoing LINX magnetic sphincter augmentation[J]. Surg Endosc 2018,32（4）:1762-1768 [PMID:28936790 PMCID: PMC5845067 DOI:10.1007/s00464-017-5859-4]

[57] Dunn CP, Zhao J, Wang JC, et al. Magnetic sphincter augmentation with hiatal hernia repair: long term outcomes[J]. Surg Endosc. 2021,35（10）:5607-5612 [PMID:33029733 DOI:10.1007/s00464-020-08063-9]

六、难治性胃食管反流病

抑酸治疗是胃食管反流病的主要药物治疗方式，多数情况下疗效显著，然而部分患者对质子泵抑制剂治疗反应差，甚至在治疗过程中出现黏膜损害或新的反流症状。GERD患者经双倍剂量PPI治疗8~12周后，烧心和（或）反流等症状仅部分缓解或完全无缓解，称为难治性胃食管反流病（refractory gastroesophageal relux disease, rGERD）[1,2]。

（一）rGERD发病机制

GERD全球患病率为8~33%，我国患病率达3.7~10.19%，其中rGERD患病率占20~42%[3]，并成为发病率逐渐升高的临床常见疾病。其影响因素繁多、发病机制复杂，主要分为食管内因素和食管外因素两种[4]。

1. 食管内因素

包括食管抗反流屏障损伤、食管廓清功能下降、食管运动功能障碍，以及合并食管、胃十二指肠疾病。

（1）食管抗反流屏障受损。GERD患者长时间暴露于胃酸、胃蛋白酶等物质，食管黏膜下腺体结构发生改变，食管上皮细胞受有害物质腐蚀，细胞膜解离、细胞间隙扩张导致食管黏膜失去完整性。此外，除常规酸性物质损伤食管黏膜外，rGERD患者常有非酸物质，如胆汁酸、胰蛋白酶等的反流。非酸性反流指反流物的pH≥4，其对食管黏膜的损伤不容忽视，其能刺激食管持续扩张并对食管黏膜产生一定损伤。

（2）食管廓清功能下降。由于胃食管结合部可存在解剖学异常，如食管裂孔疝或短食管等，会引起食管清除酸障碍。此外，胃食管结合部功能异常，如食管下括约肌出现一过性或功能性松弛，引起胃内酸性物质、胃蛋白酶、胆汁等反流增加，食管容量清除阶段受限。此外，由于饮食因素引起食管下括约肌压力异常，食管蠕动能力差，食物进入胃阻力增加、速度减慢，导致食管黏膜受损，同时对反流物质的清除能力下降[5]。

（3）食管运动功能障碍。食管体部的正常压力和顺行性运动功能是清除反流物的主要力量，食管黏膜受损时，食管经过肌层收缩或扩张受限，食管体部蠕动减弱或出现无效食管运动，从而引起食管廓清功能下降，反流物得不到及时清除，加重了食管黏膜的损害[6]。rGERD患者多表现为食管动力下降，更多见于老年患者，是老年人rGERD的原因之一。

（4）合并食管、胃十二指肠疾病。合并食管裂孔疝、贲门失弛缓症、嗜酸细胞性食管炎、功能性烧心、食管动力异常、幽门梗阻或十二指肠梗阻、胃排空异常等，导致胃内容物反流，影响质子泵抑制剂的治疗效果。

2. 食管外因素

包括抑酸治疗不充分、精神心理因素、依从性差，以及生活方式等。

（1）抑酸治疗不充分。其原因主要包括：服用PPI剂量不足，常规采用2次/d标准剂量PPI治疗效果明显高于单剂量PPI；服药时间不当，PPI最佳服药时间为餐前30~60 min，有相当一部分患者可能为餐后服药；夜间酸突破，在PPI

治疗期间夜间胃内pH＜4的总时间超过60 min；PPI代谢基因型差异，CYP2C19基因快代谢型对PPI清除率高，亚洲人群PPI强代谢基因型多于慢代谢型，故易出现rGERD。

（2）精神心理因素。患者存在心理状态的异常，如焦虑和抑郁，其不仅会降低内脏感觉阈值，增强患者的内脏敏感性，以至于即使少量的酸反流也可引起明显的烧心等症状。需要指出的是，内脏高敏性引起的反酸、烧心等症状，也属于胃食管反流病，属于rGERD的一种[7]。此外，焦虑或抑郁等躯体化症状出现时，胃食管反流的症状往往会被“放大”，从而在PPI治疗后反复出现反酸和烧心症状，迁延不愈。

（3）依从性差。患者对疾病认知程度低，未遵医嘱规范化用药，或者未按规律时间服药，如餐前30 min，导致质子泵抑制剂无法发挥其最大效果，难以达到满意的治疗疗效。

（二）rGERD诊断

1. 上消化道内镜检查

对于有典型GERD症状的年轻成年患者（年龄小于40岁）最初进行胃镜检查的有效性受到质疑，因为它不会改变疾病的临床处理，也可能不会透露任何重要的发现。然而，在第三届巴西关于使用循证医学的GERD共识上，强调了上消化道内镜作为疑似GERD患者诊断的重要检查方式，因为它可以直观地镜下确定反流性食管炎的严重程度[8]。尽管内镜下发现反流性食管炎比非糜烂性反流病更少见，但可发现食管裂孔疝、Barrett食管、贲门失弛缓症、食管癌等食管病变。因此，对于难治性胃食管反流患者，首先应该进行的检查就是上消化道内镜检查（图3-17）。

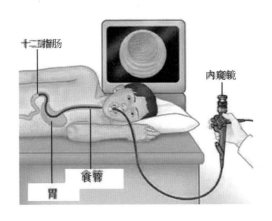

图3-17 上消化道内镜（食管胃十二指肠镜）检查

2. 食管动态反流监测

食管动态反流监测是诊断rGERD的另一个重要手段，包括24 h食管pH监测、Bilitec胆汁反流监测、24 h食管多通道腔内阻抗监测联合pH监测（MII-pH），以及无线胶囊pH监测等技术[9]。其中，24 h食管PH监测是临床最常用的监测动态反流的手段，该设备包括监测导管、便携式监测记录仪和数据处理系统3个部分，导管固定和仪器佩戴如图3-18所示。临床上主要用于明确反流症状或食管黏膜损伤与反流的相关性，以及评估反流的严重程度[10]。

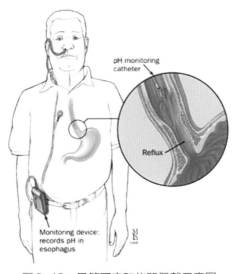

图3-18 导管固定和仪器佩戴示意图

由于rGERD存在非酸性胃食管反流情况，24 h食管pH监测对非酸反流监测意义较小，即某一天表现正常，而在第二天表现又异常。此时若应用Bilitec胆汁反流监测技术，则明显提高检测阳性率。其是将胆红素传感器安装于导管，经内镜放置于食管下括约肌上方进行监测，虽然可监测到胆汁等非酸性物质反流的情况，但是易受胆红素的影响，缺乏特异性。随后相继出现MII-pH监测、无线pH胶囊（"Bravo"系统）检测[11]，

尤其是无线pH胶囊技术是通过内镜将胶囊固定在食管远端，使检查过程更接近生理状态，并将pH值监测时间延长至48 h-96 h，具有灵敏度高、体验舒适感强、并发症低等优点[12]，但其价格昂贵而无法像普通导管式pH监测技术使用普遍。

3. 食管测压监测

食管动力障碍是GERD发病的重要机制，高分辨率食管测压是目前食管动力障碍疾病诊断的金标准，对GERD评估至关重要。其测压原理为利用压力感受器的测压导管，采集患者吞咽后的食管全段波形，得到从咽喉起始部到胃部的压力数据，从而准确显示胃内压力及判断食管蠕动和传导功能（图3-19）。

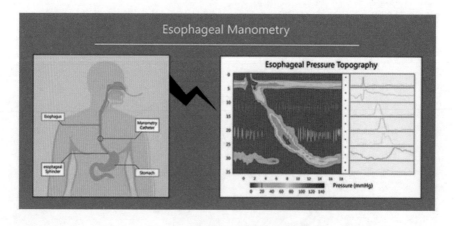

图3-19　食管压力监测

（三）rGERD评估和治疗

rGERD治疗目标与GERD一致，都是缓解症状、治愈食管炎、维持缓解，提高生活质量、预防复发和并发症。

1. 全面了解病史和评估

对于rGERD患者，首先要全面了解病史，注意患者用药的细节，并关注患者情感和心理上的表现。反酸、烧心并非胃食管反流病独有r特征，其他疾病也可能出现这些症状，如嗜酸性食管炎、贲门失弛缓症、胃上嗳气和反酸综合征等，因此需要评估是否存在漏诊/误诊[13, 14]。医生应在对病情再次进行诊断和鉴别诊断的基础上，进行针对性的重点评估或全面评估。

（1）解剖学评估：例如，胃镜检查可进行胃食管结合部阀瓣分级，高分辨率食管测压可了解食管下括约肌和膈脚的情况，CT检查可确定是否存在食管裂孔疝。

（2）生理情况评估：进行24 h阻抗监测，必要时可进行48 h阻抗监测，了解食管的清除能力、蠕动情况和反流物的性质，还可了解食管是否具有高敏性的可能，也可通过上消化道造影了解反流的情况。

（3）心理学评估：了解是否存在心理异常的基础。若心理异常者，应进行心理指导，可同时加用抗焦虑或抗抑郁药物治疗。

2. 确定治疗措施

（1）调整生活方式。不良生活方式是rGERD的重要诱因，生活方式的调整有助于rGERD症状的控制。研究指出，肥胖、吸烟等生活方式与GERD疾病发展密切相关[15]，因此控制体重、戒烟、低糖低脂饮食，以及避免过多进食咖啡、浓茶、巧克力等对于控制rGERD症状至关重要。此外，减重和抬高床头有助于减少食管酸暴露、控制反流症状，提高抗反流药物疗效[16]，建议所有GERD患者体重减轻至少10%，以增强PPI对症状缓解的影响并减少长期药物使用。

（2）优化PPI治疗。PPI是目前rGERD主要且首选治疗抑酸药物，其通过抑制胃酸分泌减少反流，使胃酸对食管黏膜的破坏减少。治疗中需要调查患者用药依从性，优化剂量和给药方式，如PPI剂量加倍、更换不同种类PPI或新型抑酸药钾离子竞争性酸阻滞剂，加用H_2受体拮抗剂，或联合其他药物治疗等[17]。

研究显示[18]，双倍剂量比标准剂量的PPI治疗GERD时，食管炎愈合速度更快、复发率更低；然而，超过双倍剂量并不能进一步获益，反而可能增加PPI副作用。此外，在一种PPI效果不佳时可以换用另外一种抑酸作用更强、时间更持久、代谢更慢的PPI，从而增加疗效。使用双倍剂量PPI时，应分两次分别在早餐和晚餐前服用，这样的给药方式与早餐前服用双倍剂量PPI相比，可更好地控制胃内pH，且对所有PPI治疗失败的患者均应行依从性评价。2020年美国Sean D.教授团队研究中[19]，对71 812名服用PPI的受试者进行了治疗后持续GERD症状的调查，发现在每天服用PPI的3229名患者中仍有超过一半（54.1%）存在持续性GERD症状，表现为烧心和反流，因此对于PPI治疗的rGERD患者，仍需要进一步研究和开发新疗法。

（3）换用新型抑酸药物。对于rGERD，初始治疗包括生活方式的改变和PPI治疗方案的优化，其中更换为钾离子竞争性酸阻断剂（P–CAB），是提高抑酸疗效的重要方法，为GERD的治疗提供了新的选择[20]。P–CAB具有起效快、作用持久、稳定性强以及个体差异小的优点，并能与PPI相互替补和填补彼此治疗的不足[21]。多个随机对照研究表明，P–CAB的疗效不亚于PPI治疗，特别是在糜烂性食管炎患者中更为明显，服用4周后黏膜愈合率可达90%以上[22]。每日使用1次P–CAB可以有效控制胃内pH，对于rGERD具有潜在治疗价值。

（4）联合使用其他药物。由于组胺是夜间酸分泌的重要驱动因素，PPI联合H2受体阻滞剂如西咪替丁、雷尼替丁、法莫替丁，可控制夜间酸分泌，抑制基础胃酸分泌，从而改善rGERD夜间酸反流的症状，对于rGERD具有一定治疗作用[23]。PPI联合抗酸剂或胃黏膜保护剂如硫糖铝、氢氧化铝、铝碳酸镁等，以及动力药物如多潘立酮、莫沙必利、伊托必利等，可减轻胃酸反流负荷，促进损伤食管黏膜愈合，缓解反流症状。

（5）替代或补充疗法。心理障碍在rGERD中很常见，对于症状明显、生活质量下降的患者，需给予心理治疗，常用疗法有神经调节剂、催眠疗法和生物反馈疗法等。

其中，催眠疗法可通过调节食管过度警觉，改善胃酸分泌和胃排空；生物反馈疗法是一种利用视觉和听觉信号或直接口头反馈来获得对身体机能的更大认识的技术[24]。此外，针灸、中医药的应用亦为rGERD治疗提供了有效的途径，尤其是针灸可以改善GERD症状，尽管确切的机制尚不清楚[25]。以上针对rGERD的替代或补充治疗疗效研究尚少，未来需要进一步的研究证实。

（6）内镜及手术治疗。当内科药物反复治疗无效时，可借助内镜治疗，GERD的内镜治疗方法多样，主要包括内镜下射频消融术、经口无切口胃底折叠术、经口贲门缩窄术、抗反流黏膜切除术等。内镜治疗GERD已成为近年来研究热点，不同术式作用原理不同，其最终目的都是减少反流症状，且部分安全性良好、术后并发症少，正逐渐运用至临床中（具体可参见本书第四章"胃食管反流病的内科及内镜治疗"）。

结合我国胃食管反流病基层诊疗指南（2019年）[22]、胃食管反流病专家共识（2020年）[26]以及胃食管反流病诊疗规范（2023年）[27]，GERD的外科手术指征：有典型GERD症状，PPI应答良好，但需要长期服药的GERD患者；存在食管裂孔疝、Barrett食管及反流性食管炎洛杉矶分级B级以上；伴有哮喘、嘶哑、咳嗽、胸痛以及误咽等非典型症状，或经24 h pH监测证明有中、重度反流者。外科抗反流手术包括各种角度的胃底折叠术，如Nissen、Toupet和Dor式胃底折叠术等。手术的最终治疗目的是减轻反流症状、提高生活质量和治愈率以及摆脱药物治疗（具体可参见本书第五章"胃食管反流病的外科治疗"）。

七、Barrett食管

Barrett食管（Barrett esophagus）属于GERD内镜下三大表现之一，又称巴洛氏食管、巴雷特症候群，是指内镜下可见食管鳞状上皮与胃柱状上皮的（齿状线，SCJ）相对于胃食管结合部上移≥1 cm（图3-20），病理证实食管下段的正常复层鳞状上皮被化生的柱状上皮所取代[28]，是1950年由英国外科医师诺曼·巴雷特最先提出的。BE是目前已知的唯一的食管腺癌发生前的病理变化[29]，其化生可为胃底上皮样化生、贲门上皮样化生以及特殊肠型化生，其中伴有肠上皮化生的Barrett食管发生癌变的风险更大，因此逐渐被重视。

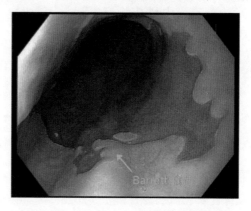

图3-20　Barrett食管内镜下形态特点

（一）Barrett食管流行病学

由于不同地区人口学危险因素不同，Barrett食管患病率不同。早在21世纪初英国的研究显示，男性的诊断年龄较女性更年轻（62.0岁 vs 67.5岁），且存在明显的地区差异[30]。BE患者的平均年龄为55~65岁。男女比例为2∶1，白人男性BE高发人群占所有病例的80%以上[3]。近年来，关于Barrett食管全球流行病学调研的系统性综述分析得出，全球普通人群内镜组织学证实出现柱状上皮化生率为3.89%，GERD人群中7.80%[31]。在我国，一般人群Barrett食管患病率为0.06%，远远低于西方国家，且男性、老龄、代谢紊乱为BE的危险因素[32]，且食管腺癌中有 80% 与 Barrett 食管密切相关，Barrett 食管癌变率约为 0.61%，因此早期筛查至关重要。

（二）Barrett食管病理学特点

正常的食管黏膜为鳞状上皮，胃黏膜为柱状上皮，鳞状上皮和柱状上皮两者的交界处为鳞-柱状上皮交界，鳞-柱状上皮交界线恰好位于胃食管结合部并且在交界处稍近侧。在内镜诊断中，一般以胃食管结合部为边界，以食管黏膜下的栅栏状血管的末端边缘，作为食管与胃的分界线，并为 Barrett 食管的诊断参考之一。若食管远端黏膜的鳞状上皮被化生的柱状上皮替代即为 Barrett 食管，目前各国学者对 Barrett 食管定义存在分歧。美国和德国学者认为只有食管远端组织活检有肠化生柱状黏膜存在时方可诊断为 Barrett 食管，而英国和日本学者认为活检检出肠上皮化生的假阴性率高。按照我国 Barrett 食管病理诊治共识建议，以食管远端存在柱状上皮化生作为 Barrett 食管的定义和诊断标准[29]。

Barrett 食管病理过程：鳞状上皮转化为柱状上皮→肠化生→低度异型增生→高度异型增生→腺癌。首先是鳞状上皮转化为柱状上皮的过程。由于胃内容物（包括胃酸、胆汁反流和各种消化酶）反流对食管黏膜有损伤作用，引起炎症反应导致黏膜溃疡，刺激食管黏膜下的干细胞分化以修复损伤的黏膜。反流引起的炎性环境诱导其向柱状上皮转变，导致鳞状上皮转化为柱状上皮（图3-21）。

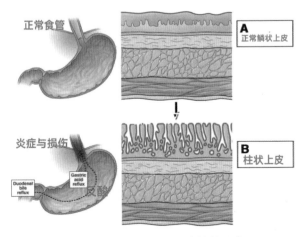

图3-21　鳞状上皮转化为柱状上皮

其次是肠上皮化生过程。目前已有研究证实其是在酸性反流物质的不断刺激下导致细胞分化异常，继而出现肠化生[33]。另外，有研究证实在Barrett食管黏膜上皮中存在着胰高血糖素、胰多肽、胃泌素、生长抑素及5-羟色胺等多种胃肠激素的表达，这提示了Barrett食管的发生与胃十二指肠内容物的反流相关[34,35]。胃酸、胆汁酸等反流物使食管鳞状上皮向柱状上皮转化，并最终诱导食管肠上皮化生，形成Barrett食管，但其机制目前还不清楚。最后是异型增生和癌变过程。从组织学类型上Barrett食管异型增生可分为腺瘤样异型增生和小凹型异型增生两种类型；从病变程度上可分为低级别异型增生和高级别异型增生。将来源于Barrett食管黏膜并局限于食管黏膜层的腺癌，定义为早期Barrett食管癌。

（三）Barrett食管发病机制

虽然胃食管反流可以引起Barrett食管，但其确切发生机制仍不清楚，比较公认的机制是Barrett食管是由于胃食管结合部的祖细胞增殖，并经历上皮间充质转化，作为伤口愈合过程的一部分取代了GERD损伤的食管鳞状上皮[36]；此外，GERD还能诱导祖细胞中转录因子重编程，引起肠上皮化生的发生。研究表明[37]，GERD组织损伤的炎性微环境激活了胃食管结合部鳞状和柱状祖细胞的增殖和扩充，在炎性微环境中新的腺体细胞可能比鳞状细胞更具有竞争优势，从而引起柱状上皮性质的食管黏膜再生，加之持续的反流会引起柱状祖细胞进行分子重编程，从而引起Barrett食管特征性肠上皮化生。

在出现GERD症状接受内镜检查的患者中，仅有不到10%存在Barrett食管，目前尚不清楚为何只有少数GERD患者发展为Barrett食管，但研究表明可能存在对Barrett食管的遗传易感性，以及对诸如胃食管反流、肥胖、吸烟等危险因素的种属易感性。在一项涉及2383名Barrett食管患者和2170名对照组的GWAS研究中[38]，发现Barrett食管具有高度的多基因遗传性，即受多种SNPs组合影响，这种多基因性导致35%患者发生Barrett食管。一项基于人群的全基因组关联Meta分析，鉴定出了7个与Barrett食管发生有关的SNPs，并指出进展为Barrett食管的GERD患者存在食管黏膜肠上皮化生的基因易感性，并且对肥胖、吸烟等危险因素存在遗传易感性[39]。研究对比Barrett食管和非Barrett食管患者的食管鳞状上皮细胞基因组表达差异，发现由于胃食管反流相关微环境诱导的食管基因表达改变促使了个体易患Barrett食管，流行病学数据也显示年龄增长、男性、白人、腹型肥胖、吸烟等为重要危险因素[40]。

（四）Barrett食管危险因素

Barrett食管发生发展的相关危险因素对早期筛查和诊断及预防食管腺癌至关重要。最新综述总结提出Barrett食管的危险因素主要有临床相关因素、人口统计学相关因素、生活习惯相关因素和药物使用相关因素等4个方面[41]。

1. 临床相关因素

胃食管反流症状，如反酸、烧心等病史及持续时间越长，Barrett食管发生率越高；合并食管裂孔疝、腹型肥胖、阻塞性睡眠呼吸暂停综合征、糖尿病、代谢综合征等疾病是Barrett食管发生的危险因素；而幽门螺杆菌感染则与Barrett食管发病风险呈负相关，即幽门螺杆菌感染可能是Barrett食管的保护因素，根除幽门螺杆菌可能促进Barrett食管的发生[42, 43]。

2. 人口统计学相关因素

男性Barrett食管发病率较女性明显升高，可能是性激素的差异导致了这一现象的发生；年龄＞50岁是Barrett食管发生的独立预测因素；白人种族Barrett食管发病率最高，可能与白人种族肥胖率高有关[44]；以及存在家族遗传史等。

3. 生活方式相关因素

吸烟和饮酒会增加Barrett食管发生风险，高糖、高脂肪、低膳食纤维、蔬菜水果摄入量的减少，亦会增加Barrett食管发生率。

4. 药物使用相关因素

治疗骨质疏松症的双膦酸盐类药物，如阿仑膦酸盐和利塞膦酸盐等，由于可通过抑制甲羟戊酸途径干扰细胞周期进程，影响食管上皮干细胞的增殖与分化，最终加重胃食管反流引起的食管损伤并诱导Barrett上皮生成，从而成为Barrett食管发生的危险因素[45]。相关研究仍较少，未来需要进一步循证医学数据证实。

（五）Barrett食管内镜下表现及分型

Barrett食管内镜下表现为食管远端胃食管交界上方灰白色食管鳞状上皮处出现橘红色或伴有栅栏样血管表现的柱状上皮区域。

柱状上皮区呈牛肉色、橘红色或粉红色的天鹅绒样外观，与食管黏膜粉褐色光滑的鳞状上皮明显不同，可透见栅栏状黏膜下血管。一般为环状，也可呈岛状或指状、舌状突向食管侧，主要有3种分型方法，具体如下。

1. 根据长度分型

根据Barrett食管长度可分为长节段和短节段：长段Barrett食管为化生柱状上皮累及食管全周且长度≥3 cm为长节段型；短段Barrett食管为化生柱状上皮未累及食管全周或虽累及全周但长度＜3 cm为短节段型，以短节段型最常见。

2. 根据形态分型

根据Barrett食管的形态可分为全周型、岛型和舌型。病变红色黏膜向食管延伸，累及全周，与胃粘膜无明显界限，为全周型；在齿状线处1 cm以上出现斑片状红色黏膜，或红色黏膜内残留岛状灰白色黏膜，为岛型；与齿状线相连，伸向食管呈舌形或半岛状，为舌型。

3. Prague分类法

Prague分类法是目前国际上达成共识的一种分类方法，即根据化生黏膜累及食管全周和化生最大长度判断Barrett食管的累及范围。以C（circumferential metaplasis）代表全周型化生黏膜的长度；M（maximal proximal extent of the metaplastic segment）代表化生黏膜的最大长度。在环状Barrett食管病例中，测量上方与胃食管结合部的距离，以厘米为单位记作C值；舌状Barrett食管，测量舌状黏膜最远端与胃食管结合部的距离，以厘米为单位记作M值。例如，内镜下全周环状化生黏膜最大延伸2 cm，舌型化生黏膜最大延伸3 cm，记录为Barrett食管C2M3型。

以上分型各有优缺点，以Prague分类方法的分型更为精确，尤其是对于长度＞1 cm的化生黏膜有较高的敏感性。

（六）Barrett食管的诊断

Barrett食管的临床表现可从无症状到胃食管反流病典型表现，确诊的主要依据是内镜检查和活检。各地区对Barrett食管的具体诊断标准有差异，但基本的诊断思维相同，主要是基于Barrett食管的长度和是否存在柱状上皮细胞或肠化生的标准考虑，但关注更多的是是否存在肠化生。2017年国内的诊治共识为SCJ较胃食管结合部上移≥1 cm，且病检证实鳞状上皮被化生的柱状上皮取代，伴有肠化者癌变风险高[46]。正常情况下，食管内衬鳞状上皮（内镜下呈淡白色）。柱状化生表现为上皮变为淡粉色柱状化生。Barrett食管的诊断需要两个组成部分。第一个组成部分是胃褶皱以上至少1 cm的柱状化生（胃食管结合部的解剖学标志）。第二个组成部分是肠化生，其特征是在内镜下从柱状化生区域获得的活检中存在杯状细胞满足这两个标准对于Barrett食管的诊断至关重要。

1. 内镜诊断

Barrett食管内镜下诊断包括普通电子胃镜、色素内镜（电子染色内镜）、放大内镜、窄带成像内镜、共聚焦显微内镜以及超声内镜等。

（1）普通电子胃镜

普通电子胃镜下观察，Barrett食管主要分为全周型、岛型和舌型3种（图3-22）。

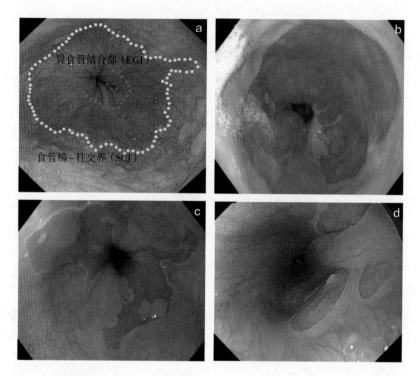

图3-22　Barrett食管内镜下观。a.正常食管。b.全周型Barrett食管。c.舌型Barrett食管。d.岛型Barrett食管

　　以下为内镜检查的关键步骤：明确胃食管结合部的胃黏膜顶端，或食管栅栏状血管的远端；如果存在食管裂孔疝，不要误将膈肌压迹当作胃食管结合部；根据Prague分类法记录测量结果；注意Barrett食管相关瘤变，可适应高级的内镜成像方法协助诊断；取组织进行病理检查。

　　然而，普通电子胃镜检查也存在问题，就是难以确定胃食管结合部的位置，常以黏膜下栅栏状血管的末端为标志更为可靠。但以栅栏状血管为食管末端的标志也存在缺点，如果有炎症，有时栅栏状血管可能无法观察到，而且单纯的白光内镜难以诊断Barrett食管是否存在肠化的表现。因此，借助色素内镜、放大内镜、窄带成像内镜、共聚焦激光内镜技术等高级成像方法有利于在内镜下观察有无肠化生及早期癌变等改变，可作为辅助诊断。

（2）电子染色内镜。电子染色内镜又称为色素内镜，是根据不同黏膜组织与色素结合呈现不同颜色的原理，将色素通过各种途径导入内镜下要观察的黏膜，使病灶与正常黏膜颜色对比更加明显。常用染色剂有亚甲蓝、甲苯胺蓝、靛胭脂和乙酸等[47]。常规推荐对于可疑Barrett食管和食管腺癌宜采用靛胭脂或冰醋酸（浓度1.5%~2.0%）喷洒染色，使病变显露，从而进行靶向活检，提高诊断率。通过电子染色内镜下Barrett食管黏膜形态和血管形态可初步判定Barrett食管是否伴有异型增生（上皮内瘤变）及早期癌变，结合靶向活检病理学检查予以明确诊断。

（3）放大内镜。放大内镜能够使黏膜组织放大达到与解剖显微镜相同的观察水平，以区分组织学类型、判断病变性质、范围和深度。放大内镜分为增强放大内镜和染色放大内镜两种，其中放大内镜与乙酸结合使用称为增强放大内镜，与染色内镜联合使用称为染色放大内镜。增强放大内镜在Barrett食管的诊断和组织病理学上较普通内镜更优越，有助于肠上皮化生的检查。高像素及高分辨率放大内镜能提高黏膜形态和病灶活检的辨别能力，使Barrett食管的检出率和肠化生上皮活检的准确性明显提高。

（4）窄带成像内镜。窄带成像内镜技术（narrow band imaging，NBI）能清晰显示黏膜的毛细血管、表面结构和隐窝形态，结合放大内镜可以清楚地观察到Barrett食管黏膜的腺管开口及浅表毛细血管情况，有利于对病灶进行靶向活检。研究显示[48]，NBI诊断并发现Barrett食管病灶数目明显多于普通内镜，其对鳞状上皮交界处轮廓、Barrett食管病灶图像的清晰度明显优于普通内镜，有利于为内镜下黏膜切除提供准确的依据。在Barrett食管随访监测中，NBI指导靶向活检的临床价值较高，相比白光内镜四象限活检更易发现上皮内瘤变及准确分级[49]。

（5）超声内镜。Barrett食管在超声内镜（Endoscopic ultrasonography，EUS）下表现为局灶性增厚，EUS有利于发现早期食管癌，因此推荐对可疑早期食管癌予以EUS检查以评估肿瘤浸润的深度及周围淋巴结转移的情况，以此来指导临床治疗方案的选择。研究显示[50]，EUS对食管癌的TNM分期优于CT、PET和

MRI，在评价肿瘤的可切除性、治疗方案的制定、术式的选择、预后评估等方面具有重要的意义。EUS对于食管癌淋巴结分期的诊断准确率为68%~86%，对于可疑淋巴结的EUS引导下细针穿刺活检术可以明显提高判断食管癌淋巴结转移情况的准确率。

（6）其他。内镜智能分光比色技术（FICE）、共聚焦显微内镜技术（CLE）、高清智能电子染色内镜（I-Scan）等电子染色内镜可以清晰显示贲门柱状上皮结构以及小肠型化生上皮的绒毛结构，推荐有条件者用电子染色内镜结合靶向活检诊断Barrett食管。其可以清楚地区别鳞状上皮、贲门处柱状上皮结构以及小肠型化生上皮的绒毛结构，故可以行靶向活检以提高Barrett食管及高级别异型增生（高级别上皮内瘤变）和早期癌变的诊出率。

2. 内镜下活检

Barrett食管的最终确诊和确定有无肠化生需要依靠病理活检，临床常用的活检方法有2种，目的是提高肠上皮化生的检出率。

（1）根据可能出现肠化生或异型增生的部位取活检标本。活检的部位为：①Barrett食管的远端和右侧（小弯侧）较易出现异型增生和癌变处，因此胃褶皱上部边缘，尤其是小弯侧，有利于确定有无轻微炎症或肠化生；②胃食管结合部上方1~2 cm处；③舌状突出或不规则区域；④正常的食管鳞状上皮。

（2）Seattle四象限活检法。活检部位为：从胃食管结合部开始，每隔2 cm进行食管4个象限的活检，即每个间隔取8块组织，可以提高肠化的检出率。

3. 病理诊断

Barrett食管的病理特点：①鳞状上皮岛；②固有食管腺被柱状上皮覆盖；③黏膜肌层双层结构，表层的黏膜肌层为随柱状上皮化生而新生的肌层，深层的肌层为食管原本的黏膜肌层。在活检的病理诊断上，当黏膜下的食管内衬鳞状上皮的导管上方有贲门腺或贲门泌酸黏膜、胃底腺型、肠化生型柱状上皮覆盖时，即可认为是Barrett食管。

Barrett食管化生上皮有如下三种组织学类型：①胃底腺型柱状上皮：与胃

底上皮相似，可见主细胞及壁细胞，但上皮萎缩较为明显，腺体短小；②贲门腺型柱状上皮：与贲门上皮类似，有胃小凹及黏液腺，但无主细胞和壁细胞；③肠化生型柱状上皮：为化生肠型黏膜，表面有绒毛和隐窝组织，杯状细胞是特征性细胞。

Barrett食管异型增生从病变程度上可分为低度异型增生和高度异型增生。①低度异型增生：腺体生长方式仍然正常，细胞结构正常，但细胞仍局限在基底膜内。细胞核增大浓染，但不超过细胞大小的50%，可见有丝分裂。杯状细胞和柱状细胞黏蛋白减少，或杯状细胞萎缩。②高度异型增生：细胞生长方式明显异常，排列紊乱，一些腺体出现分支或出芽，细胞核浓染并且大小超过细胞的50%，有丝分裂常见。杯状细胞减少或缺失，黏液缺失或严重减少。杯状细胞的逐渐减少，可能预示Barrett食管逐渐进展，出现癌变的风险升高。细胞异型增生是Barrett食管癌变的重要步骤，应进行病理学检查，重点关注。

4. CT、PET-CT等影像学检查

CT、PET-CT可用来判断食管癌N分期，但其敏感度及特异度不高，分别为57%和85%。在诊断食管癌过程中做EUS前可行CT和（或）PET-CT，以此来判定对肿大的淋巴结是否需要行EUS下细针穿刺。

（七）Barrett食管的治疗

Barrett食管的主要治疗手段为生活方式干预、药物治疗和内镜治疗（图2-23），当发生癌变时，即按胃食管结合部癌进行治疗。

1. 生活方式干预

（1）咖啡、浓茶等可使食管下括约肌松弛，增加患者的反流症状，所以生活中应尽量避免此类饮食。

（2）水果，脂肪和红色加工肉的摄入量之间的关系的数据尚无定论，饮食中蔬菜的摄入量可能降低风险，因此Barrett食管患者的饮食与胃食管反流病患者的饮食相同。

（3）患者应避免食用以下食物：油炸或高脂肪食物、巧克力、薄荷醇、咖啡、碳酸饮料、柑橘类水果或果汁、番茄酱、芥末、醋等。

（4）限制双膦酸盐类药物（如阿仑膦酸盐和利塞膦酸盐）、以及非甾体抗炎药物使用过度。

（5）患者还应在进餐时减小部分食物的大小。避免在就寝前3 h进食，将床头抬高45°，减轻体重（如果超重），并停止吸烟。

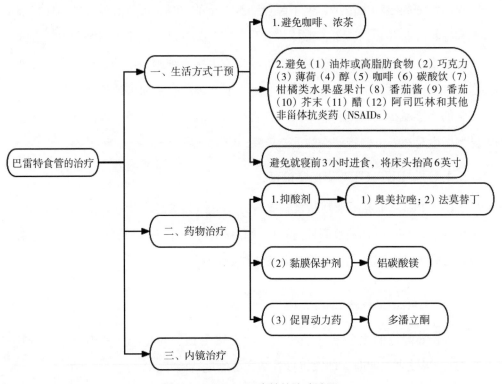

图3-23　Barrett食管的治疗流程

2. 药物治疗

Barrett食管药物治疗与胃食管反流病的指征相同，即控制反流症状和促进食管黏膜的愈合。由于抑酸剂是控制反流症状的主要药物，虽然目前尚无证据显示哪一类抑酸药物可以使化生的柱状上皮逆转或者有确切的证据证明可以预防其癌变，但抑酸剂能够明显改善患者胃食管反流的症状。对于Barrett食管伴有反流性食管炎及反流症状者，建议应用大剂量抑酸剂治疗，并辅以胃黏膜保护剂和促动力药物（具体可参见本书第四章"胃食管反流病的内科有内镜治疗"）。但不推荐预防性使用质子泵抑制剂来预防食管异型增生（上皮内瘤变）和食管腺癌。

（1）质子泵抑制剂，以奥美拉唑为代表，其能特异性地抑制胃壁细胞 H^+-K^+-ATP 酶，从而抑制胃酸的分泌。

用法用量：胶囊/口服，无相关疾病推荐剂量，可参考用于GERD治疗的剂量。成人常用剂量为每次20 mg，1~2次/d。每日晨起或早晚各1次吞服。症状控制后，可减药至10 mg，严重肝功能损害患者每日用量10~20 mg。用于胃食管反流病症状重、有严重食管炎的患者，成人常用剂量为每次20 mg，2次/d。推荐疗程一般为8周，如治疗8周后胃食管反流病患者的反酸、烧心等症状仅部分缓解或完全无缓解，剂量可调整为每次40 mg，2次/d，或可换用另一种质子泵抑制剂。

注意事项：孕妇及哺乳期妇女慎用。本品抑制胃酸分泌的作用强、时间长，故不宜同时应用其他抑酸剂。避免酮康唑和伊曲康唑合用。常见的不良反应包括胃肠道反应、神经系统（感觉异常、嗜睡、失眠和眩晕）、肝酶升高、皮疹和荨麻疹等。

（2）H_2受体拮抗剂：法莫替丁，通过竞争性结合胃壁细胞基底膜上的H_2受体位点，抑制 H^+-K^+ ATP酶转运体泌 H^+的作用，从而减少壁细胞分泌胃酸量。

用法用量：片剂，口服，无相关疾病推荐剂量，可参考用于胃食管反流病的剂量，缓解食管胃反流性疾病的症状。每次20 mg，2次/d。GERD引起的食管糜烂和溃疡，每次10 mg，2次/d。肾功能减退者1次/d，或剂量减半。

注意事项：孕妇、哺乳期妇女及儿童禁用。肝肾功能不全者应调整剂量。

（3）黏膜保护剂：铝碳酸镁，可持续阻止胆酸和胃蛋白酶对胃的损伤，迅速中和胃酸，并增强胃黏膜保护因子的作用。

用法用量：片剂，口服。无相关疾病推荐剂量，可参考用于与胃酸有关的胃部不适症状的剂量。成人常用剂量为每次0.5~1.0 g，3次/d。餐后1~2 h、睡前或胃部不适时服用。

注意事项：严重心、肾功能不全者及高镁血症、高钙血症患者慎用。本品会影响地高辛和铁剂的吸收。

（4）促胃动力药：多潘立酮。多巴胺能受体阻断剂，具有外周阻滞作用，增强食管动力、促进胃排空，不透过血脑屏障。

用法用量：片剂，口服，无相关疾病推荐剂量，可参考用于消化不良、腹胀、嗳气、恶心、呕吐、腹部胀痛的剂量。成人常用剂量为每次 10 mg，3 次/d，饭前 15~30 min 服用。

注意事项：抗胆碱能药可对抗本药的抗消化不良作用，不宜合用。与锂剂和苯二氮䓬类药物合用可引起椎体外系症状。本药无椎体外系反应。可使血清泌乳素水平升高，停药后可恢复。

3. 处理严重的异型增生

（1）对于异型增生的评判标准不同是处理严重异型增生的一个难点。高达 40% 的因严重异型增生而进行食管切除术的患者其实在切除时就伴有癌变。

（2）目前存在针对严重异型增生有 3 种决策方式：复查内镜检查，每三个月进行一次深入的活检，直到发现癌症为止；内镜消融；手术切除。

（3）由于异型增生和癌症的区分点模糊，无法在内窥镜下直接观察到区别，因此即使是频繁地复查内窥镜也很难诊断。当前的研究集中在发展将突出的增生异常的组织以进行定向活检的内镜技术上，并且还着重于寻找高特异性的细胞标记物等。这些标记物可能有助于区分没有经活检证实的异型增生和癌变。

4. 内镜治疗

我国 Barrett 食管及早期腺癌筛查与诊治共识指出[28]：①对于早期 Barrett 食管腺癌、高级别异型增生（高级别上皮内瘤变），建议行 EUS 检查评估病变浸润深度及淋巴结转移情况，并予以内镜下根治切除治疗；②对于低级别异型增生的 Barrett 食管患者，建议行内镜下切除或消融治疗；③不行治疗的伴有低级别异型增生的 Barrett 食管患者，予以密切监测随访。

内镜下根治切除治疗方式包括内镜下黏膜切除术（EMR）和内镜下黏膜剥离术（ESD），其中EMR推荐用于病灶小于2 cm的临床一线治疗方法，ESD用于直径大于2 cm的病灶切除。内镜下毁损治疗包括射频消融（RFA）、氩等离子体凝固术、冷冻治疗和光动力治疗等，其中内镜下射频消融对于Barrett食管具有较好疗效，在临床中逐渐应用广泛，具体Barrett食管内镜下诊治流程图如图3-24所示[51]。

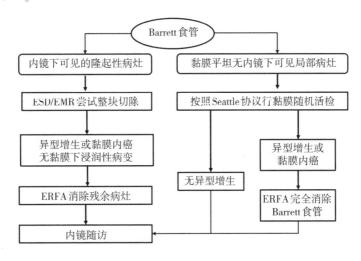

图3-24 Barrett食管内镜诊治流程图[51]

（八）Barrett食管的筛查与监测

目前不主张对一般人群进行Barrett食管筛查，建议筛查的人群为GERD病程≥5年或有明显胃食管反流病症状者、吸氧者、腹型肥胖者、男性、白种人、年龄＞50岁，有Barrett食管与食管腺癌家族史者，其中GERD是最高危的因素。Barrett食管是内镜监测的适应证，随访和监测目的是发现早期癌变，进行早期治疗，随访时间的长短取决于首次内镜检查的结果。

Barrett食管的长度是癌变的独立预测因素，因此随访的方案也根据Barrett食管的长度分组制定。我国指南建议[28]：长度＜3 cm，且不伴有肠上皮化生或异型增生（上皮内瘤变）者，经重复4个象限黏膜活检证实无肠上皮化

生，建议退出监测；长度＜3 cm 伴有肠上皮化生者，每 3~5 年随访一次；长度
≥3 cm 者，每 2~3 年随访一次。欧美国家的指南与国内的原则相似，Barrett 食
管长节段（≥3 cm）每 3 年监测一次，短节段（＜3 cm）每 5 年监测一次，合
并低级别异型增生者每 6~12 个月复查胃镜随访一次[52]。对于无法耐受内镜检
查的老年患者，也可以采用气钡双重造影进行随访。随着计算机技术、大数据
的发展，机器学习也在 Barrett 食管的筛查和诊断中显示出重要的前景。

（九）预后

与 Barrett 食管预后有关的最重要的并发症是食管腺癌，但是大多数 Barrett
食管患者不会发展为食管癌，我国 Barrett 食管癌变率约为 0.61%。对于不伴异
型增生的 Barrett 食管，因其癌变率低，治疗后通常都能逆转，定期复查即可。
对于伴有异型增生者，虽然具有癌变可能，但经内科药物积极治疗，甚至内镜
治疗后通常预后也较好。而如果已发展为早期腺癌甚至食管癌，则预后较差。
因此，早期诊断、早期筛查 Barrett 食管是预防食管腺癌和提高其生存率的关键
所在。

参考文献：

[1] 中华医学会,中华医学会杂志社,中华医学会消化病学分会,中华医学会全科医学分
会,中华医学会《中华全科医师杂志》编辑委员会,消化系统疾病基层诊疗指南编写专
家组.胃食管反流病基层诊疗指南(2019年)[J].中华全科医师杂志.2019,18(7):635-
641 [DOI:10.3760/cma.j.issn.1671-7368.2019.07.005]

[2] Sharma P. Barrett Esophagus: A Review[J]. Jama. 2022,328(7):663-671 [PMID:
35972481 DOI:10.1001/jama.2022.13298]

[3] Richter JE, Rubenstein JH. Presentation and Epidemiology of Gastroesophageal
Reflux Disease[J]. Gastroenterology. 2018,154(2):267-276 [PMID:28780072 PMCID:
PMC5797499 DOI:10.1053/j.gastro.2017.07.045]

[4] 齐梅,周悦,周宇轩,等.难治性胃食管反流病发病机制研究进展[J].世界华人消化杂
志.2022(017):030.

[5] Yadlapati R, DeLay K. Proton Pump Inhibitor-Refractory Gastroesophageal Reflux
Disease[J]. Med Clin North Am. 2019,103(1):15-27 [PMID:30466671 PMCID:
PMC6260943 DOI:10.1016/j.mcna.2018.08.002]

[6] Zheng Z, Shang Y, Wang N, Liu X, Xin C, Yan X, Zhai Y, Yin J, Zhang J, Zhang Z.

Current Advancement on the Dynamic Mechanism of Gastroesophageal Reflux Disease[J]. International journal of biological sciences. 2021,17(15):4154-4164. [PMID:34803489 PMCID：PMC8579455 DOI：10.7150/ijbs.65066]

[7] Frazzoni L, Frazzoni M, de Bortoli N, Tolone S, Martinucci I, Fuccio L, Savarino V, Savarino E. Critical appraisal of Rome IV criteria:hypersensitive esophagus does belong to gastroesophageal reflux disease spectrum[J]. Ann Gastroenterol. 2018,31(1):1-7 [PMID：29333061 PMCID：PMC5759602 DOI：10.20524/aog.2017.0199]

[8] Moraes-Filho JP. Refractory gastroesophageal reflux disease[J]. Arq Gastroenterol. 2012, 49(4):296-301 [PMID:23329226 DOI:10.1590/s0004-28032012000400012]

[9] 侯雪雪,金玉. pH监测技术在胃食管反流病中的应用和进展. 中华实用儿科临床杂志 2022,37(4):5.

[10] 中华医学会消化病学分会胃肠动力学组,大中华区消化动力联盟,肖英莲,陈旻湖. 食管动态反流监测临床操作指南(成人)[J]. 中华消化杂志. 2021,41(3):10.

[11] Domingues GR, Moraes-Filho JP, Domingues AG. Impact of prolonged 48-h wireless capsule esophageal pH monitoring on diagnosis of gastroesophageal reflux disease and evaluation of the relationship between symptoms and reflux episodes[J]. Arq Gastroenterol. 2011,48(1):24-29 [PMID:21537538 DOI:10.1590/s0004-28032011000 100006]

[12] Rao NM, Campbell DI, Rao P. Two years' experience of using the Bravo wireless oesophageal pH monitoring system at a single UK tertiary centre[J]. Acta paediatrica (Oslo, Norway:1992). 2017,106(2):312-315 [PMID:27862298 DOI:10.1111/ apa.13667]

[13] Zerbib F,Bredenoord AJ,Fass R,Kahrilas PJ,Roman S,Savarino E,Sifrim D,Vaezi M, Yadlapati R, Gyawali CP. ESNM/ANMS consensus paper：Diagnosis and management of refractory gastro-esophageal reflux disease[J]. Neurogastroenterol Motil. 2021,33(4): e14075 [PMID:33368919 DOI:10.1111/nmo.14075]

[14] Spechler SJ. Evaluation and Treatment of Patients with Persistent Reflux Symptoms Despite Proton Pump Inhibitor Treatment[J]. Gastroenterol Clin North Am. 2020,49(3): 437-450 [PMID:32718563 DOI:10.1016/j.gtc.2020.04.003]

[15] Yuan S, Larsson SC. Adiposity, diabetes, lifestyle factors and risk of gastroesophageal reflux disease: a Mendelian randomization study[J]. European journal of epidemiology. 2022,37(7):747-754 [PMID:35119566 PMCID：PMC9329382 DOI:10.1007/s10654-022-00842-z]

[16] de Bortoli N, Guidi G, Martinucci I, Savarino E, Imam H, Bertani L, Russo S, Franchi R, Macchia L, Furnari M, Ceccarelli L, Savarino V, Marchi S. Voluntary and controlled weight loss can reduce symptoms and proton pump inhibitor use and dosage in patients with gastroesophageal reflux disease: a comparative study[J]. Diseases of the esophagus: official journal of the International Society for Diseases of the Esophagus. 2016,29(2): 197-204 [PMID:25516110 DOI:10.1111/dote.12319]

[17] Vaezi MF, Fass R, Vakil N, Reasner DS, Mittleman RS, Hall M, Shao JZ, Chen Y, Lane L, Gates AM, Currie MG. IW-3718 Reduces Heartburn Severity in Patients With

Refractory Gastroesophageal Reflux Disease in a Randomized Trial[J]. Gastroenterology. 2020,158(8):2093-2103 [PMID:32092310 DOI:10.1053/j.gastro.2020.02.031]

[18] Tan MC, El-Serag HB, Yu X, Thrift AP. Acid suppression medications reduce risk of oesophageal adenocarcinoma in Barrett's oesophagus: a nested case-control study in US male veterans[J]. Aliment Pharmacol Ther. 2018,48(4):469-477 [PMID:29956826 DOI:10.1111/apt.14895]

[19] Delshad SD, Almario CV, Chey WD, Spiegel BMR. Prevalence of Gastroesophageal Reflux Disease and Proton Pump Inhibitor-Refractory Symptoms[J]. Gastroenterology. 2020,158(5):1250-1261.e1252 [PMID:31866243 PMCID: PMC7103516 DOI: 10.1053/j.gastro.2019.12.014]

[20] 孙菁,袁耀宗. 胃食管反流病药物治疗:新型抑酸药物进展[J]. 中华消化杂志. 2019, 39(10):3.

[21] 中国医疗保健国际交流促进会胃食管反流病学分会. 中国胃食管反流病多学科诊疗共识2022[J]. 中华胃食管反流病电子杂志. 2022,9(2):36.

[22] 张馨予,杨珂璐,刘小南,等. 胃食管反流病的全病程管理策略:一项基于临床实践指南的证据图研究[J]. 中华胃肠外科杂志. 2023,26(4):389-395 [DOI:10.3760/cma. j.cn441530-20230219-00043]

[23] Yadlapati R, Vaezi MF, Vela MF, Spechler SJ, Shaheen NJ, Richter J, Lacy BE, Katzka D, Katz PO, Kahrilas PJ, Gyawali PC, Gerson L, Fass R, Castell DO, Craft J, Hillman L, Pandolfino JE. Management options for patients with GERD and persistent symptoms on proton pump inhibitors:recommendations from an expert panel[J]. Am J Gastroenterol. 2018,113(7):980-986 [PMID:29686276 PMCID: PMC6411384 DOI:10.1038/s41395-018-0045-4]

[24] Chiarioni G, Whitehead WE. The role of biofeedback in the treatment of gastrointestinal disorders[J]. Nat Clin Pract Gastroenterol Hepatol. 2008,5(7):371-382 [PMID: 18521115 DOI:10.1038/ncpgasthep1150]

[25] Patrick L. Gastroesophageal reflux disease(GERD): a review of conventional and alternative treatments[J]. Altern Med Rev. 2011,16(2):116-133 [PMID:21649454]

[26] 中华医学会消化病学分会. 2020年中国胃食管反流病专家共识[J]. 中华消化杂志. 2020,40(10):649-663 [DOI:10.3760/cma.j.cn311367-20200918-00558]

[27] 中华医学会消化病学分会胃肠动力学组,胃肠功能性疾病协作组,食管疾病协作组. 中国胃食管反流病诊疗规范[J]. 中华消化杂志. 2023,43(9):588-598 [DOI:10.3760/ cma.j.cn311367-20230626-00289]

[28] 国家消化系统疾病临床医学研究中心,中华医学会消化内镜学分会,中国医师协会消化医师分会. 中国Barrett食管及其早期腺癌筛查与诊治共识(2017,万宁)[J]. 中华内科杂志. 2017,56(9):701-711 [DOI:10.3760/cma.j.issn.0578-1426.2017.09.020]

[29] 中华医学会病理学分会消化疾病学组筹备组. 胃食管反流病、Barrett食管和食管胃交界腺癌病理诊断共识[J]. 中华病理学杂志. 2017,46(2):79-83 [DOI:10.3760/cma. j.issn.0529-5807.2017.02.003]

[30] Caygill CP, Watson A, Reed PI, Hill MJ. Characteristics and regional variations of patients with Barrett's oesophagus in the UK[J]. Eur J Gastroenterol Hepatol. 2003,15

（11）：1217-1222 [PMID：14560156　DOI：10.1097/00042737-200311000-00011]

[31] Marques de Sá I, Marcos P, Sharma P, Dinis-Ribeiro M. The global prevalence of Barrett's esophagus: A systematic review of the published literature[J]. United European gastroenterology journal. 2020,8（9）：1086-1105 [PMID：32631176 PMCID：PMC7724547 DOI：10.1177/2050640620939376]

[32] Tseng PH, Lee YC, Chiu HM, Huang SP, Liao WC, Chen CC, Wang HP, Wu MS, Lin JT. Prevalence and clinical characteristics of Barrett's esophagus in a Chinese general population[J]. Journal of clinical gastroenterology. 2008,42（10）：1074-1079 [PMID：18360296　DOI：10.1097/MCG.0b013e31809e7126]

[33] Meyer AR, Goldenring JR. Injury, repair, inflammation and metaplasia in the stomach[J]. J Physiol. 2018,596（17）：3861-3867 [PMID：29427515 PMCID：PMC6117566 DOI：10.1113/jp275512]

[34] 刘佳,杨伟,韩蕊,等. 血清血管活性肠肽、白介素-8及肿瘤坏死因子-α在不同类型胃食管反流病老年患者血清中的表达[J]. 中国临床医生杂志. 2017,45（09）：32-34

[35] 孙雅亭,马师洋. 醋酸染色辅助诊断内镜下黏膜病变的价值[J]. 临床荟萃. 2017,32（04）：352-356

[36] Souza RF, Spechler SJ. Mechanisms and pathophysiology of Barrett oesophagus[J]. Nat Rev Gastroenterol Hepatol. 2022,19（9）：605-620 [PMID：35672395　DOI：10.1038/s41575-022-00622-w]

[37] Agoston AT, Pham TH, Odze RD, Wang DH, Das KM, Spechler SJ, Souza RF. Columnar-Lined Esophagus Develops via Wound Repair in a Surgical Model of Reflux Esophagitis[J]. Cellular and molecular gastroenterology and hepatology. 2018,6（4）：389-404 [PMID：30186929 PMCID：PMC6122432 DOI：10.1016/j.jcmgh.2018.06.007]

[38] Ek WE, Levine DM, D'Amato M, Pedersen NL, Magnusson PK, Bresso F, Onstad LE, Schmidt PT, Törnblom H, Nordenstedt H, Romero Y, Chow WH, Murray LJ, Gammon MD, Liu G, Bernstein L, Casson AG, Risch HA, Shaheen NJ, Bird NC, Reid BJ, Corley DA, Hardie LJ, Ye W, Wu AH, Zucchelli M, Spector TD, Hysi P, Vaughan TL, Whiteman DC, MacGregor S. Germline genetic contributions to risk for esophageal adenocarcinoma, Barrett's esophagus, and gastroesophageal reflux[J]. Journal of the National Cancer Institute. 2013,105（22）：1711-1718 [PMID：24168968 PMCID：PMC3833931 DOI：10.1093/jnci/djt303]

[39] An J, Gharahkhani P, Law MH, Ong JS, Han X, Olsen cm, Neale RE, Lai J, Vaughan TL, Gockel I, Thieme R, Böhmer AC, Jankowski J, Fitzgerald RC, Schumacher J, Palles C, Whiteman DC, MacGregor S. Gastroesophageal reflux GWAS identifies risk loci that also associate with subsequent severe esophageal diseases[J]. Nat Commun. 2019,10（1）：4219 [PMID：31527586 PMCID：PMC6746768 DOI：10.1038/s41467-019-11968-2]

[40] Cook MB, Thrift AP. Epidemiology of Barrett's Esophagus and Esophageal Adenocarcinoma: Implications for Screening and Surveillance[J]. Gastrointestinal endoscopy clinics of North America. 2021,31（1）：1-26 [PMID：33213789 PMCID：PMC7887893 DOI：10.1016/j.giec.2020.08.001]

[41] 马韶泽,陈鸿鑫,梁振东,等. Barrett食管危险因素的研究进展[J]. 世界华人消化杂

志. 2022,30(14):605-613 [DOI:10.11569/wcjd.b30.il4.605]

[42] Wang Z, Shaheen NJ, Whiteman DC, Anderson LA, Vaughan TL, Corley DA, El-Serag HB, Rubenstein JH, Thrift AP. Helicobacter pylori Infection Is Associated With Reduced Risk of Barrett's Esophagus: An Analysis of the Barrett's and Esophageal Adenocarcinoma Consortium[J]. The American journal of gastroenterology. 2018,113(8):1148-1155 [PMID:29880962 DOI:10.1038/s41395-018-0070-3]

[43] Doorakkers E, Lagergren J, Santoni G, Engstrand L, Brusselaers N. Helicobacter pylori eradication treatment and the risk of Barrett's esophagus and esophageal adenocarcinoma[J]. Helicobacter. 2020,25(3):e12688 [PMID:32175626 DOI:10.1111/hel.12688]

[44] Liu B, Du Y, Wu Y, Snetselaar LG, Wallace RB, Bao W. Trends in obesity and adiposity measures by race or ethnicity among adults in the United States 2011-18: population based study[J]. BMJ(Clinical research ed). 2021,372: n365. DOI:10.1136/bmj.n365]

[45] Lin D, Kramer JR, Ramsey D, Alsarraj A, Verstovsek G, Rugge M, Parente P, Graham DY, El-Serag HB. Oral bisphosphonates and the risk of Barrett's esophagus:case-control analysis of US veterans[J]. The American journal of gastroenterology. 2013,108(10):1576-1583 [PMID:23857477 PMCID: PMC4046950 DOI:10.1038/ajg.2013.222]

[46] 李鹏,王拥军,陈光勇,等. 中国Barrett食管及其早期腺癌筛查与诊治共识(2017万宁)[J]. 中国医刊. 2017,52(09):8-19.

[47] 吴华清,张立卫,刘东国,等. Barrett 食管内镜诊断的研究进展[J]. 中华消化病与影像杂志(电子版). 2015(3):45-48 [DOI:10.3877/cma.j.issn.2095-2015.2015.03.014]

[48] 蔡洪,刘雪. 内镜窄带成像技术在诊断Barrett食管中的应用[J]. 山东大学学报(医学版). 2014,52(z1):26-27.

[49] 王芳军,高昳,赵可,等. 窄带成像放大内镜在Barrett食管随访监测中的应用价值[J]. 中华消化内镜杂志. 2016,33(11):764-768 [DOI:10.3760/cma.j.issn.1007-5232.2016.11.009]

[50] van Vliet EP, Heijenbrok-Kal MH, Hunink MG, Kuipers EJ, Siersema PD. Staging investigations for oesophageal cancer:a meta-analysis[J]. British journal of cancer. 2008,98(3):547-557 [PMID:18212745 PMCID: PMC2243147 DOI:10.1038/sj.bjc.6604200]

[51] 国家消化内镜专业质控中心,国家消化系统疾病临床医学研究中心,国家消化道早癌防治中心联盟,中国医师协会内镜医师分会,中华医学会消化内镜学分会,中国抗癌协会肿瘤内镜专业委员会. 中国消化道疾病内镜下射频消融术临床应用专家共识(2020,上海)[J]. 中华消化内镜杂志. 2020,37(2):77-82 [DOI:10.3760/cma.j.issn.1007-5232.2020.02.001]

[52] Shaheen NJ, Falk GW, Iyer PG, Souza RF, Yadlapati RH, Sauer BG, Wani S. Diagnosis and Management of Barrett's Esophagus: An Updated ACG Guideline[J]. The American journal of gastroenterology. 2022,117(4):559-587 [PMID:35354777 PMCID: PMC10259184 DOI:10.14309/ajg.0000000000001680]

第四章

胃食管反流病的内科药物及内镜治疗

GERD治疗的主要目标是消除症状、防治并发症，并且改善患者的生活质量、预防复发，本章主要阐述GERD的内科药物及内镜治疗。

一、内科药物治疗

GERD药物治疗的目的在于加强抗反流屏障功能，提高食管清除能力，改善胃排空与幽门括约肌功能以防止胃、十二指肠内容物反流，保护食管组织。内科药物主要有抑酸剂、抗酸剂、促动力药、抗反流药、内脏痛觉调节剂以及中医药等，治疗目的为缓解并消除症状、促进食管黏膜愈合以及改善生活质量。其中抑酸剂中质子泵抑制剂是GERD的首选治疗药物，抗酸剂和促动力药是治疗GERD的常用药物。

（一）抑酸剂

由于GERD直接损伤因素为胃酸及胃蛋白酶，抑制胃酸的抑酸药成为基础治疗药物。抑酸剂类药物通过抑制胃酸分泌，降低反流物酸度及胃蛋白酶活性，促进食管黏膜愈合，主要包括质子泵抑制剂（proton pump inhibitor，PPI）、H_2受体拮抗剂（H_2-receptor antagonist，H2RA）以及钾竞争性酸受体阻滞剂（potassium-competitive acid blocker，P-CAB），其中PPI是GERD的首选药物，而P-CAB是一种新型抑酸药物。

1. 质子泵抑制剂（PPI）

质子泵抑制剂是一种苯并咪唑类衍生物，经吸收后进入壁细胞的分泌小管腔内，与H^+结合后生成具有生物活性的次磺酰胺类化合物，该类产物与H^+-K^+-ATP酶α亚单位上的半胱氨酸（Cys）残基中的巯基（-SH）共价结合形成二硫键，不可逆地使H^+-K^+-ATP酶失去活性，丧失泌氢功能，从而发挥抑酸作用。该类药物与质子泵结合牢固、作用时间长，且不可逆，保证了整体的抑酸强度和作用持续时间，从而达到高效抑酸的作用，是目前抑酸作用最强的药物之一。自1986年第一种PPI，即奥美拉唑问世以来，相继上市了兰索拉唑、泮托拉唑、雷贝拉唑、埃索美拉唑等第二代、第三代PPI，近些年新型PPI制剂包括替那拉唑和艾普拉唑。PPI由于具有不可逆性抑制H^+-K^+-ATP泵的作用，故能持久抑制基础与刺激后胃酸分泌，是治疗GERD诱导缓解和维持治疗的首选药物[1]。

奥美拉唑是最常用于治疗GERD的PPI类药物，通过阻塞胃细胞中的质子泵系统减少胃酸的分泌，从而减轻酸反流症状，其常用剂量为20 mg。埃索美拉唑是奥美拉唑的S型异构体，具有比奥美拉唑更低的首过消除效应及更高的生物利用度，有系统综述表明，埃索美拉唑40 mg对食管炎的愈合率，优于兰索拉唑30 mg、奥美拉唑20 mg、泮托拉唑40 mg及雷贝拉唑20 mg[2]。替那拉唑是异咪唑吡啶衍生物的一种新型PPI制剂，可将血浆半衰期延长至9.3 h，是传统PPI的5~7倍。替那拉唑有长时间的抑酸能力，尤其是抑制夜间胃酸分泌效果较好，并基本不受进食及给药时间的影响。艾普拉唑为苯并咪唑类衍生物，具有不可逆抑制H^+-K^+-ATP酶，半衰期可达3.6 h，与传统的PPI相比，其在进入人体后能够选择性地进入胃壁细胞，并能快速转化为次磺酰胺活性代谢物质。在这一过程中，艾普拉唑不会受到胃壁细胞不可逆调节机制的影响，其抑酸效果是奥美拉唑的2~3倍。研究表明，对GERD的疗效艾普拉唑10 mg/d优于奥美拉唑20 mg/d[3]。

PPI治疗GERD分为常规治疗、初始治疗和维持治疗3个阶段，其中常规治疗推荐PPI常规剂量，一日2次，疗程2周，初始治疗推荐PPI常规剂量，疗程

8周，维持治疗阶段推荐剂量减半，每日1次。研究证实，标准剂量的PPI，每日1次，持续治疗8周，可使80%以上GERD患者典型症状得到明显改善，若标准剂量PPI疗效不佳，则换其他PPI或双倍剂量PPI治疗。我国GERD专家共识指出[4]，单剂量PPI治疗无效时可改用双倍剂量，一种无效可尝试换用另一种，治疗周期为4~8周，部分严重的患者可延长治疗时间或加大剂量，如难治性GERD出现食管裂孔疝等并发症时，PPI剂量通常需加倍。若停药后仍有复发，建议在此取得缓解后给予按需维持治疗。常用的PPI常规剂量及其用量见表4-1。

表4-1 常用PPI药物及其用量

药物名称	常规剂量	维持剂量
奥美拉唑	20 mg/d	10 mg/d
兰索拉唑	30 mg/d	15 mg/d
泮托拉唑	40 mg/d	20 mg/d
雷贝拉唑	20 mg/d	10 mg/d
艾司奥美拉唑	20或40 mg/d	20 mg/d
埃索美拉唑	20或40 mg	20 mg
艾普拉唑	5~10 mg	5 mg

大部分PPI代谢都要经过肝细胞色素P450酶系，经过一系列化学反应后形成无活性的水溶性代谢产物，再经尿和粪便途径排泄至体外，参与PPI代谢过程的主要同工酶是CYP2C19。由于受CYP2C19酶代谢时所产生的药物相互作用的影响，PPI与氯吡格雷同时服用时会降低后者的疗效，还会增加不良心血管事件发生的风险（其中奥美拉唑＞兰索拉唑＞泮托拉唑），故在同时服用氯吡格雷的患者中使用PPI治疗时推荐首选泮托拉唑。

虽然PPI可诱导和维持GERD症状缓解，促进黏膜愈合、预防复发和减少并发症，但其治疗仍存在诸多挑战，如PPI标准剂量抑酸不足、治疗停药后复发率高。美国胃肠病学会关于PPI风险和获益的综述中指出[5]，长期应用PPI可能导致以下潜在风险事件发生。①肾脏疾病：急性间质性肾炎、急性肾损伤、慢性肾脏疾病；②痴呆：PPI可阻断V型ATP酶从而增加淀粉样蛋白Aβ的产生；③骨折：如低胃酸相关的钙或维生素B_{12}吸收障碍，胃泌素诱导的甲状旁腺增生和破骨细胞液泡膜质子泵抑制等；④心肌梗死：PPI主要经细胞色素P450同工酶CYP2C19代谢，后者可启动抗血小板药物氯吡格雷活性，PPI可降低氯吡格雷的抗血小板效应；⑤感染：低胃酸可引起胃和近端小肠内细菌过度生长（SIBO），非伤寒沙门菌属或弯曲杆菌属、难辨梭菌感染，肠壁渗透性和细菌移位引起的自发性细菌性腹膜炎、炎等；⑥微量营养素缺乏：低胃酸可引起钙、铁、镁、维生素B_{12}等微量营养素的吸收障碍；⑦胃肠恶性肿瘤：PPI易致幽门螺杆菌的广泛繁殖和高胃泌素血症。以上PPI长期使用导致的潜在风险尚需要更多循证医学证据。

2. 钾竞争性酸受体阻滞剂（P-CAB）

尽管PPI在GERD抑酸治疗中占据了主导地位，是治疗首选药物，但其存在半衰期短、抑酸不足等问题，治疗时仍存在部分问题，如LA-C和D级反流性食管炎患者经PPI标准剂量治疗后食管黏膜愈合率仍低，停药后复发率高，无法满足临床需求。当下，钾离子竞争性酸体阻滞剂（potassium-competitive acid blocker，P-CAB）成为消化道酸相关性疾病新药研发的重要方向之一。P-CAB是一类新型抑酸药物，是治疗GERD PPI的潜在替代品，其作用机制是其通过竞争性阻断H^+-K^+-ATP酶中钾离子的活性，抑制胃酸分泌[6]。由于其具有强抗酸分解能力而能够长期停留在分泌小管中，从而持续阻断新合成的H^+-K^+-ATP酶，进而产生持久的抑酸作用，因此具有起效快、作用持久、稳定性强的特点。

目前已上市的P-CAB类药物有伏诺拉生和替戈拉生，分别于2014年12月日本和2018年7月韩国上市。伏诺拉生具有以下几个特征[7,8]：①能够被机体迅速吸收，口服后1.5~2.0 h可达到最高血浆浓度，且其吸收受进食的影响较小；②主要通过细胞色素P450（CYP）3A4酶代谢为无活性产物，故其抑酸效果受CYP2C19基因的影响较小；③可迅速进入胃壁细胞酸性分泌小管并高浓度聚集，比PPI起效更快；④可同时抑制静息和活化状态的质子泵，结合亲和力较高而解离速度缓慢，且其半衰期可长达9 h，从而达到更持久的抑酸效果。

目前伏诺拉生初始治疗推荐剂量为20 mg，每日一次，疗程为4周，效果欠佳者可延长至6~8周，维持治疗的剂量可减半，对于难治性GERD的治疗剂量可酌情加倍。日本最近一项单中心、前瞻性RCT研究对比了10 mg和20 mg伏诺拉生维持治疗的疗效，发现其对反流性食管炎食管黏膜愈合率分别为94.4%和94.6%，差异没有统计学意义，代表伏诺拉生维持治疗的剂量可减半[9]。此外，多项研究证实伏诺拉生在反流性食管炎、非糜烂性食管炎及对PPI耐药的难治性GERD治疗中均有效。日本两项及中国一项多中心、双盲RCT研究比较了伏诺拉生与兰索拉唑治疗反流性食管炎患者黏膜愈合的优劣性[10-12]，结果显示，伏诺拉生治疗2周、4周、8周时的黏膜愈合率均高于兰索拉唑，且烧心症状缓解率明显高于兰索拉唑。然而对于非糜烂性食管炎（nonerosive reflux disease，NERD）患者，目前的临床研究结果显示伏诺拉生可改善症状，但仍未达到理想效果。临床中约50% NERD患者对PPI疗效不尽满意，尚缺乏临床研究直接比较伏诺拉生与PPI在NERD治疗中的疗效。但研究指出，伏诺拉生对比安慰剂组烧心改善率明显提高，且经伏诺拉生治疗后NERD患者症状改善率和完全缓解率达到83%和47%[13, 14]。多项临床研究评估了伏诺拉生治疗GERD的短期（<52周）安全性，结果显示伏诺拉生耐受性良好、不良反应事件发生率低，且多为轻度不良反应如腹泻、便秘、恶心、皮疹等，其与PPI安全性结果相似[13, 15, 16]。关于伏诺拉生长期安全性研究正在进行中，有待更全面的数据公布。

3. 组胺H_2受体阻滞剂（H2RA）

组胺H_2受体途径是促进胃酸分泌最重要的调节途径。组胺H_2受体阻滞剂（H2RA）也称H_2受体拮抗剂、H_2受体阻断剂，与组胺结构形态相似，可竞争性结合胃壁细胞基底膜上的H_2受体位点，通过抑制腺苷酸环化酶（AC）的活化，降低细胞内环-磷酸腺苷（cAMP）浓度，cAMP激活蛋白激酶A（PKA）的水平下调，PKA磷酸化作用减弱从而抑制H^+-K^+-ATP酶转运体泌H^+的作用，导致壁细胞分泌胃酸减少。

临床上较常使用的H2RA有西咪替丁、雷尼替丁、法莫替丁和尼扎替丁等，因它们具有相似的受体亲和性和临床适应证，并且耐受性良好，所以多被用于治疗GERD、消化道溃疡，或用于溃疡急性出血的治疗。研究证实[17]，法莫替丁联合奥美拉唑治疗GERD，较单独使用奥美拉唑明显有效（整体有效率为95.45% vs 77.27%，$p < 0.05$），不良反应发生率无显著差异（9.09% vs 13.64%，$p > 0.05$），PPI基础上联合法莫替丁可进一步缓解反酸、烧心、胸骨后疼痛等不适症状，且联合用药安全性较高，无严重不良反应。国内赵斌等对H2RA不良反应进行流行病学调查[18]，统计发现H2RA引起的不良反应主要有过敏反应（约占36%），如皮肤瘙痒、皮疹、皮炎、荨麻疹、药物热，甚至过敏性休克，心血管系统损害（约占14%），如胸闷、心动过速、心悸等，呼吸系统损害（约占13%）如呼吸困难、剧烈干咳等，神经系统损害（约占10.7%），如神经精神障碍、锥体外系症状、抽搐等，内分泌紊乱（约占7%），如泌乳、性功能障碍、乳腺增生等。因其具有较多的临床副作用，临床上已越来越少选择使用，并且随着质子泵抑制剂的逐渐兴起，抑酸药物的选择范围也更为广泛。此外，H2RA大多数需经过肝脏代谢，依靠细胞色素P450系统，而细胞色素P450同工酶对多种药物疗效和毒性反应起决定作用，其中西咪替丁、雷尼替丁对P450系统抑制作用最为显著，导致明显的药物相互作用，因此H2RA应用亦逐渐减少。

综上所述，抑酸是GERD首要治疗措施，从H2受体拮抗剂到质子泵抑制剂，再到新型钾离子竞争性酸体阻滞剂，每一代药物都有它独特的化学结构和药理特性，在更新换代中提高优化疗效、减少不良反应发生率。PPI是治疗GERD重要治疗药物，但其存在不可逆性和酸不稳定性，个体差异性大，部分难治性GERD对PPI应答率较低，出现耐药。新型抑酸药P-CAB由于其可逆性、能快速且持久缓解消化道症状，更易耐受，无须依赖细胞色素P450同工酶CYP2C19代谢，药效个体差异性较小。因此，可逆型P-CAB诸多优势可以克服不可逆型PPI的不足，为GERD患者提供新的选择。

（二）抗酸剂

抗酸剂是可快速中和胃酸的制剂，并快速缓解反流症状，短期使用抗酸剂可改善患者反流、烧心症状。临床常用的抗酸剂为硫糖铝、氢氧化铝、铝碳酸镁和铝碳酸钙等。其可中和胃酸，吸附胆酸，降低胃蛋白酶活性，保护食管及胃黏膜且不影响消化功能，并能在受损黏膜表面形成保护膜以隔绝有害物质的侵蚀，从而有利于受损黏膜的愈合。但临床上一般不单独用于GERD治疗，通常联合用药。

硫糖铝在酸性环境中可与炎症糜烂处或溃疡底部的蛋白质结合，形成一种有黏性能附着在病损部位的膜，将损害因素与受累部位隔离，从而保护受损创面。此外，硫糖铝还能吸附胃蛋白酶、胆汁和某些药物甚至幽门螺杆菌，减轻有害因素对胃黏膜的刺激和损害，因此硫糖铝治疗反流性食管炎能同时达到保护和吸附的双重目的。硫糖铝是蔗糖硫酸酯的碱式铝盐，不被吸收入血，较安全，偶有便秘，极少有口干、恶心、胃痛等不良反应发生，重度便秘、甲亢患者不宜用此药。

（三）促动力药

促胃肠动力药可增加LES压力、促进胃排空，改善食管蠕动功能，从而减少胃十二指肠内容物反流并缩短其在食管的暴露时间，用于轻症患者或作为辅助用药[19]。而对于部分中、重度反流性食管炎患者，单用PPI无法达到内镜下食管炎愈合疗效，单纯抑酸不能改善食管与胃的动力，且强效抑酸导致胃排空延缓。因此，对于中、重度GERD患者在进行抑酸和抗酸治疗的同时，需要改善食管与胃肠动力。目前临床上治疗GERD的促动力药，主要选用可增强上部胃肠动力、加速胃排空、促进与协调胃与十二指肠运动功能、增加食管下括约肌张力、促进食管蠕动的药物，包括甲氧氯普胺、多潘立酮、西沙必利、莫沙必利、伊托必利以及替加色罗等。

1. 多巴胺受体拮抗剂

多巴胺受体拮抗剂作用于多巴胺D2受体以阻断多巴胺对消化系平滑肌的抑制作用，增强食管动力、促进胃排空，同时作用于中枢化学感受器触发区而具有止吐作用，主要包括甲氧氯普胺和多潘立酮，临床上广泛用于治疗功能性消化不良、胃轻瘫、功能性胃肠病所致的呕吐等。甲氧氯普胺由于可进入血脑屏障引起中枢神经系统副作用，如失眠、震颤、运动障碍，不宜长期服用，临床上主要用于止吐治疗，较少用于治疗GERD。而多潘立酮通过特异性拮抗胃肠道平滑肌的D2受体，不仅能增强胃的收缩和蠕动，加快胃排空，还能使LES升高、促进食管运动，从而阻止胃十二指肠反流。目前研究证明，多潘立酮和抑酸药物联合使用可增加对GERD治疗疗效，且其极少通过血脑屏障，服用后不引起锥体外系不良反应，是一种比较安全的药物。

2. 5-羟色胺4(5-HT4)受体激动剂

5-HT4受体激动剂可通过兴奋胃肠道胆碱能中间神经元及肌间神经丛的5-HT4受体，促进乙酰胆碱的释放，增强胃肠道平滑肌的蠕动和收缩，并使LES升高，改善食管蠕动。主要分为苯甲酰胺类、苯并咪唑类和吲哚烷基胺类3种，目前临床上常用的苯甲酰胺类衍生物有西沙必利和莫沙必利。

西沙必利作为非选择性5-HT4受体激动剂，促胃肠动力作用极强，使LES压力升高，食管蠕动加强，胃排空加快，改善胃窦和十二指肠协调性。研究证实西沙比利可明显减少GERD患者酸反流症状及夜间一过性LES松弛的发作次数，降低食管酸暴露时间百分比，与PPI联合使用治愈率显著提高。然而，由于西沙比利还具有轻度拮抗5-HT3和抗D2受体作用，可引起心脏Q-T间期延长，对于某些心脏病患者可能引起室性心律失常，因此限制了其临床广泛使用。莫沙必利，是第一个没有多巴胺D2受体拮抗作用的高选择性5-HT4受体激动剂，可通过兴奋胃肠道胆碱能中间神经元5-HT4受体，促进乙酰胆碱的释放，从而增强胃肠道运动，但不影响胃酸的分泌。此外，莫沙必利起效迅速，可增强LES张力、阻止胃内容物反流入食管，加强食管抗反流屏障的作用，联合PPI治疗GERD有一定的效果。莫沙必利为选择性胃肠道5-HT4受体激动剂，没有D2受体的拮抗作用，不会引起Q-T间期延长，且与大脑突触膜上的多巴胺D2、5-HT1、5-HT2受体无亲和力，不会因为这些受体阻滞而引起锥体外系不良反应，具有良好的安全性。

3. 其他促胃肠动力药

伊托必利是一种新型的促胃肠动力药，是具有与现有药物作用机制不完全相同的促胃肠动力药，具有独特的双重作用机制，通过阻断多巴胺D2受体和抑制乙酰胆碱酯酶活性发挥协同作用，伊托必利不仅能刺激乙酰胆碱的释放，还能抑制其降解，引起胃肠平滑肌收缩、发挥促胃肠动力作用。研究证实，伊托必利联合PPI可有效缓解胃食管反流病临床症状，促进黏膜愈合，且不良反应少、安全性高[20]；伊托必利联合富马酸伏诺拉生治疗GERD，可明显降低酸反流次数、血清促炎性因子，如IL-6、IL-1β以及5-HT水平，从而减轻炎症反应、促进食管黏膜愈合，疗效显著、安全性高[21]。伊托必利在发挥促胃肠动力作用时的效应剂量对中枢神经系统和自主神经系统无影响，较少进入脑内，因此不引起锥体外系反应发生率极低，不会引起导致猝死的Q-T间期延长或室性心律失常，是一种具有与现有药物作用机制不完全相同的胃肠促动力药，为GERD的治疗提供了一种新的选择。

此外，其他促胃肠动力药物有替加色罗、胃动素受体激动剂如红霉素、γ-氨基丁酸受体激动剂如巴氯芬，但相关疗效和安全性尚缺乏临床大队列病例报道，未来有待进一步研究。目前抑酸治疗被公认为是治疗GERD的主要方法，关于促动力药物在胃食管反流病（GERD）治疗中的作用尚有争议。较一致的观点认为，对于治疗轻度GERD促动力药物与H2受体阻滞剂具有相同的疗效，而在治疗重症GERD时促动力药物和抑酸药物联合治疗比单药治疗更有效。

二、内镜治疗

尽管GERD药物治疗疗效较好，但仍有约30%患者对PPI治疗无应答或部分应答，甚至在食管炎愈合后经PPI或P-CAB维持治疗6个月，仍分别有部分患者复发。且长期服药的患者还会有维生素B_{12}、钙、铁等元素缺乏及罹患社区获得性肺炎、艰难梭菌感染等疾病的风险。因此，对于经正规抑酸药物治疗效果不佳、停药后复发、不宜长期应用抑酸药物的患者来说，可考虑行内镜治疗。适用于GERD的内镜治疗方法包括内镜下射频消融术（endoscopic radiofrequency ablation，ERFA）、经口无切口胃底折叠术（transoral incisionless fundoplication，TIF）、内镜下经口贲门缩窄术（peroral endoscopic cardial constriction，PECC）、抗反流黏膜切除术（anti-reflux mucosectomy，ARMS）等[22, 23]。

（一）内镜下射频消融术

1. 射频消融装置

射频治疗自1921年起被广泛应用于外科手术，已在心律失常、关节松弛、良性前列腺增生及睡眠呼吸障碍患者中显示出治疗获益。其作用机制为射频能量可导致胶原收缩，破坏组织，促使瘢痕组织增生、神经损毁等。内镜下射频消融术（endoscopic radiofrequency ablation，ERFA）是指在消化内镜直视下将不同类型视频消融电极贴敷于消化道扁平黏膜病变处，通过射频电流产生凝固坏死而消除病变的一种内镜微创治疗技术[24]。射频治疗GERD的原理[25]，是将射频的热能量作用于LES及贲门的肌层，通过热损失使肌层组织纤维化、神经末梢失活，使EGJ顺应性降低，LES厚度及压力增强，减少LES松弛发生的次数，达到抗反流目的（图4-1）。其适应证为：18岁以上、对长期服用PPI药物存在禁忌，且不适宜行外科手术治疗的GERD患者。禁忌证为：合并长度 > 2 cm的巨大食管裂孔疝，洛杉矶分级C/D级的严重的反流性食管炎，Barrett食管，合并严重全身系统性疾病、一般状况差、不能耐受麻醉等[26]。

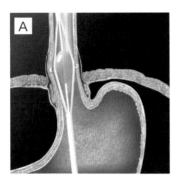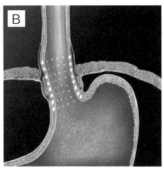

图4-1　内镜下射频消融术。A.射频电极在LES部分进入肌层。B.短时间内发送射频电流，每层8~12个射频治疗点，每隔0.5 cm一层，共9层，80个射频治疗点

2000年美国食品药品监督管理局（FDA）批准将射频治疗应用于GERD治疗，主要射频器械为Stretta系统，中国目前采用的是Medi GERD射频治疗系统。这两种装置操作步骤和作用原理相似，即通过内镜确定门齿与食管齿状线的距离，沿导丝置入射频导管，分别于齿状线上、齿状线、齿状线下层面，通过左右旋转、回拉等操作进行射频治疗。其中Stretta系统采用465 kHz频率，目标温度在65~85 ℃，由四通道的射频发射器和末端装有可扩张球囊的导管系统组成（图4-2）。通过热电偶自动调节输出能量，作用于固有肌层靶组织，使LES固有肌层术后纤维化和组织重塑，抑制一过性LES松弛，从而减少反流事件和食管酸暴露。Stretta射频操作过程如下（图4-3）：①治疗时患者深度静脉麻醉，先常规胃镜下测量齿状线距门齿距离，通过胃镜活检孔道引入导丝至十二指肠，撤出胃镜，沿导丝将射频导管引入食管。②于齿状线上1 cm，通过注射器将气体注入导管前端气囊，使气囊扩张并固定，推动射频导管末端的激发装置，使球囊外网篮上的4个电极针插入食管壁肌层，治疗仪屏幕显示电阻迅速下降，确认电阻及温度正常后，启动1 min一次的治疗，再将导管右旋45°，启动第二轮1 min的射频治疗。③接下来分别于齿状线上0.5 cm、齿状线、齿状线下0.5 cm，每个部位均于0°、右旋45°治疗2次，完成3个平面的治疗。④推入导管气囊至胃内，分别于气囊内注气25 mL及22 mL后外拉导管至适当阻力处，每个平面均于0°、右旋30°、左旋30°分别治疗3次。可于齿

状线上1.5 cm、2 cm增加2个治疗平面，治疗共6~8个平面、56~72个点。黏膜表面通过预冷装置进行冷却保护，治疗过程中可有少量黏膜出血，术后短暂胸痛、发热等，术后1周均可缓解。

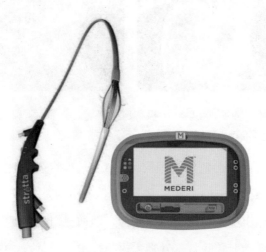

图4-2　Stretta装置

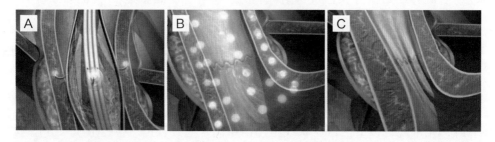

图4-3　Stretta操作过程。A.沿导丝将射频导管引入食管齿状线上1 cm，注射器注气扩张导管前端的气囊。B.推动射频导管末端的激发装置，进行6~8个平面的射频治疗。C.术后食管贲门连接部状态。

2. 临床疗效及安全性

自2000年美国FDA批准射频应用于GERD治疗后，Stretta射频系统在世界内镜领域已得到广泛推广应用及研究报道。多项研究报道了Stretta系统治疗GERD的安全性及有效性。美国一项多中心前瞻性队列研究探讨了Stretta射频消融治疗GERD的长期安全性和有效性[27]，研究中对118例患者术后随访12个月，发现烧心评分（4 vs 1）、GERD评分（27 vs 9）、PPI需求量（88.1% vs 30%）以及食管酸暴露（10.2% vs.6.4%）较术前均明显改善，其中仅有10例（8.6%）出现并发症，如发热、黏膜损伤、胸痛、吞咽困难等，均为短暂性且不需要治疗干预，可自行缓解。随后第一篇随机对照（RCT）研究是由美国Corley等于2003年报道[28]，研究共纳入了64例GERD患者，随机分为射频治疗组和假手术组，随访6个月后发现治疗组烧心症状和GERD-HRQL评分改善的患者人数比例明显多于假手术组（61% vs 33%，61% vs 30%），且术后没有穿孔、出血和死亡事件的发生。在目前发表的、随访时间最长的一项前瞻性研究中[29]，美国Noar等对217例接受了射频治疗的GERD进行随访观察（其中149例患者完成了10年随访），其中41%患者可完全停用PPI，64%患者药量可减半，72%患者GERD-HRQL改善，常见不良反应为胸部不适（50%）、消化不良（25%）、腹痛（8.3%），因此内镜下射频消融治疗GERD疗效可维持较长时间。而国内刘建军等回顾纳入370例GERD患者，经Stretta射频治疗随访12个月后反流症状明显缓解，GERD症状评分由3.73分下降至1.66分，DeMeester积分由113.25分降至53.07分，酸反流程度明显减轻，抑酸药量减少或可停药，生活质量明显改善，治疗过程无严重并发症及死亡病例[30]。以上国内外研究均表明，射频治疗可显著改善患者烧心症状，降低食管酸暴露时间，显著提高患者生活质量。

Meta分析指出[31]，内镜下射频消融治疗GERD的并发症发生率仅为0.93%，较常见的是黏膜撕裂和轻度损害（0.36%），其他较少见的包括胃轻瘫、溃疡出血、纵隔炎等。虽然应用早期见出现个别严重并发症（穿孔和吸入性肺炎）的报道，考虑为操作不熟练导致，2002年之后未再出现此类严重并发症。综上所述，内镜下射频消融术具有良好的疗效和安全性，是GERD内镜治疗的首选方法之一。

（二）内镜下胃底折叠术

1. 胃底折叠术装置

内镜下胃底折叠术可根据设备系统进行分类，目前国内外使用较多的为经口无切口胃底折叠术（transoral incisionless fundoplication，TIF）的 EsophyX 系统和 MUSE 系统两种。TIF 于2006年推出，我国2017年完成首例，是通过折叠胃食管结合部、加强 His 角以形成抗反流阀瓣，从而达到增加 LES 压力、治疗 GERD 的目的。MUSE 系统是通过从不同角度将胃底钉合在胃食管结合部近端约3 cm 处形成阀瓣，从而恢复 His 角，起到抗反流的作用。其适应证：胃食管结合部解剖结构无明显异常、Hill 分级为Ⅰ–Ⅱ级的 GERD 患者，不适于合并长度＞2 cm 的巨大食管裂孔疝、既往有食管手术史或存在明显的胃食管结合部解剖结构异常的患者。

EsophyX 是一种内镜下缝合系统，该系统将一个带有内镜插入孔道的管型装置（图4-4），通过180°弯曲后到达 His 角，通过牵引针将 Z 线附近的全层组织旋转下拉3~5 cm，最后由牵引器尖端伸出一个附着于缝合针上的加固器进行固定，并在胃腔内形成全层折叠的抗反流瓣（图4-5）。最终目标是通过在胃食管结合部（gastroesophageal junction，EGJ）上方发射稳定 T/H 形固定物，并逐步应用270°食管胃包裹术，实施内镜下胃底折叠术以恢复 His 角的完整性。目前 EsophyX（EndoGastric Solutions）设备的临床应用包括4种程序：腔内胃底折叠术、经口无切口胃底折叠术1.0、经口无切口胃底折叠术2.0，以及腹腔镜食管裂孔疝修补术联合经口无切口胃底折叠术。

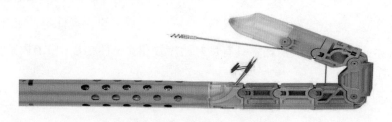

图4-4　EsophyX系统内镜管型装置

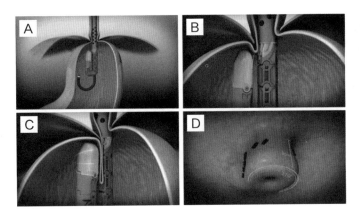

图4-5　EsophyX系统内镜下胃底折叠术。A~B.通过牵引针将Z线附近的全层组织旋转下拉；C~D.将胃的前弯曲部分折叠至食管末端，经加固器固定后形成"H"形阀瓣

MUSE系统是一种融合超声与内镜下抗反流技术、用于治疗中重度胃食管反流病的新型手术方式，包括腔内吻合器和连接到腔内吻合器的控制台，包含一个摄像头和超声波测距仪、各种传感器、一个用于充气和灌洗的泵和一个吸入系统（图4-6），在我国正日益开展[32]。MUSE内镜下胃底折叠术系统是从口腔进入，经过食管，通过3个或3个以上的钉合点将胃底部分钉合在食管下端，恢复His角（食管下段与胃底所形成的夹角，正常状况下为锐角，小于90°），重建胃食管阀瓣，建立阻止胃食管反流的有效屏障（图4-7）。

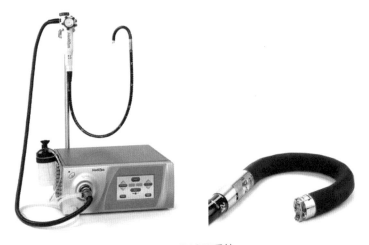

图4-6　MUSE系统

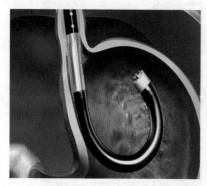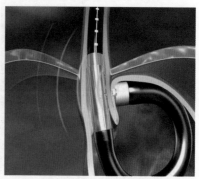

图4-7　MUSE系统内镜下胃底折叠术（阀瓣钉合）

2. 临床疗效及安全性

内镜下胃底折叠术已成为一种新兴的内镜治疗方式，近年来对TIF的临床应用均为安全有效。最近国外Bell等在一项前瞻性研究中报道了EsophyX系统治疗151名GERD患者的长期疗效，随访9年发现中位GERD HRQL评分从基线的21分降到4分，反流评分从基线的15分降到1分，每日PPI的使用量从93%降到22%，提示EsophyX能持久有效地控制GERD的反流症状[33]。国外随机对照研究（TEMPO）比较了TIF与PPI治疗效果，发现90%TIF组患者可停用PPI，控制GERD症状明显优于药物治疗[34]。在国外Zacherl等进行的一项多中心前瞻性研究中，69例经MUSE系统治疗的GERD患者术后6个月GERD HRQL评分较前明显改善，超过60%患者可停用PPI[35]。国内纳入的一个小样本多中心、前瞻性研究中，13例经MUSE系统治疗的GERD患者术后6个月酸暴露时间百分比显著降低（10% vs 3%），PPI停药率为77%，GERD-Q评分显著降低（13分 vs 1分），术后患者仅感到轻微咽痛、上腹隐痛，无其他不良反应[36]。

TIF术后可能出现上腹痛、胸痛、吞咽困难等短期并发症，但上述症状多是短暂或轻微的，在术后6个月吞咽困难和腹胀改善率达到92%和79%，提示基本都能改善[34]。在Testoni等的研究中，对35例TIF治疗患者进行术后随访，发现3例患者术后出现上腹疼痛，1例患者发生食管穿孔，此为唯一的不良反应[37]。总体来说，TIF具有创伤小、并发症少的优点，在控制GERD反流症状方面表现出良好结局，随着对技术和设备的改进，希望未来能在国内越来越多被推广使用。

（三）内镜下经口贲门缩窄术

1. 操作原理

内镜下经口贲门缩窄术（peroral endoscopic cardial constriction，PECC）由我国学者令狐恩强于2013年首次提出并应用于临床治疗GERD，其操作原理是通过套扎胃食管结合部的近端黏膜层和部分肌层，使局部组织缺血坏死，从而形成瘢痕使贲门缩窄，以此达到减少反流的目的。PECC的操作过程如图4-8所示，主要适用于抑酸药物治疗效果差或无效的GERD，但不适于胃食管结合部解剖结构异常以及有食管胃手术史的患者。

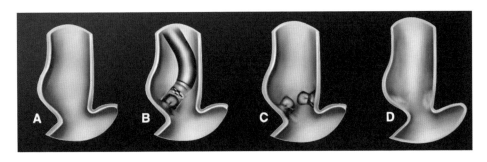

图4-8　PECC操作过程。A.术前贲门松弛状态。B.释放套扎环收缩贲门黏膜，使组织基底部缩成半球形隆起。C.使用夹子固定隆起黏膜的根部。D.术后贲门径宽缩窄

2. 临床疗效与安全性

令狐恩强教授自2013年首次提出后，先后多次对PECC的临床应用疗效和安全性进行了研究报道，其收集2013—2016年行PECC治疗的47例GERD患者临床资料[38]，回顾性分析发现术后Demeester评分较术前明显下降（23.1分vs 61.2分），总治疗有效率为73.7%，且术后所有患者无发热、穿孔发生，7例（14.9%）出现胸骨后疼痛不适、2例（4.3%）出现进食哽噎感、1例（2.1%）出现少量咯血，以上10例均无须特殊治疗，症状于2天内自行好转。胡海清等

对27例行PECC的GERD患者进行了术后随访[39]，发现术后3个月、6个月的GERD健康相关生活质量（HRQL）评分、问卷量表（Q）症状评分都显著降低，基本治愈率达到81.5%（22/27）和77.8%（21/27），差异具有统计学意义；复查胃镜见食管糜烂愈合，反转内镜可见防反流瓣膜，所有患者无严重的治疗相关并发症发生，仅部分患者术后出现剑突下及胸骨轻微疼痛，可能是套扎引起局部组织缺血坏死导致的不适，无须特殊处理，经抑酸治疗后自然缓解。随后国内一项小样本的回顾性研究指出[40]，15例接受PECC治疗的GERD患者术后Demeester评分、pH＜4时间百分比、反流次数、长反流次数及长反流持续时间、GerdQ评分，相比术前均明显下降。最新研究指出，对于重度反流性食管炎，其酸反流时间百分比、LES压力较术前无明显改善（$p > 0.05$），且重度反流性食管炎组术后食管黏膜改善率（54.8% vs. 81%）、LES压力［（8.68 ± 3.46）mmHg vs（10.95 ± 3.46）mmHg）］显著低于轻度反流组（$p < 0.05$）[41]。因此，PECC治疗GERD短期临床效果显著、安全可行，具有良好的临床应用前景，但是治疗重度反流性食管炎时应慎重，且缺乏对GERD长期疗效和安全性的评价，未来还需要更大样本进一步研究明确。

（四）抗反流黏膜切除术

1. 操作原理

抗反流黏膜切除术（anti-reflux mucosectomy，ARMS）是指部分或完全切除贲门或胃食管结合部的黏膜组织后，局部黏膜组织逐渐收缩并形成瘢痕，从而形成反流瓣，发挥抑制反流的作用[42]。该技术由日本Inoue医师于2003年偶然发现并首次报道[43]，其对1例Barrett食管伴高级别上皮内瘤变患者行内镜下黏膜剥离术（ESD）治疗后发现该患者的胃食管反流症状也随之缓解，并在10年随访中未再见到反流复发。由此Inoue教授团队于2014年正式提出将内镜下ARMS应用于GERD治疗[44]。该技术适应证：PPI治疗效果欠佳且不存在滑动食管裂孔疝的GERD患者，合并有Barrett食管、重度异型增生、食管腺癌等情况也可应用ARMS治疗，但不适于合并长度＞2 cm的巨大食管裂孔疝，以及存在食管动力障碍、洛杉矶分级D级的严重食管炎患者。

ARMS手术方式主要有广义和狭义两种[42]。广义ARMS是指通过各类内镜下治疗方法，破坏黏膜层利用瘢痕挛缩以缩窄贲门径宽，改善抗反流阀瓣的紧密性，包括抗反流黏膜套切术、抗反流黏膜消融术、内镜下贲门套圈紧缩术（前文介绍的3种GERD内镜下术式）。狭义ARMS目前报道方法多样，有日本Inoue等使用标准EMR、ESD方式切除黏膜[43]，韩国Yoo等借助透明帽辅助[45]，以及美国Benias等使用ESD/EMR联合折叠缝合方法，对食管黏膜半周切除和LES、贲门全层折叠[46]。不论广义还是狭义，目前研究报道ARMS术后反流症状均能得到一定程度的改善，是内镜下治疗GERD的最好选择。其具体手术操作步骤如下（图4-9）：①沿贲门小弯侧进行黏膜标记；②将亚甲蓝与生理盐水混合溶液标记点外侧黏膜下行多点注射，使黏膜充分抬举；③反转镜身，沿贲门小弯侧行EMR或ESD，切除1/2~3/4周新月形黏膜，保留大弯侧贲门阀瓣，切除长度约3 cm，以EGJ为界，包含食管侧1 cm和胃侧2 cm。

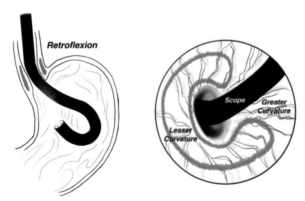

图4-9 内镜下食管-贲门黏膜环切

2. 临床疗效和安全性

日本Inoue自首次报道ARMS后于2014年进行小规模研究[44]，对10例GERD行ARMS治疗，其中2例为环切，8例呈新月形切除，术后烧心和反流评分均显著降低，有2例行全周黏膜切除后发生了食管狭窄，随后改良采用沿小弯侧黏膜切除术（EMR）或黏膜剥离术（ESD）做新月形黏膜切除。近年来有多篇临床研究报道，虽多为单中心且回顾性研究，但标明ARMS正越来越多被临床应用。

日本Sumi等的一项单中心研究[47]，对109例行AMRS治疗的患者随访36个月，发现经AMRS治疗后51%患者在术后1年可停用PPI，GERD生活质量评分（GERD-Q）在术后2、6及12个月得到明显改善（9.5±3.0 vs 6.7±2.1），食管酸暴露时间（20.8±24.3 vs 6.9±10.4）、DeMeestey评分显著下降（64.4±75.7 vs 24.9±36.0）。术后2例出血、1例轻微穿孔，采用内镜下止血和钛夹夹闭治疗后均好转。国内南京鼓楼医院对26例PPI依赖性GERD行内镜下ARMS治疗，术后随访6~27个月发现88.5%患者临床症状得到明显缓解，57.7%可停用PPI，平均GERD-Q评分较术前明显好转[48]。近期一项Meta分析显示，451例行ARMS治疗的患者中，术后总并发症发生率为11%，最常见的为吞咽困难，但都经过球囊扩张后得到改善。2%发生消化道出血，1%穿孔[49]。随着手术技术的娴熟能最大限度规避此类并发症，因此不构成ARMS安全性的威胁。

ARMS和PECC，二者原理相似，均通过不同手术方式导致黏膜缺失，术后瘢痕组织增生，促使贲门紧缩以及LES压力增加，从而减少酸反流。ARMS以ESD和EMR技术为基础，剥离或切除黏膜层，尤其是ESD技术难度相对较大，出血穿孔风险高；而PECC以套扎技术为基础，使用多环套扎器吸引套扎黏膜，辅以金属钛夹固定，操作简单、易于掌握。国内有学者比较过两者治疗GERD的临床疗效，发现随访1年临床疗效相当，但是PECC对改善短期疗效如反流症状、GERD-Q评分显著优于ARMS[50]。因此，对于食管无黏膜异型增生的患者PECC为较好选择，而对于合并Barrett食管或黏膜异型增生的患者，推荐行ARMS以对病变黏膜进行整块切除，保证水平及垂直切缘阴性，避免病灶残留。

（五）展望

GERD一线治疗仍以抑酸剂、促胃肠动力药等药物治疗为主，对于抑酸治疗效果不佳或不宜长期服用抑酸剂、不伴有较大食管裂孔疝的GERD患者，内镜治疗是最佳选择。内镜治疗技术是GERD治疗的一个有前景的方向，其可以改善抗反流屏障功能的缺陷，直接针对GERD发生的病理生理机制，同时与外科手术相比也更加微创、安全。但在考虑内镜下治疗之前，首先应通过内镜、24 h阻抗pH监测、食管测压、上消化道造影等手段明确GERD的诊断，评估目前症状与反流的关系，找出可能与症状控制不佳相关的因素，并评估EGJ的结构和功能，只有那些症状确实和反流相关、PPI治疗有反应的患者，才有可能从内镜治疗中获益。但目前发表的内镜下技术治疗GERD的数据仍较少，各种新技术的远期疗效和安全性仍需进一步的研究证实，未来需要更多高质量长期随访的研究来进一步明确其疗效及安全性。

参考文献

[1] 中国药学会医院药学专业委员会,中华医学会临床药学分会,《质子泵抑制剂优化作用专家共识》协作组. 质子泵抑制剂优化应用专家共识[J]. 中国医院药学杂志. 2020, 40(21):2195-2213.

[2] Edwards SJ, Lind T, Lundell L. Systematic review: proton pump inhibitors (PPIs) for the healing of reflux oesophagitis - a comparison of esomeprazole with other PPIs[J]. Aliment Pharmacol Ther. 2006,24(5):743-750 [PMID:16918878 DOI:10.1111/j.1365-2036.2006.03074.x]

[3] Periclou AP, Goldwater R, Lee SM, Park DW, Kim DY, Cho KD, Boileau F, Jung WT. A comparative pharmacodynamic study of IY-81149 versus omeprazole in patients with gastroesophageal reflux disease[J]. Clinical pharmacology and therapeutics. 2000,68(3): 304-311 [PMID:11014412 DOI:10.1067/mcp.2000.109155]

[4] 中华医学会消化病学分会. 2020年中国胃食管反流病专家共识. 中华消化杂志. 2020,40(10):649-663.

[5] Freedberg DE, Kim LS, Yang YX. The Risks and Benefits of Long-term Use of Proton Pump Inhibitors: Expert Review and Best Practice Advice From the American Gastroenterological Association[J]. Gastroenterology. 2017,152(4):706-715 [PMID: 28257716 DOI:10.1053/j.gastro.2017.01.031]

[6] 孙菁,袁耀宗. 胃食管反流病药物治疗:新型抑酸药物进展[J]. 中华消化杂志. 2019,39 (10):3.

[7] 段萌,王娜,霍丽娟. 新型抑酸药物伏诺拉生临床应用的研究进展[J]. 国际消化病杂志. 2023,43(1):18-22.

[8] 许文涛,许向波,任天舒,祁兴顺. 伏诺拉生治疗胃食管反流病的研究进展[J]. 世界华人消化杂志. 2021,29(21):1248-1253.

[9] Okanobu H, Kohno T, Mouri R, Hatsushika Y, Yamashita Y, Miyaki E, Fukuhara T, Okazaki A, Sakano A, Urabe A, Takaki S, Mori N, Tsuji K, Ochi H, Furukawa Y. Efficacy of vonoprazan 10 mg compared with 20 mg for the initial treatment in patients with erosive esophagitis: a randomized pilot study[J]. Esophagus: official journal of the Japan Esophageal Society. 2021,18(3):669-675 [PMID:33221955 DOI:10.1007/s10388-020-00798-7]

[10] Ashida K, Sakurai Y, Nishimura A, Kudou K, Hiramatsu N, Umegaki E, Iwakiri K, Chiba T. Randomised clinical trial: a dose-ranging study of vonoprazan, a novel potassium-competitive acid blocker, vs. lansoprazole for the treatment of erosive oesophagitis[J]. Aliment Pharmacol Ther. 2015,42(6):685-695 [PMID:26201312 PMCID: PMC5014135 DOI:10.1111/apt.13331]

[11] Ashida K, Sakurai Y, Hori T, Kudou K, Nishimura A, Hiramatsu N, Umegaki E, Iwakiri K. Randomised clinical trial:vonoprazan,a novel potassium-competitive acid blocker,vs. lansoprazole for the healing of erosive oesophagitis[J]. Aliment Pharmacol Ther. 2016,43 (2):240-251 [PMID:26559637 PMCID: PMC4738414 DOI:10.1111/apt.13461]

[12] Xiao Y, Zhang S, Dai N, Fei G, Goh KL, Chun HJ, Sheu BS, Chong CF, Funao N, Zhou W, Chen M. Phase III, randomised, double-blind, multicentre study to evaluate the efficacy and safety of vonoprazan compared with lansoprazole in Asian patients with erosive oesophagitis[J]. Gut. 2020,69(2):224-230 [PMID:31409606 PMCID: PMC6984055 DOI:10.1136/gutjnl-2019-318365]

[13] Kinoshita Y, Sakurai Y, Takabayashi N, Kudou K, Araki T, Miyagi T, Iwakiri K, Ashida K. Efficacy and Safety of Vonoprazan in Patients With Nonerosive Gastroesophageal Reflux Disease: A Randomized, Placebo-Controlled, Phase 3 Study[J]. Clinical and translational gastroenterology. 2019,10(11): e00101 [PMID:31770139 PMCID: PMC6890278 DOI:10.14309/ctg.0000000000000101]

[14] Shinozaki S, Osawa H, Hayashi Y, Sakamoto H, Miura Y, Lefor AK, Yamamoto H. Vonoprazan treatment improves gastrointestinal symptoms in patients with gastroesophageal reflux disease[J]. The Kaohsiung journal of medical sciences. 2017,33 (12):616-622 [PMID:29132551 DOI:10.1016/j.kjms.2017.07.004]

[15] Kinoshita Y, Sakurai Y, Shiino M, Kudou K, Nishimura A, Miyagi T, Iwakiri K, Umegaki E, Ashida K. Evaluation of the Efficacy and Safety of Vonoprazan in Patients with Nonerosive Gastroesophageal Reflux Disease: A Phase III, Randomized, Double-Blind, Placebo-Controlled, Multicenter Study[J]. Current therapeutic research, clinical and experimental. 2016,81-82:1-7 [PMID:28119763 PMCID: PMC5238607 DOI:10.1016/j.curtheres.2016.12.001]

[16] Cheng Y, Liu J, Tan X, Dai Y, Xie C, Li X, Lu Q, Kou F, Jiang H, Li J. Direct Comparison of the Efficacy and Safety of Vonoprazan Versus Proton-Pump Inhibitors for Gastroesophageal Reflux Disease: A Systematic Review and Meta-Analysis[J]. Digestive diseases and sciences. 2021,66(1):19-28 [PMID:32095968 DOI:10.1007/s10620-020-06141-5]

[17] 王磊,蒋明茗. 奥美拉唑联合法莫替丁治疗消化内科胃食管反流病的临床效果分析[J]. 医药卫生. 2021(9):2.

[18] 赵斌,解学超,王振华,魏开惠. 组胺H2受体拮抗剂不良反应的流行病学特点研究[J]. 中国医院药学杂志. 2014,34(8):4.

[19] 朱琦,刘文忠. 促动力药物在胃食管反流病治疗中的研究进展[J]. 世界华人消化杂志. 2008,16(7):9.

[20] 王玉娇,任珍. 质子泵抑制剂联合伊托必利治疗胃食管反流并患者疗效及安全性分析[J]. 贵州医药 2023.

[21] 赵莹,赵晶. 伊托必利联合富马酸伏诺拉生片治疗胃食管反流病的疗效及对患者CGRP,5-HT水平变化的影响[J]. 中国中西医结合消化杂志. 2022(030-001)

[22] 中国医师协会消化医师分会胃食管反流病专业委员会,中华医学会消化内镜学分会食管疾病协作组. 2020年中国胃食管反流病内镜治疗专家共识[J]. 中华消化内镜杂志. 2021,38(1):12

[23] 中华医学会消化病学分会胃肠动力学组,胃肠功能性疾病协作组,食管疾病协作组. 中国胃食管反流病诊疗规范[J]. 中华消化杂志. 2023,43(9):588-598 [DOI:10.3760/cma.j.cn311367-20230626-00289]

[24] 李兆申,令狐恩强,王洛伟. 中国消化道疾病内镜下射频消融术临床应用专家共识(2020,上海)[J]. 中华消化内镜杂志. 2020,37(2):6.

[25] 虎金朋,周燕,莫丽蓉,等. 内镜下射频消融术在消化系统疾病中的应用[J]. 中华消化病与影像杂志(电子版). 2019,9(2):82-85 [DOI:10.3877/cma.j.issn.2095-2015.2019.02.009]

[26] 姜元喜,许树长. 胃食管反流病的内镜下微量射频治疗研究进展[J]. 国际消化病杂志. 2020,40(4):219-222 [DOI:10.3969/j.issn.1673-534X.2020.04.002]

[27] Triadafilopoulos G, DiBaise JK, Nostrant TT, Stollman NH, Anderson PK, Wolfe MM, Rothstein RI, Wo JM, Corley DA, Patti MG, Antignano LV, Goff JS, Edmundowicz SA, Castell DO, Rabine JC, Kim MS, Utley DS. The Stretta procedure for the treatment of GERD:6 and 12 month follow-up of the U.S. open label trial[J]. Gastrointestinal endoscopy. 2002,55(2):149-156 [PMID:11818914 DOI:10.1067/mge.2002.121227]

[28] Corley DA, Katz P, Wo JM, Stefan A, Patti M, Rothstein R, Edmundowicz S, Kline M, Mason R, Wolfe MM. Improvement of gastroesophageal reflux symptoms after radiofrequency energy: a randomized, sham-controlled trial[J]. Gastroenterology. 2003, 125(3):668-676 [PMID:12949712 DOI:10.1016/s0016-5085(03)01052-7]

[29] Noar M, Squires P, Noar E, Lee M. Long-term maintenance effect of radiofrequency energy delivery for refractory GERD:a decade later[J]. Surgical endoscopy. 2014,28(8):2323-2333 [PMID:24562599 DOI:10.1007/s00464-014-3461-6]

[30] 刘建军,汪忠镐,田书瑞,等。内镜下Stretta射频治疗难治性及食管外症状性胃食管反流病临床观察[J]. 中华临床医师杂志(电子版). 2010(10):04.

[31] Fass R, Cahn F, Scotti DJ, Gregory DA. Systematic review and meta-analysis of controlled and prospective cohort efficacy studies of endoscopic radiofrequency for treatment of gastroesophageal reflux disease[J]. Surgical endoscopy. 2017,31(12):4865-4882 [PMID:28233093 DOI:10.1007/s00464-017-5431-2]

[32] 彭丽华,闫斌,万荣,等. 胃食管反流病MUSE内镜下胃底折叠术操作规范专家共识[J]. 中华消化杂志. 2023,43(6):361-364 [DOI:10.3760/cma.j.cn311367-20230322-

00141]

[33] Bell RCW, Freeman K, Heidrick R, Ayazi S. Transoral incisionless fundoplication demonstrates durability at up to 9 years[J]. Therapeutic advances in gastroenterology. 2021, 14: 17562848211004827 [PMID: 33948113 PMCID: PMC8053838 DOI: 10.1177/17562848211004827]

[34] Trad KS, Barnes WE, Simoni G, Shughoury AB, Mavrelis PG, Raza M, Heise JA, Turgeon DG, Fox MA. Transoral incisionless fundoplication effective in eliminating GERD symptoms in partial responders to proton pump inhibitor therapy at 6 months: the TEMPO Randomized Clinical Trial[J]. Surgical innovation. 2015, 22(1): 26-40 [PMID: 24756976 PMCID: PMC4361451 DOI: 10.1177/1553350614526788]

[35] Zacherl J, Roy-Shapira A, Bonavina L, Bapaye A, Kiesslich R, Schoppmann SF, Kessler WR, Selzer DJ, Broderick RC, Lehman GA, Horgan S. Endoscopic anterior fundoplication with the Medigus Ultrasonic Surgical Endostapler (MUSE™) for gastroesophageal reflux disease: 6-month results from a multi-center prospective trial[J]. Surgical endoscopy. 2015, 29(1): 220-229 [PMID: 25135443 PMCID: PMC4293474 DOI: 10.1007/s00464-014-3731-3]

[36] 彭丽华, 艾洁, 杨云生, 等. MUSETM内镜下胃底折叠术治疗13例胃食管反流病的疗效分析[J]. 中华消化杂志. 2018, 38(10): 7

[37] Testoni SGG, Cilona MB, Mazzoleni G, Fanti L, Ribichini E, Cavestro GM, Esposito D, Viale E, Notaristefano C, Zuppardo RA, Azzolini F, Passaretti S, Testoni PA. Transoral incisionless fundoplication with Medigus ultrasonic surgical endostapler (MUSE) for the treatment of gastro-esophageal reflux disease: outcomes up to 3 years[J]. Surgical endoscopy. 2022, 36(7): 5023-5031 [PMID: 34799745 DOI: 10.1007/s00464-021-08860-w]

[38] 李雪, 张晓彬, 胡海清, 等. 内镜下贲门缩窄术治疗胃食管反流病安全性分析[J]. 中华消化内镜杂志. 2017, 34(3): 194-196 [DOI: 10.3760/cma.j.issn.1007-5232.2017.03.011]

[39] 胡海清, 柴宁莉, 令狐恩强, 等. 经口内镜下贲门缩窄术治疗胃食管反流病的临床研究[J]. 中华胃肠内镜电子杂志. 2016, 3(2): 3

[40] 王珏磊, 南寿山, 王超, 等. 经口内镜下贲门缩窄术治疗胃食管反流病的疗效分析[J]. 世界华人消化杂志. 2020, 28(23): 6

[41] 任梦华, 孙淑珍, 王红建, 等. 经口内镜下贲门缩窄术治疗反流性食管炎效果分析[J]. 中华实用诊断与治疗杂志. 2022, 36(8): 4

[42] 钟梓尤, 张斌, 郭绍举, 等. 抗反流黏膜切除术治疗难治性胃食管反流病的研究进展[J]. 国际消化病杂志. 2021, 41(6): 5

[43] Satodate H, Inoue H, Yoshida T, Usui S, Iwashita M, Fukami N, Shiokawa A, Kudo SE. Circumferential EMR of carcinoma arising in Barrett's esophagus: case report. Gastrointestinal endoscopy 2003, 58(2): 288-292 [PMID: 12872107 DOI: 10.1067/mge.2003.361]

[44] Inoue H, Ito H, Ikeda H, Sato C, Sato H, Phalanusitthepha C, Hayee B, Eleftheriadis N, Kudo SE. Anti-reflux mucosectomy for gastroesophageal reflux disease in the absence of hiatus hernia: a pilot study[J]. Annals of gastroenterology. 2014, 27(4): 346-351 [PMID:

25330784 PMCID：PMC4188931]

[45] Yoo IK, Ko WJ, Kim HS, Kim HK, Kim JH, Kim WH, Hong SP, Yeniova A, Cho JY. Anti-reflux mucosectomy using a cap-assisted endoscopic mucosal resection method for refractory gastroesophageal disease：a prospective feasibility study[J]. Surgical endoscopy. 2020,34（3）:1124-1131 [PMID:31139995　DOI:10.1007/s00464-019-06859-y]

[46] Benias PC, D'Souza L, Lan G, Gluckman C, Inamdar S, Trindade AJ, Miller LS, Carr-Locke DL. Initial experience with a novel resection and plication（RAP）method for acid reflux：a pilot study[J]. Endoscopy international open. 2018,6（4）: E443-e449 [PMID: 29607397 PMCID：PMC5876037 DOI:10.1055/s-0044-101453]

[47] Sumi K, Inoue H, Kobayashi Y, Iwaya Y, Abad MRA, Fujiyoshi Y, Shimamura Y, Ikeda H, Onimaru M. Endoscopic treatment of proton pump inhibitor-refractory gastroesophageal reflux disease with anti-reflux mucosectomy：Experience of 109 cases[J]. Digestive endoscopy：official journal of the Japan Gastroenterological Endoscopy Society. 2021,33（3）:347-354 [PMID:32415898　DOI:10.1111/den.13727]

[48] 张妮娜,杨天,吕瑛,等. 内镜下抗反流黏膜切除术治疗质子泵依赖性胃食管反流病的短期疗效观察[J]. 中华消化内镜杂志. 2022,39（02）:142-145

[49] Rodríguez de Santiago E, Sanchez-Vegazo CT, Peñas B, Shimamura Y, Tanabe M, Álvarez-Díaz N, Parejo S, Kazuya S, Marcos-Carrasco N, Vazquez-Sequeiros E, Inoue H, Albillos A. Antireflux mucosectomy（ARMS）and antireflux mucosal ablation（ARMA）for gastroesophageal reflux disease：a systematic review and meta-analysis. Endoscopy international open 2021,9（11）: E1740-e1751 [PMID:34790538 PMCID: PMC8589565 from Olympus Medical Systems Corporation[J]. He has also received educational grants from the Takeda Pharmaceutical Company and is an advisor for the Top Corporation. DOI:10.1055/a-1552-3239]

[50] 贺德志,郑研艳,王小彤,等. 内镜下抗反流黏膜切除术和贲门缩窄术治疗胃食管反流病的临床疗效对比[J]. 中华消化内镜杂志. 2020,37（8）:5

尽管大多数老年GERD患者可以通过药物治疗成功控制，但侵入性手术的重要地位仍不可代替。手术治疗对于顽固性胃食管反流，特别是合并食管裂孔疝或伴有难以处理的狭窄、严重出血、溃疡不愈合、需要反复吸痰、伴高度异型增生和食管腺癌等并发症及需要使用大剂量PPI或H2RA维持的患者是合适的选择。GERD手术治疗的开始要追溯到20世纪50年代，在国外已开展70余年，经历了开放手术到腔镜手术的发展。目前国内大多数临床医生已优先选择使用腹腔镜进行抗反流手术，通过机械修复以恢复正常的解剖结构并重建抗反流屏障，比传统手术风险更低。

一、胃食管反流病手术治疗发展简史

（一）传统开放手术时代的探索

英国外科医师Allison是抗反流手术的先驱，但他所在的那个时期，GERD和食管裂孔疝（hiatal hernia，HH）被认为是同义词[1]，他提议还纳HH以解决GERD症状。1951年，Allison首次报告通过HH修补控制胃食管反流症状，经胸入路，将贲门还纳至膈肌以下，将膈食管韧带缝合至膈肌以固定贲门，在食管后方缝合缩小食管裂孔[2]。随后进行了长达20年的随访，分析结果显示，手术病死率为0.3%，手术即刻并发症发生率为31%，晚期并发症发生率为21%，出院前主要症状的完全及部分缓解率均＞83%，影像学表现上滑动疝和食管旁疝复发率分别为49%、33%[3]。虽然数据表明该术式并不能充分控制反流，但建立了外科抗反流基础，即HH修补作为GERD解剖结构修复的必要步骤。

谈到GERD的手术史，就不得不提到德国外科医师Rudolph Nissen的关键作用。Nissen于1986年出生于西里西亚，1921年在德国开始了他的职业生涯，1981年在巴塞尔去世。1937年，Nissen报告在对1例远端食管溃疡穿孔病例中，在切除部分食管和贲门后行食管胃吻合时，通过用胃后壁环绕食管远端以保护吻合口，术后患者恢复良好，未发生反流症状[4]。从1955年开始，Nissen为了解决Allison手术较高的并发症发生率和复发率问题，结合胃固定术治疗食管裂孔疝的经验，对反流性食管炎患者进行胃固定术＋胃底折叠术[5-7]。由于这一术式需广泛游离贲门周围区域，损伤周围神经及血管的可能性大，在之后的数年间，Nissen及其学生Rossetti对该术式进行了改进[7-9]，仅使用胃底前壁折叠，无须广泛游离贲门和胃底、离断胃短血管，减少了手术损伤，降低了手术并发症的发生率和复发率[10,11]，形成了现代Nissen-Rossetti手术的原型。

Jacques Dor和André Toupet[12]在抗反流手术中同样发挥着重要作用，为了减少Nissen全胃底折叠术后常见的吞咽困难和腹胀，他们分别在1962年和1963年提出前置180°胃底折叠术（Dor手术）和后置270°胃底折叠术（Toupet手术）[13]，由于早期Nissen手术占据主导地位，部分胃底折叠术在开放手术时代的报道较少。其他学者也在不断科学探索、吸取经验、改良手术方式，在减少术后并发症发生率方面取得突破性的进展。1977年，Donahue等[14,15]对原始Nissen手术进行改进，在缝合胃底前插入扩张器，使手术折叠瓣变"松"；远期有效率为97.4%，降低了胀气和不能嗳气或呕吐的发生率（均为1.3%）。1986年，DeMeester等[16]将原始Nissen手术折叠瓣变"短"，使胃底的纵向长度从5 cm缩短至1~2 cm，远期有效率91%，吞咽困难发生率明显降低（3%）。上述改进显著减少了吞咽困难、胀气、不能嗳气或呕吐的发生率，形成了今天广泛应用的"短松"Nissen手术。除了对Nissen手术的进行演变改良外，历史上还有自成一派的术式发明，如Thal、Belsey Mark Ⅳ、Hill手术等[17-19]，由于其操作相对复杂，手术损伤风险高，且并未取得更好的疗效，未能得到广泛传播应用。

（二）蓬勃发展的腔镜手术时代

上世纪80—90年代，随着技术的改进和设备的进步，腔镜技术在腹腔、胃肠道、胸腔、妇科和泌尿外科等领域得到广泛应用。1991年，Geagea和Dallemagne等报告了腹腔镜下Nissen胃底折叠术[20,21]，标志着抗反流手术进入腹腔镜时代。

由于开放手术时代"短松"Nissen、Toupet和Dor手术占据的主导地位，大量腹腔镜手术研究数据也集中于此[22]。Matthew James Peters等[23]在2009年发表的一篇关于手术方式选择的Meta分析结果显示，相比开放手术，腹腔镜下Nissen手术的住院时间和恢复至正常活动的时间更短，并发症发生率更低，远期症状缓解率、质子泵抑制剂使用率、生活质量改善等无明显差异，但开放手术组再次手术率更高（主要是切口疝修复）。由于腹腔镜手术微创优势明显，目前抗反流手术首先考虑腹腔镜入路。

第一台机器人（抗反流）手术实施于1998年。机器人手术系统与传统腹腔镜相比，具备三维成像技术，其视野较普通腔镜更清晰，操作臂灵活精细，便于在不易暴露的或深在部位进行操作，近年来在抗反流手术中应用逐渐增多[24,25]。一项Meta分析结果显示，与腹腔镜下胃底折叠术相比较，机器人辅助胃底折叠术在中转开放、术后抑酸药物使用、总体手术并发症、手术时间、住院时间等方面无明显差异[26]。然而，机器人手术系统存在设备普及度低和费用高等问题，使用前需要一定的准备时间，使其无明显优势，有条件的医疗中心和患者可以考虑选择。

随着科学技术不断的创新发展，现如今有许多尝试替代Nissen胃底折叠术的术式。例如，食管下括约肌注射疗法[27]、内镜下Stretta射频消融[28]、经口无切口胃底折叠[29]、腹腔镜置入电刺激器[30]和腹腔镜置入磁力环装置[31]等手术。这些手术方式基本是通过增强食管胃屏障来改善反流症状，并不能像Nissen胃底折叠+食管裂孔修补术一样重建所有的自然抗反流机制，在长期有效性及安全性上仍需要时间检验。至今为止，GERD外科手术治疗的"金标准"依然是腹腔镜下360°"短松"Nissen胃底折叠+食管裂孔修补术。

二、适应证与禁忌证

胃食管反流病（gastroesophageal reflux disease，GERD）的患病情况因地域而有所差异，由于生活习惯和质量的改变，人口老龄化加剧、超重和肥胖患病率增加、GERD 诊断率升高，总体来说，北美洲和西欧国家的患病率相对高于亚洲国家[32]。在我国各地区发病率有所不同，呈现南方地区低于北方地区、东部地区低于西部地区的特点。广东地区人群 GERD 的患病率约2.3%；北京、上海两地人群 GERD 的患病率约5.77%；青海格尔木地区人群 GERD 的患病率约9.41%[33]。随着人们生活质量和医疗水平的提高及生活习惯和饮食结构的改变 GERD 的发病率和检出率也在逐年增加。大多数患者的症状通过调整生活方式和使用质子泵抑制剂可以有效控制，但是有些患者因为症状控制不佳、不愿长期接受药物治疗或出现药物相关并发症，因此外科治疗显得尤为必要[34, 35]。

（一）适应证

理论上诊断明确的 GERD 均可通过抗反流手术得到治愈或改善，抗反流手术一般是需要长期治疗的慢性 GERD 患者的选择，病程时间要足够长，最好达半年以上，发病时间较短（3个月以内）者一般不考虑手术，所有患者术前要经过充分的药物治疗，即至少2个月以上强有力的抑酸药物治疗[36]。

抗反流手术存在一定的创伤及并发症，GERD 患者在决定手术治疗前要权衡手术带来的效益和风险，关于 GERD 的手术适应证，目前国内、外已形成共识，并被广泛采用[34-40]。符合以下几方面则推荐手术治疗：

（1）药物治疗有效但需长期维持治疗，但患者为了改善生活质量，不愿长期服药或认为药物治疗代价较大等。该类患者手术适应证较明确，手术治疗的长期成本效益良好[41]。

（2）内科治疗失败或逐渐失效，存在不能控制的严重症状或不能耐受的药物不良反应。该类患者手术治疗意愿较大，理论上也最应采取手术治疗。该类病通常被称为PPI抵抗GERD患者，即口服标准剂量PPI治疗8周后，食管黏膜破损仍未治愈，和（或）GERD引起的反流症状未充分缓解[42]。对PPI治疗反应不佳患者的随机试验中，GERD症状占30%，在社区初级医疗研究中约60%[43]。食管裂孔疝（hiatal hernia，HH）是导致GERD药物疗效不佳的重要原因，然而除HH等解剖学因素外，还有其他多种因素可影响治疗效果，如胆汁反流、食管高敏感、精神因素等[38,44]，所以该类患者术前必须进行完善而详细的评估。证实反流监测异常、合并明确的食管炎或HH的患者才可能更有把握获得良好的手术效果[45]。

（3）长期药物治疗症状得到缓解，但仍存在持续或反复发生的并发症，如洛杉矶C级以上的反流性食管炎、慢性食管溃疡、食管炎性狭窄、Barrett食管伴异型增生等。药物治疗并发症无法永久治愈，而手术可避免长期服药并彻底愈合和预防并发症复发[46]。

（4）伴有HH并产生相关症状，如胸闷气促、心悸、进食后呕吐、消化道出血等，药物治疗效果不佳者。与GERD并存的HH被认为是GERD的解剖学病因，相关指南均强烈推荐行抗反流手术，优先考虑选择腹腔镜相关术式[47]。

（5）有食管外症状或并发症患者，如反流性咳嗽、哮喘、声音嘶哑、咽喉反流、喉痉挛和误吸等症状，或出现声带肉芽肿、声带白斑、任克氏水肿、声门下狭窄、肺纤维化等气道并发症，严重可影响生活质量，乃至危及生命，可通过抗反流手术控制大多数形式的反流，获得良好的疗效[48]。但此类患者术前必须评估主诉症状与GERD相关性，即存在典型反流症状、有客观反流证据（反流监测阳性、糜烂性食管炎、HH）以及PPI治疗有效的食管外反流患者可能是手术治疗的合适病例[49,50]。

对于症状持续、有并发症和生活质量低的患者，抗反流手术的远期成本效益比可能优于药物治疗。腹腔镜胃底折叠术的成本效益比在7年或8年后开始超过PPI治疗[51,52]。腹腔镜抗反流手术应用至今已有30年，早期的安全性、有效性和10年左右的持久性已被充分证明[53]。从术后20年的研究结果看，94%的患者在随访中报告有偶尔的或更少的反流症状。其中18%的患者需手术修复以维持疗效,90%的患者对手术治疗满意[54]。即使是高龄病人,腹腔镜抗反流手术仍能取得满意疗效,手术安全性和疗效与年轻患者相似[55]。

手术应用补片的适应证[56-59]:①巨大型食管裂孔疝,食管裂孔缺损超过5 cm,或超过1/3胃体疝入胸腔。②对于膈脚发育不良、肌纤维薄弱的患者,单纯缝合修补后,随着呼吸运动及吞咽运动,膈脚与横膈的肌纤维容易撕裂,导致食管裂孔疝复发。③若患者同时伴有各种慢性疾病(如肥胖、便秘、前列腺增生、慢性支气管炎、顽固性呃逆等),易导致腹内压力增高,将腹腔内脏器向食管裂孔处挤压,并通过食管裂孔疝入胸腔。

(二)禁忌证

GERD外科手术主要禁忌证见如下:

(1)有食管动力异常者:如贲门失弛缓症或硬皮病样食管,为Nissen抗反流手术禁忌证。

(2)严重的心肺疾病:如心衰、肺部感染等,手术可能会对心肺系统造成额外的负担,增加手术风险。

(3)严重的肝肾功能不全:手术需要麻醉和药物代谢,如果肝肾功能不佳,可能会导致药物代谢不良和手术风险增加。

(4)年龄过大:年龄过大的患者手术风险较高,因为手术对身体的负担较大,容易出现并发症。

(5)严重的消化道疾病:如消化道出血、消化道梗阻等,手术可能会加重疾病症状或引起并发症。

(6)免疫功能低下:如艾滋病、器官移植术后等,手术可能会进一步削弱免疫功能,导致感染和其他并发症发生。

(7)术前准备不充分:如患者未停用抗凝药物、术前未禁食等,这些因素可能会增加手术风险。

抗反流手术作为一种功能性手术,除了要保证疗效以外,还应尽量避免严重并发症的发生,同时要确保患者能正常地进食和嗳气等。因此,外科手术医生不仅要具备扎实的理论基础和娴熟的手术操作技术，还应严格把握手术的适应证及禁忌证。

三、抗反流手术方法

英国外科医师Allison于1951年，将患者疝入纵隔的胃回纳腹腔，并在食管后方缝合修补增大的食管裂孔，被认为是现代抗反流外科起源。1955年，Rudolph Nissen首次描述通过胃底包绕远端食管来保护1例远端食管溃疡穿孔患者的吻合口，即Nissen胃底折叠术。患者恢复和反流症状控制都良好。自此，以胃底折叠术为主流的抗反流手术得到发展。1965年，出现以胃底前壁为主完成完全胃底折叠，即Nissen-Rossetti胃底折叠术。1962年和1963年，Nissen先后出现前置180°（Dor）和后置270°（Toupet）两种部分胃底折叠术，以简化手术操作，减少术后吞咽困难等并发症的发生。1985年后，胃底折叠纵向长度从5.0 cm缩短至1.5~2.0 cm的"短松"Nissen胃底折叠开始流行。1991年实施第1例腹腔镜Nissen胃底折叠术。

随着科学技术不断的创新发展，现如今有许多胃底折叠术以外的技术，如Stretta射频消融、经口无切口胃底折叠、腹腔镜置入电刺激器和腹腔镜置入磁力环装置等手术技术。相信随着时间的推移以及相关学者的不断探索，抗反流外科的发展将会日新月异。

（一）腹腔镜抗反流术

腹腔镜抗反流手术（laparoscopicanti-refluxsurgery，LARS）是指在腹腔镜的辅助下恢复胃食管结合部的抗反流结构和其抗反流的功能，通过塑造抗反流的瓣膜来有效减少胃内物质的反流。目前临床上常用的有3种术式。第一，Nissen胃底折叠术，即全胃底360°折叠术，可将胃底松解后自食管后方包绕食管一周，是一种疗效持久、应用广泛的术式[60]。但这种术式的不足是并发症发生率相对较高，如吞咽困难、胃肠胀气等[61]。第二，Toupet胃底折叠术，即270° 部分折叠术。其疗效与Nissen胃底折叠术相似，但并发症发生率相对较低。第三，Dor胃底折叠术，即180° 部分折叠术。GERD患者不同胃底折叠术式的选择可以参考食管测压与24 h食管pH监测的结果（图5-1），并且可以根据术前LES压力的变化情况，选择性地进行抗反流术式[37]。

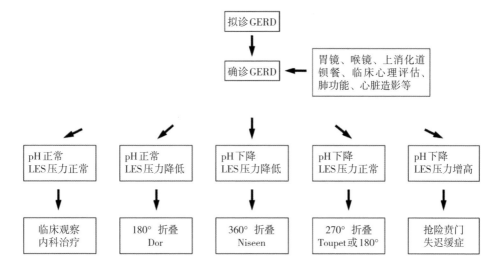

图5-1　不同胃底折叠术式的选择

具体手术步骤如下：

1. 体位与布孔体位

气管插管全身麻醉后，插入胃管以持续胃肠减压。患者取仰卧低截石位，下肢置于支脚架上，双膝屈曲20°~30°（图5-2）。为了避免在整个手术过程中患者因体位滑动，需在会阴部下方填塞豆袋或折叠后的手术单。气腹引起的腹压升高和头高脚低位均会减少静脉回流，必要时可应用充气压力袜和（或）皮下注射肝素预防深静脉血栓。

布孔遵循腹腔镜操作的基本原则，即镜与显示屏呈轴枢一致的原则，主刀医生一般站立于患者两腿之间进行操作，而持镜者立于患者右侧，助手位于患者左侧，监视器置于患者头侧或头侧两端。上台手术护士位于患者足端。

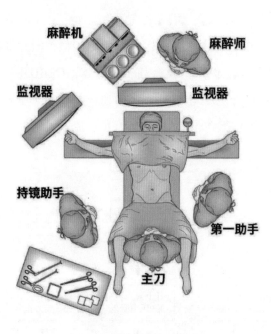

图5-2 体位与布孔体位

由于手术操作部位集中于胃食管结合部（theesophagogastricjunction，EGJ），腹腔镜穿刺器布孔总体更加靠上，特别是腹腔镜观察孔的位置在脐上3~4 cm，以增加镜杆与手术视野的角度，从而获得更好的手术视野画面。

由于解剖和体位关系，手术过程中肝脏的左外叶需要较长时间托举以显露手术野和EGJ（图5-3），因此，于剑突下正中偏左（其投影位置在肝下缘紧贴肝圆韧带右侧）做一3 cmm小切口插入3 cmm粗细倒"7"字形钝头钢丝吊牵肝左叶。

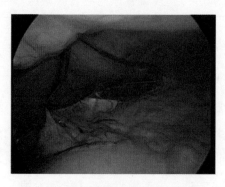

图5-3 托举肝左叶显示出的术野

依据腹腔两手最佳交角镜操作原则，即两手所持器械最佳相交角度为45°~60°。常规采用五孔法（图5-4）：术者主操作孔（右手）在患者左侧锁骨中线平行肋缘水平下2 cm（使用12 mm穿刺器），术者的左手主操作孔在患者右侧锁骨中线平行肋缘水平下2 cm（5 mm穿刺器），助手操作孔位于剑突下2 cm偏右侧暴露肝左叶（5 mm），另一助手操作孔位于左侧腋前线平行观察孔，牵拉暴露（5mm穿刺器）。

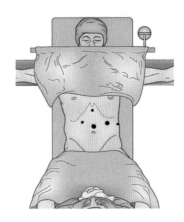

图4　腹腔镜胃底折叠术布孔（五孔法）

2. 探查和确认有无缺损及类型

鸟瞰腹腔全貌，了解腹腔内有无其他特殊情。接下来托举起肝左外叶，观察全局解剖改变（图5-5），重点观察食管裂孔位置、大小、有无缺损。若存在缺损，应明确疝内容物、疝的分型，初步评估食管下端长度与宽度。同时辨认有无迷走神经高位肝胆支，必要时保护。对于Ⅰ型滑疝（也称轴向疝），由于体位和腹腔的关系，可能不易观察，可以通过改变腹压观察EGJ位置变化和周围组织张力变化加以发现。

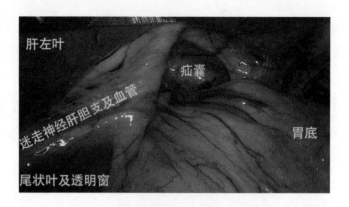

图5-5 托举肝左外叶后的全局解剖

3. 游离腹腔食管

在肝尾状叶（也称舌状叶）前面的小网膜（图5-6B）几乎是透明的（无论患者胖瘦），手术就在此处开始，切开透明窗，切开的方向与胃小弯平行，进入小网膜囊，切口方向沿胃小弯约8 cm（注意胃左血管，勿拉伤，切口应在腹腔干及胃左血管上方），然后调整视轴即旋转光纤，将30°镜的斜面对准小网膜囊内。进入小网膜囊内切开网膜的顶，进入正确的右后入路。

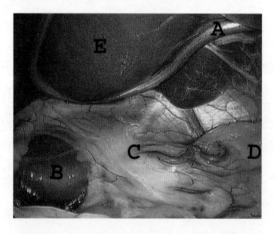

图5-6 A.托举肝左叶的拉钩。B.尾状叶及尾状叶上方覆盖的透明的小网膜（即透明窗）。C.胃小网膜。D.胃底及胃短血管。E.肝左叶

因为在解剖上胃属腹腔内位器官，腹段食管只是腹腔的间位器官，从右

后入路切开小网膜囊的顶后，就可进入食管后间隙。此间隙为疏松组织（图5-7），可通过腔镜纱布轻轻推开，然后右与左会师贯通，用一红色胶管（小儿尿管）穿过，在7 cm左右对折，红色胶管上夹一个大号血管夹，完成腹腔食管的初步游离。

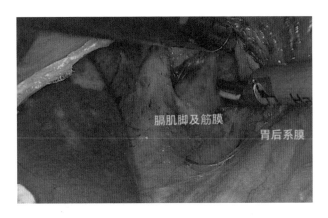

图5-7 此平面位于膈肌脚筋膜与胃系膜之间，平面间隙内无血管、神经，在此平面内分离可将手术损伤降到最小化

在此基础上，可以通过穿过的红色胶管作为抓手，继续向左、右、上、下游离。分别从左侧后方分离至左侧膈脚，显露左侧膈脚全部及食管裂孔的左上缘。同样，牵开食管分离右侧膈脚向上与左上缘相汇，将食管下端游离拉下约6 cm，是否切除或分离整个疝囊，不做强求。过度的分离疝囊与胸膜损伤成正比。在此过程中，注意保护迷走神经前后的主干。一般来说，迷走前支辨认存在较多不一，而后支较为粗大，位置也较为固定，且与食管肌外层有0.5 cm左右的距离不易损伤。保持正确的层面，损伤可控制在最小化。

4. 缝合膈脚，腹段食管"向心化"

腹段食管充分游离后，基本上腹段食管一般可拉下长度为6 cm左右。辨认左右膈脚，测量大小观察膈脚有无筋膜腱化成分，作为缝合进针的地方。缝合依据双侧膈脚大小宽度，缝合采用间断缝合或8字缝合，缝合材料宜采用不吸收的尼龙线或丝线，新的食管裂孔大小约2 cm。

　　"向心化"是将边缘的膈脚缝合关闭，食管裂孔移向中心（图5-8），即将食管向膈方向拆移，可使腹段食管完全置于腹腔中，成为腹腔内位器官，使食管下括约肌（lower esophageal sphincter，LES）完全暴露在腹腔压力下，在腹腔内不但有利于LES位置恢复，还有利于LES功能。需要注意的是，食管裂孔的修复不像切口疝那样完全闭合，膈脚上方要留给食管相应的空间以利于吞咽的食物通过。

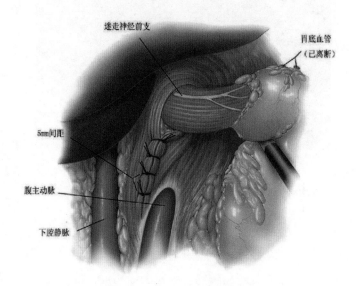

图5-8　"向心化"缝合膈肌脚后

5. 膈脚及裂孔的加强

　　膈脚及裂孔处是缝合重建后的加强，这种加强方式是通过采用修补材料来实现的。目前，对于是否使用材料（补片），尚有争议。普遍认为，以下情况需要放置补片：①巨大型食管裂孔疝，食管裂孔缺损超过5 cm，或超过1/3胃体疝入胸腔；②膈脚发育不良、肌纤维薄弱的患者，单纯缝合修补后，随着呼吸运动及吞咽运动，膈脚与横膈的肌纤维容易撕裂，导致食管裂孔疝复发；③患者同时伴有各种慢性疾病，易导致腹内压力增高，将腹腔内脏器向食管裂孔处挤压，并通过食管裂孔疝入胸腔。

　　实践表明，目前临床上对于CD的加强，较适合的补片主要分为两种类型（图5-9）：可吸收的生物补片（SIS或脱细胞真皮基质）、具有涂层的合成防粘连补片。严禁使用不具备防粘连的合成补片。

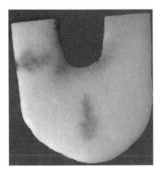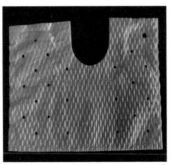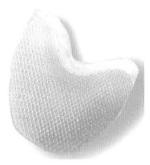

图5-9　左图为脱细胞的猪真皮基质补片，为可吸收生物补片；中图为来源猪小肠黏膜下层生物补片，为可吸收补片；右图为复合防粘连补片，一面为聚酯材料，一面为防粘连层，为不可吸收补片

　　具体如何放置和固定补片材料，有以下三个方面：

　　（1）形状上无论是HH还是GERD患者，都不能用"Keyhole"方法（图10），即在补片上，剪个"洞"将食管套上，因为食管要通过食团、水、空气，要主动松弛。补片上若有"洞"或"孔"，术后会发生旁疝嵌顿，甚至补片侵蚀，造成上消化道瘘。这种情况甚至要将食管下端切除，让人触目惊心，所以千万不能用"Keyhole"方法[62]。

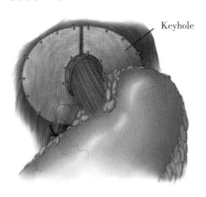

图5-10　"Keyhole"方法

现今的补片，大都为6 cm×8 cm大小，还需要根据不同人的局部解剖，进行个体化的裁剪。一般会在使用补片之前，测量食管裂孔周围的主要几个距离：食管通过的大小、右侧膈肌脚距离肝脏尾状叶的距离、重建裂孔后下缘与缺损下缘的距离。然后在补片上修剪成为门字形或心形。

（2）强调补片的展平、服帖。这点与其他疝修补类似，HH和GERD手术中如果使用补片，也必须尽量展平，以利于组织的长入、形成新的抗张力结构。展平补片的技巧在于充分的膈脚前间隙游离、适当的补片裁剪以及妥善的固定方法。需要注意的是，补片距离食管后方，需要有0.5 cm左右的安全距离，对于合成防粘连补片更是如此，可以减少补片侵蚀食管的发生，过大则增加复发风险。

（3）补片的固定。对于补片的固定方式，暂时没有统一的标准，可采取的方式主要包括钉枪、缝合固定。

合成防粘连补片一般采用可吸收钉枪钉合，需要注意钉脚高度，有些钉脚过长或者是消瘦的患者，有可能因为固定钉损伤重要血管甚至心包，导致患者生命危险。所以一般建议使用短钉脚的可吸收钉（严格禁止金属钉枪），在重要或危险部位采用缝合固定。

对于生物补片的固定，缝合是最适合的方式，无论猪小肠黏膜下层补片还是猪真皮基质补片，都不可能被可吸收钉枪钉合，只能缝合固定，可吸收线、不可吸收线均可在此进行缝合固定。

6. 构建抗反流结构

构建抗反流结构主要就是在胃底进行折叠，怎样折叠才有功效，首先需要了解清楚影响功效的参数[63]：EGJ食管的直径，直径大需要折叠稍多些，反之少些；食管进入胃角度，可以通过折叠部位和折多少进行调整角度；折叠360°或270°还是180°要根据具体患者的食管测酸、测压，在术前就有打算。

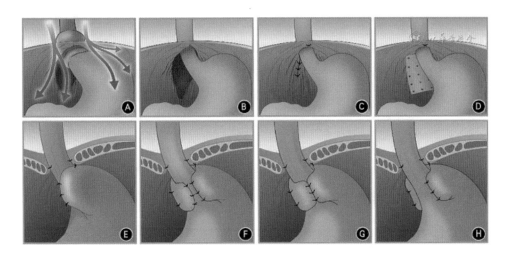

图5-11　A.食管裂孔疝，需要分离和还纳。B.经过分离和还纳后腹腔器官复位，左右膈肌脚完整显露，并获得足够长度的腹段食管。C.食管裂孔疝修补，不可吸收线间断缝合关闭食管裂孔。D.“U”形补片加强疝修补。E.Dor胃底折叠（前180°折叠）。F.Toupet胃底折叠（后270°折叠）。G.Nissen胃底折叠（后360°折叠）。H.W-H胃底折叠（左侧180°折叠）

（1）Nissen法（图5-11G），将左侧胃底穿过食管后方侧胃底与右侧胃底前壁缝合2~3针。胃底包绕食管1周即完成食管周围的360°全包绕，胃底外缘与右侧膈肌脚缝合固定1针。

（2）Toupet法（图5-11F），将左侧胃底穿过食管后方侧胃底与右侧胃底前壁缝合2~3针。胃底包绕食管3/4周即完成食管周围的270°包绕。

（3）Dor法（图5-11E），将食管左侧胃底通过食管前方，包绕食管与膈肌脚缝合2~3针。完成食管前方的180°胃底折叠。

（4）W-H胃底折叠术（图5-11H），该术式不离断胃短血管，强化了食管裂孔的修复，在His角和膈食管膜重建的基础上进行前置90°加后置90°胃底折叠，形成了更加接近生理形态的食管左侧方180°折叠[64]。术后随访1年显示其与经典胃底折叠术具有同样显著的症状控制率和PPI停药率，且术后吞咽困难及气体相关并发症明显减少，同时因注重缝合固定，使结构更加牢固，术后近期复发率并无增高，具有替代经典胃底折叠术的潜能。

7. 冲洗创面与关闭穿刺孔

注意是冲洗创面，冲洗彻底性与患者术后恢复有关。这一步的目的是在外科手术之后，消除、观察不稳定的因素。将患者体位放平、观察食管有无滑动，利用生理盐水冲洗水化防粘连补片；冲洗需要大量生理盐水（1000mL），观察创面有无渗血，冲洗可以去除手术创面渗液，带走炎性因子，利于术后的快速康复。

（二）磁环括约肌增强手术

食管下括约肌（lower esophageal sphincter，LES）功能障碍是目前认为产生GERD的一个主要原因，增强LES的压力来提高胃食管结合部抵御胃反流的能力，是目前治疗GERD的一种新思路。

磁环括约肌增强手术（magnetic sphincter augmentation，MSA）于2008年首次报道，Ganz、Bonavina等[65-67]学者通过动物实验、临床试验以及多中心随访研究证实了MSA的可行性和安全性。2012年3月，使用LINX反流管理系统的MSA被美国食品药品监督管理局（Food and Drug Administration，FDA）认证批准，目前已成为一种公认的可有效治疗反流的腹腔镜手术[68]。

LINX反流管理系统由一组生物相容的钛珠（1.5T的MRI可安全兼容）组成（图5-12），其内部密封有磁芯，磁芯与独立的钛丝相连形成可伸缩的环，放在胃食管结合部周围[69]。磁珠通过磁力相互吸引，并沿圆周增加LES的压力，以帮助恢复抗反流屏障，消除可能导致反流的一过性食管松弛。磁珠可以彼此独立地移动（最大固定直径为3.6 mm），其作用机制是动态增强，在静息状态下，磁珠通过吸引力会相互靠在一起关闭LES，起到抗反流作用的同时防止压迫食管；当达到足够压力（约27 mmHg）时，磁引力被克服，LES打开且不限制食管的运动范围，允许患者进食、饮水、呃逆或呕吐[70]。

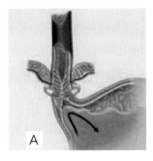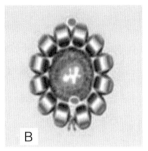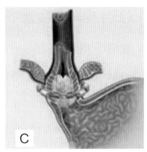

图5-12　LINX反流管理系统。A.LINX收缩态。B.LINX收缩态不对食管壁造成压迫。C.LINX开张态

放置LINX的手术步骤如下[67, 70, 71]：

1. 建立手术通道。气管插管全身麻醉后，患者取仰卧低截石位，于左肋下区域建立5 mm小切口，建立气腹后，分别于脐左上方、右肋下缘穿刺5 mmTrocar，脐右上方穿刺12 mmTrocar。后于肝下叶区域做5 mm切口，利用肝牵引器将肝脏左叶抬高，对胃施加牵引力以暴露胃食管结合部，沿胃食管结合部的前表面分离腹膜，分离应在迷走神经肝支交界处上方的膈食管韧带下进行，同时左膈脚外侧面应由胃底剥离，以免损伤胃短血管。肝胃韧带在迷走神经肝支的上方、下方开放，以便准备食管后窗。

2. 建立LINX通道。找到迷走神经的后部，并且在迷走神经与食管之间建立一个小的通道，只需进行最小限度的解剖，以适应LINX装置，尽量不破坏现有的膈食管韧带的抗反流机制，清除食管肌肉组织上的纤维组织、脂肪组织。

3. 放置LINX。利用带有数字指示器的标准测量仪测量食管周径，测量仪必须在垂直方向贴合食管，但不能对食管造成任何凹陷或压迫，测量时食管不应处于血管襻的牵拉下。多次测量选择适当尺寸的LINX自右向左通过LINX通道，紧贴食管四周，且不使组织凹陷。将LINX装置的两个磁性末端在食管的前表面接合，并使用预先连接的绿色和白色牵引缝线卡入到位。

LINX应放置在LES底部，有研究表明放置位置较高有导致食管远端持续损伤与缩短的可能[72]。根据所观察到的裂孔缺损大小，术中也可进行膈脚修补。

（三）电刺激食管下括约肌

食管下括约肌（lower esophageal sphincter，LES）的电刺激调控是通过在腹壁植入脉冲发生器，经绝缘电极线将其连接到食管下括约肌上的电极对来进行的。EndoStim设备是一种可植入的电刺激器，可对LES进行电刺激。该装置有3个部件：一个双极性刺激导线（带两针电极）、一个脉冲发生器和一个外部编程器[68,69]（图5-13）。EndoStim于2012年在欧洲获得CE认证，经过多项试验后，目前已得到美国食品药品监督管理局（Food and Drug Administration，FDA）的批准应用到临床治疗[73]。

EndoStim的作用机制是将电刺激传递到LES以增加静息压力并帮助控制反流[69,74]。该设备能提供30 min的刺激周期，每天6~12次，激发时间、强度和持续时间可根据每位患者的情况进行调整。该设备还有一个传感器，可以检测直立位和仰卧位，并允许根据患者的体位和反流特征修改程序[75]。

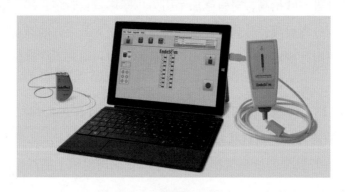

图5-13　EndoStim设备

放置EndoStim的手术步骤如下[76]：

（1）气管插管全身麻醉后，患者取头高脚低仰卧位，在皮肤消毒之前，标记脉冲发生器切口位置（在腹部左上象限和左下象限交界处做一个4 cm的水平切口，外侧端位于腹直肌外侧边缘，避开腰线），建立气腹，Trocar放置方式与腹腔镜胃底折叠术类似。

（2）放置肝牵引器将肝左叶抬高，观察胃食管结合部和裂孔，切开小网膜，暴露膈脚，将食管下端游离拉下约5 cm，分离脂肪和韧带，暴露食管壁。

（3）将大Trocar小心地插入导线，先插入脉冲发生器连接器，然后再插入分割部位后的两根导线。

（4）将电极纵向放置在食管纵轴上，前电极在胃食管结合部上方约1~2 cm处，右侧电极直接位于胃食管结合部上方。两个电极之间的横向距离约为1 cm，纵向重叠应约为50%。在固定之前，必须进行内镜检查以排除电极穿透黏膜的情况。

（5）检查完毕后，首先用不可吸收的缝合材料分别缝合两针，肌内固定蝶形电极，然后在距食管壁2~3 cmm处夹住插入缝线，并在其中缓慢放置2个钛夹，使缝线大致固定在夹子中间，之后可以将针头切断并移除。必须避免断线、线头打滑和电极被剪断；应保留较长的余线，以避免插入线的"芯吸效应"。

（6）在先前标记的位置准备皮下袋。在筋膜上准备的皮下袋要尽可能小，因脉冲发生器不会进一步固定，防止脉冲发生器不必要的移动。皮下袋完成后，Trocar横向向上放置在皮下袋的顶部，在皮肤切口上方约1 cm处切开筋膜，以便导线以45°角通过腹腔，连接到脉冲发生器，进行测试检查。

（7）再次建立气腹，在腹腔镜视野下，探针从食管经过胃前壁，以弧形向上到达脾脏，进入左结肠旁沟，然后没有明显弯曲的前行指脉冲发生器处。探头位置可以提起网膜的一点脂肪来稳定，使其位于网膜后方。

（8）最后排出腹腔气体的同时再次检查装置，确保没有发生弯曲或打结。关闭皮下袋和Trocar切口。建议使用腹腔绷带2~4周，以降低口袋中血肿形成的风险，并防止患者在皮下袋切口痊愈前操作。

若术中发现食管裂孔疝，根据所观察到的裂孔缺损大小，术中也可进行膈脚修补。需要注意的是，最好在食管后方进行修补，背侧缝合在电极植入前进行，前侧缝合在电极植入后进行。

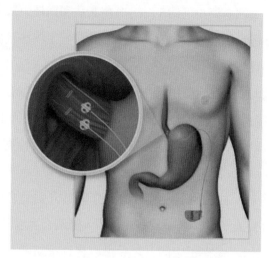

图5-14　EndoStim装置安装术后

四、手术效果评价与并发症

（一）手术效果评价

传统的开腹胃底折叠术（ONF）存在术后腹壁疼痛、切口感染、切口疝等并发症风险，而腹腔镜胃底折叠术因其腹壁切口较小，并发症发生率较低，现已成为中重度胃食管反流外科治疗的主要治疗手段。

然而，不同折叠方式的选择会造成不同的远期结局，Nissen胃底折叠术的总体术后并发症发生率为3%，可能发生的不良事件包括胃排空延迟相关的腹泻、胃肠胀气或不适、吞咽困难，多达15%的患者再次手术，多达62%的患者在术后11~13年出现症状复发[77]。一项Meta分析对不同腹腔镜胃底折叠术术式的治疗效果进行探讨，共入组29项研究（1892例患者），结果显示不论使用上述何种胃底折叠方式，其对胃食管反流病的治疗效果均可令人满意，但Toupet折叠对比Nissen折叠在术后吞咽困难发生率较小[78]。而来自北美洲的一项Meta分析共入组13项研究，涉及2063例患者，其结果显示所有3种胃底折叠术方法都有相似的长期结果，但Toupet胃底折叠术能提供最佳的远期结局，术后并发症发生率最低[79]。

磁环括约肌增强术通过控制该装置磁力、可改变内环直径，进而模拟正常的食管生理运动，增加抗反流屏障，改善反流症状和患者生活质量。该方法不改变消化道解剖结构，必要时还可以撤除相应设备。Bonavina等对44例安装LINX磁装置的GERD患者进行了2年随访，患者在术后1年和2年CERD-HRQL评分明显减低（分别为85%90%）；食管酸暴露时间百分比（AET）分别达到77%和90%；86%的患者在2年后完全停止使用PPI；少数患者术后近期出现吞咽困难，术后3个月症状自行缓解[67]。为进一步证实MSA治疗的安全性、可行性，一项多中心前瞻性研究对44例患者进行了长达4年的随访，最终80%的患者症状明显改善并逐渐停用PP1，只有1例患者因持续吞咽困难于术后7个月进行了腹腔镜下LINX磁装置移除，后期进行了腹腔镜胃底折叠手术，其余患者未出现手术相关的严重并发症[80]。

国际上多学会共识指南建议MSA或胃底折叠术均可作为GERD患者治疗方式，MSA的治疗效果比单独使用PPI好[81]。EndoStim在我国未大规模使用，而有关EndoStim装置植入手术预后的相关研究目前国际范围内尚缺乏大的RCT研究。

（二）并发症

（1）出血：术中损伤肝左动脉、下腔静脉、胃短动脉及分离脾胃韧带、处理脾门胰尾因操作不当造成损伤或者粗暴牵拉肝脏、脾脏引起损伤均可导致术中或术后出血。术中应仔细操作，避免损伤血管及脏器。

（2）迷走神经损伤：迷走神经损伤可导致胃张力减低、运动减弱、胃内容物排空延迟、吞咽困难。熟悉解剖，术中避免迷走神经的损伤。迷走神经肝胆支需选择性保护，要考虑以下3方面：①巨大的食管裂孔疝不要刻意保护，以免增加手术难度和影响手术时间，因为胆囊结石发生率不高；②如果本身胆囊术后，保留意义不大；③保护肝胆支容易损伤其他组织，特别是迷走神经胃支。

（3）食管或胃穿孔：食管或胃穿孔是较严重的并发症，发生率约1%。患者术后若出现腹痛、发热、腹肌紧张、腹部压痛反跳痛、腹腔引流管引出混浊的液体，则高度怀疑并发胃或食管穿孔。进一步的消化道造影可明确诊断。

（4）气胸：气胸的发生率为2%~3%，多为游离膈上食管所致。少量气胸可自行吸收，若患者出现胸闷、呼吸困难、呼吸音减弱等症状、体征，则说明患者存在气胸。胸部X线检查可确诊。少量气胸可自行吸收，大量气胸则需胸腔闭式引流。

（5）脏器损伤：手术除了可造成食管和胃损伤外，还可因手术牵拉或放置Trocar损伤肝脏、脾脏、大网膜血管。小心操作，尽量避免脏器的损伤。

（6）术后吞咽困难：吞咽困难是术后常见的并发症，其发生率约17%，尤其是术后早期。术后吞咽困难持续时间较短，术后指导患者从流食逐渐过渡到普食，吞咽困难可逐步改善。

（7）术后补片侵蚀与感染。

（8）复发：发生率各研究报道不同（0~42%），大的食管裂孔疝患者、肥胖患者（身体质量指数＞7.35 kg/m^2）、食管过多游离等容易术后复发。复发可分为解剖学复发和症状复发，关于再手术指征（需要个体化评估）如下。①数字化X线造影后，只有结构复发而无解剖学复发，不建议手术。②同时存在解剖学和症状的复发，先进行内科治疗，若内科有效，可随访观察，通过改变生活方式改善，可不进行手术。③心理因素：有抑郁症或重度焦虑的患者和患者主观认为复发的患者，需进行客观的胃镜、合成补片钡餐造影、测算测压检查，如果检查正常，不能进行手术，需进行心理干预。④关于再手术的要点：解剖学复发+症状复发，且症状与反流有关。术中不可吸收缝线缝合膈肌脚，正确使用选择和放置补片。

五、围手术期处理

（一）诊断及术前准备

（1）根据典型的烧心、反流症状可初步诊断GERD，并行经验性质子泵抑制剂治疗[82]。采用GerdQ诊断量表[83]，该量表基于蒙特利尔定义，问卷设计简洁、简单，易于患者和医师理解与接受，诊断准确度高，并可以评估患者的生活质量和评估治疗的效果[84]。对患者进行评分，采用的标准为≥8分诊断为GERD患者[83]。GerdQ经过严格的有效性验证，可以达到消化科专科医师的诊断敏感度与特异度。因此患者的主观主诉与医生的问诊结合是首先要完成的准备，并要询问患者的症状是否影响其生活与工作，不能遗忘的是询问症状是否影响患者的睡眠。同时建议有条件的医院可给予患者抑郁量表的评分，了解其躯体障碍以外的精神障碍。

（2）对伴有胸痛的患者进行烧心、反流症状评估的同时应先进行心电图、冠脉CT或冠脉造影以及肺部CT，排除心肺疾病，避免遗漏心脏和肺部疾病引起的胸痛。

（3）胃镜检查也为术前所必须，烧心和（或）反流是GERD的典型症状，但其特异性仅约70%。由于胃肠道恶性肿瘤在我国多数地区发病率高，胃镜直视下可以诊断食管裂孔疝以及上消化道肿瘤，避免贻误诊断。还可以了解有无贲门失弛缓症、消化道溃疡、反流性食管炎的分级以及Barrett食管，可以说胃镜检查为术前检查最为重要的环节之一。

（4）尽管上消化道钡剂在GERD的诊断方面敏感性和特异性均很低，但在诊断食管裂孔疝中却有着重要的价值，在吞咽困难的鉴别诊断中也有重要作用。利用食管吞钡检查可以对食管裂孔疝进行分型，了解疝内容物，有无短食管，同时鉴别弥漫性食管痉挛、贲门失弛缓、食管环等。要引起注意的是，应当先进行胃镜和CT检查后再进行钡剂检查，避免钡剂掩盖病变。

（5）食管测压与24 h pH监测检查作为术前评估的重要内容，对于计划行腹腔镜食管裂孔疝修补和胃底折叠手术，没有进行食管测压和24 h pH监测是危险的行为。因为术前如果不了解食管运动功能、食管压力和患者反酸的程度，术后有时可能会产生严重的食管运动障碍。例如，贲门失弛缓症和食管无效运动为主的食管运动障碍的患者也会产生严重的反酸、烧心与胸痛症状，如果直接给予胃底折叠手术会导致严重的梗阻后果。另外，本项检查也是手术或药物治疗效果客观的依据。

（6）入院评估和疾病知识宣教主要针对不了解GERD的患者，这些患者既期待早日通过治疗恢复，又担心复杂的检查治疗给其造成危害。在GERD患者入院后，医护人员应积极向患者耐心解释GERD和食管裂孔疝疾病的相关知识，认真做好有创检查前的解释和指导工作，消除患者的畏惧心理，并进行心理评估和生活质量评分，本组患者宣教后大多能配合医务人员的工作。

（7）其他常规术前准备包括全身麻醉，积极处理患者伴有的全身性疾病。如贫血、急性感染、血细胞异常、先天性畸形，严密监测呼吸功能，包括常规胸部X线检查及血气分析，必要时心脏彩超排除心脏疾患。肺部有感染者，术前应用抗生素治疗，感染控制1周后行手术。通过深呼吸进行胸廓及膈肌锻炼，患者的肺功能及血气分析结果达到标准便可手术。

（8）手术适应证：①有症状的食管裂孔疝合并胃食管反流病内科药物治疗无效。②无症状的Ⅰ型食管裂孔疝不建议手术，无症状的Ⅱ、Ⅲ型食管裂孔疝建议择期手术，Ⅳ型食管裂孔疝均应考虑手术。③食管裂孔疝已经出现并发症如食管炎、食管狭窄、Barrett食管等。④合并贫血的食管裂孔疝。⑤出现影响生活的严重胸痛的食管裂孔疝患者排除心脏疾病者。⑥食管裂孔疝出现严重影响生活质量的食管外症状，如反流性哮喘、反流性咳嗽、反流性肺炎、反流性睡眠障碍等。⑦出现急性肠梗阻与胃扭转的患者应急诊手术。⑧减重手术患者合并食管裂孔疝。

（二）手术与麻醉方法

腹腔镜经腹食管裂孔疝修补术是有效的修补方法，可以减少围手术期并发症和缩短住院时间。这是对于大多数食管裂孔疝首选的方法。腹腔镜下食管裂孔疝与胃底折叠手术患者应选用全身麻醉，以获得满意的麻醉效果。二氧化碳气腹建议选择在 12~14 mmHg（1 mmHg=0.133 kPa）。

腹腔镜食管裂孔疝修补放置补片的适应证建议：①食管裂孔疝缺损 ≥ 3 cm；②食管裂孔疝缺损小于 3 cm，但一侧或双侧膈肌脚薄弱，缝合关闭又有困难；③关闭食管裂孔疝缺损有张力，缺损难以缝合关闭时。

手术术式的选择主要参考高分辨率测压与 24 h pH 监测，食管测压能够反映食管的运动功能，避免术前患者食管高压未被发现，再行胃底折叠术，导致术后患者出现严重的食管高压引起的吞咽困难，并且可以根据术前食管下括约肌压力的变化情况，选择性进行胃底折叠术式。

食管 24 h pH 监测可以反映患者 24 h 反流的时间与反流的次数、反流与咳嗽或其他相关症状的关系、反流与体位的关系。并通过反流指数客观地判断患者的反流属于病理性或生理性，减少主观评价造成的过度手术治疗，对确定患者进行全包绕或部分包绕式的选择有重要作用，并可以精确计算 LES 在抗反流手术后的位置。

在行 360° Nissen 胃底折叠术中无论是否离断胃短血管对手术后吞咽困难、住院时间、手术后症状缓解、LES 压力均无无明显差异。经验是：在进行胃底折叠时胃底由于张力较高很难进行 360° 包绕，或者进行折叠后折叠环不能轻松容纳通过分离钳时，建议切断胃短血管。

（三）术后处理

术后处理包括：①术后一般不使用抗生素；②当日或次日可拔除胃管；③术后早期患者可下床活动，一般 6 h 后可下地行走；④尽早恢复肠功能，术后 6 h 内禁食、禁饮，防止呕吐引起窒息，次日即可恢复饮食，术后注意督促患者少量多餐，进食缓慢，多咀嚼再下咽；⑤术后次日可行食管测压复查；⑥术后应急措施应做好，患者病情变化快，应该准备好各类抢救物品，如中心吸引、中心吸氧、口咽通气管、压舌板、舌钳、心电监护仪等；⑦了解术中用药、手术过程及手术室所带出的液体及各种管道；⑧去枕平卧位，给予持续低流量氧气吸入改善通气，彻底吸尽口咽分泌物，以防误吸及缺氧，密切观察生命体征。

参考文献

[1] Philip Rowland Allison[J]. Lancet. 1974,1(7855):465-466 [PMID:4131481]

[2] Allison PR. Reflux esophagitis, sliding hiatal hernia, and the anatomy of repair[J]. Surg Gynecol Obstet. 1951,92(4):419-431 [PMID:14835197]

[3] Allison PR. Hiatus hernia:(a 20-year retrospective survey)[J]. Ann Surg. 1973,178(3): 273-276 [PMID:4729751 PMCID: PMC1355799 DOI:10.1097/00000658-197309000-00006]

[4] Liebermann-Meffert D. Rudolf Nissen (1896-1981)-perspective[J]. J Gastrointest Surg. 2010,14 Suppl 1: S58-61 [PMID:19760372 DOI:10.1007/s11605-009-1019-z]

[5] Nissen R. Gastropexy and "fundoplication" in surgical treatment of hiatal hernia[J]. Am J Dig Dis. 1961,6:954-961 [PMID:14480031 DOI:10.1007/bf02231426]

[6] Krupp S,Rossetti M. Surgical treatment of hiatal hernias by fundoplication and gastropexy (Nissen repair)[J]. Ann Surg. 1966,164(5):927-934 [PMID:5923124 PMCID: PMC1477097 DOI:10.1097/00000658-196611000-00024]

[7] Rossetti M, Hell K. Fundoplication for the treatment of gastroesophageal reflux in hiatal hernia[J]. World J Surg. 1977,1(4):439-443 [PMID:910451 DOI:10.1007/bf01565907]

[8] Nissen R, Rossetti M. SURGERY OF HIATAL AND OTHER DIAPHRAGMATIC HERNIAS[J]. J Int Coll Surg. 1965,43:663-674 [PMID:14285644]

[9] Modlin IM,Kidd M,Lye KD. Historical perspectives on the treatment of gastroesophageal reflux disease[J]. Gastrointest Endosc Clin N Am. 2003,13(1):19-55, vii-viii [PMID: 12797425 DOI:10.1016/s1052-5157(02)00104-6]

[10] Negre JB, Markkula HT, Keyrilainen O, Matikainen M. Nissen fundoplication. Results at 10 year follow-up[J]. Am J Surg. 1983,146(5):635-638 [PMID:6638269 DOI: 10.1016/0002-9610(83)90301-x]

[11] Chrysos E,Tzortzinis A,Tsiaoussis J,Athanasakis H,Vasssilakis J,Xynos E. Prospective randomized trial comparing Nissen to Nissen-Rossetti technique for laparoscopic fundoplication[J]. Am J Surg. 2001,182(3):215-221 [PMID:11587680 DOI:10.1016/ s0002-9610(01)00695-x]

[12] Toupet A. [Technic of esophago-gastroplasty with phrenogastropexy used in radical treatment of hiatal hernias as a supplement to Heller's operation in cardiospasms][J]. Mem Acad Chir(Paris). 1963,89:384-389 [PMID:13993831]

[13] Stylopoulos N, Rattner DW. The history of hiatal hernia surgery: from Bowditch to laparoscopy[J]. Ann Surg. 2005,241(1):185-193 [PMID:15622007 PMCID: PMC 1356862 DOI:10.1097/01.sla.0000149430.83220.7f]

[14] Donahue PE, Larson GM, Stewardson RH, Bombeck CT. Floppy Nissen fundopli cation[J]. Rev Surg. 1977,34(4):223-224 [PMID:897549]

[15] Donahue PE, Samelson S, Nyhus LM, Bombeck CT. The floppy Nissen fundoplication. Effective long-term control of pathologic reflux[J]. Arch Surg. 1985,120(6):663-668 [PMID:4004552 DOI:10.1001/archsurg.1985.01390300013002]

[16] DeMeester TR, Bonavina L, Albertucci M. Nissen fundoplication for gastroesophageal reflux disease. Evaluation of primary repair in 100 consecutive patients[J]. Ann Surg. 1986,204(1):9-20 [PMID:3729589 PMCID: PMC1251217 DOI:10.1097/00000658-198607000-00002]

[17] Ashcraft KW, Holder TM, Amoury RA, Sharp RJ, Murphy JP. The Thal fundoplication for gastroesophageal reflux[J]. J Pediatr Surg. 1984,19(4):480-483 [PMID:6481597 DOI:10.1016/s0022-3468(84)80280-8]

[18] Skinner DB, Belsey RH. Surgical management of esophageal reflux and hiatus hernia. Long-term results with 1,030 patients[J]. J Thorac Cardiovasc Surg. 1967,53(1):33-54 [PMID:5333620]

[19] Hill LD. An effective operation for hiatal hernia: an eight year appraisal[J]. Ann Surg. 1967,166(4):681-692 [PMID:6061546 PMCID: PMC1477443 DOI:10.1097/00000658-196710000-00015]

[20] Geagea T. Laparoscopic Nissen's fundoplication:preliminary report on ten cases[J]. Surg Endosc. 1991,5(4):170-173 [PMID:1839573 DOI:10.1007/bf02653255]

[21] Dallemagne B, Weerts JM, Jehaes C, Markiewicz S, Lombard R. Laparoscopic Nissen fundoplication: preliminary report[J]. Surg Laparosc Endosc. 1991,1(3):138-143 [PMID:1669393]

[22] Davis CS, Baldea A, Johns JR, Joehl RJ, Fisichella PM. The evolution and long-term results of laparoscopic antireflux surgery for the treatment of gastroesophageal reflux disease[J]. Jsls. 2010,14(3):332-341 [PMID:21333184 PMCID: PMC3041027 DOI:10.4293/108680810x12924466007007]

[23] Peters MJ, Mukhtar A, Yunus RM, Khan S, Pappalardo J, Memon B, Memon MA. Meta-analysis of randomized clinical trials comparing open and laparoscopic anti-reflux surgery[J]. Am J Gastroenterol. 2009,104(6):1548-1561, quiz 1547,1562 [PMID:19491872 DOI:10.1038/ajg.2009.176]

[24] Costi R, Himpens J, Bruyns J, Cadière GB. Robotic fundoplication: from theoretic advantages to real problems[J]. J Am Coll Surg. 2003,197(3):500-507 [PMID:12946806 DOI:10.1016/s1072-7515(03)00479-4]

[25] Herbella FA, Oliveira DR, Del Grande JC. Eponyms in esophageal surgery[J]. Dis Esophagus. 2004,17(1):1-9 [PMID:15209735 DOI:10.1111/j.1442-2050.2004.00 346.x]

[26] Zhang P, Tian JH, Yang KH, Li J, Jia WQ, Sun SL, Ma B, Liu YL. Robot-assisted laparoscope fundoplication for gastroesophageal reflux disease: a systematic review of randomized controlled trials[J]. Digestion. 2010,81(1):1-9 [PMID:20029202 DOI:10.1159/000235920]

[27] Watson TJ, Peters JH. Lower esophageal sphincter injections for the treatment of

gastroesophageal reflux disease[J]. Thorac Surg Clin. 2005,15(3):405-415 [PMID:16104131 DOI:10.1016/j.thorsurg.2005.04.001]

[28] Yeh RW, Triadafilopoulos G. Endoscopic antireflux therapy: the Stretta procedure[J]. Thorac Surg Clin. 2005,15(3):395-403 [PMID:16104130 DOI:10.1016/j.thorsurg.2005.03.006]

[29] Richter JE, Kumar A, Lipka S, Miladinovic B, Velanovich V. Efficacy of Laparoscopic Nissen Fundoplication vs Transoral Incisionless Fundoplication or Proton Pump Inhibitors in Patients With Gastroesophageal Reflux Disease: A Systematic Review and Network Meta-analysis[J]. Gastroenterology. 2018,154(5):1298-1308.e1297 [PMID:29305934 DOI:10.1053/j.gastro.2017.12.021]

[30] Rodríguez L, Rodriguez PA, Gómez B, Netto MG, Crowell MD, Soffer E. Electrical stimulation therapy of the lower esophageal sphincter is successful in treating GERD: long-term 3-year results[J]. Surg Endosc. 2016,30(7):2666-2672 [PMID:26487200 PMCID: PMC4912595 DOI:10.1007/s00464-015-4539-5]

[31] Ganz RA, Peters JH, Horgan S, Bemelman WA, Dunst cm, Edmundowicz SA, Lipham JC, Luketich JD, Melvin WS, Oelschlager BK, Schlack-Haerer SC, Smith CD, Smith CC, Dunn D, Taiganides PA. Esophageal sphincter device for gastroesophageal reflux disease[J]. N Engl J Med. 2013,368(8):719-727 [PMID:23425164 DOI:10.1056/NEJMoa1205544]

[32] El-Serag HB, Sweet S, Winchester CC, Dent J. Update on the epidemiology of gastro-oesophageal reflux disease: a systematic review[J]. Gut. 2014,63(6):871-880 [PMID:23853213 PMCID: PMC4046948 DOI:10.1136/gutjnl-2012-304269]

[33] 梁东飞,贾子亮,刘红国,等. 胃食管反流病患者的流行病学分析[J]. 河北医药. 2023,45(12):1889-1891+1897.

[34] Slater BJ, Dirks RC, McKinley SK, Ansari MT, Kohn GP, Thosani N, Qumseya B, Billmeier S, Daly S, Crawford C, A PE, Hollands C, Palazzo F, Rodriguez N, Train A, Wassenaar E, Walsh D, Pryor AD, Stefanidis D. SAGES guidelines for the surgical treatment of gastroesophageal reflux (GERD)[J]. Surg Endosc. 2021,35(9):4903-4917 [PMID:34279710 DOI:10.1007/s00464-021-08625-5]

[35] Stefanidis D,Hope WW,Kohn GP,Reardon PR,Richardson WS,Fanelli RD. Guidelines for surgical treatment of gastroesophageal reflux disease[J]. Surg Endosc. 2010,24(11):2647-2669 [PMID:20725747 DOI:10.1007/s00464-010-1267-8]

[36] 吴继敏. 胃食管反流病的外科治疗[J]. 中国医刊. 2023,58(03):240-243

[37] 成人胃食管反流病外科诊疗共识(2020版)[J]. 中华胃食管反流病电子杂志. 2021,8(01):1-8.

[38] 汪忠镐,吴继敏,胡志伟,等. 中国胃食管反流病多学科诊疗共识[J]. 中华胃食管反流病电子杂志. 2020,7(01):1-28.

[39] Schlottmann F, Herbella FA, Allaix ME, Rebecchi F, Patti MG. Surgical Treatment of Gastroesophageal Reflux Disease[J]. World J Surg. 2017,41(7):1685-1690 [PMID:28258448 DOI:10.1007/s00268-017-3955-1]

[40] 2020年中国胃食管反流病专家共识[J]. 中华医学会消化病学分会. 2020,第40卷(第

10期）：649-663 [DOI：10.3760/cma.j.cn311367-20200918-00558]

[41] Iwakiri K, Fujiwara Y, Manabe N, Ihara E, Kuribayashi S, Akiyama J, Kondo T, Yamashita H, Ishimura N, Kitasako Y, Iijima K, Koike T, Omura N, Nomura T, Kawamura O, Ohara S, Ozawa S, Kinoshita Y, Mochida S, Enomoto N, Shimosegawa T, Koike K. Evidence-based clinical practice guidelines for gastroesophageal reflux disease 2021[J]. J Gastroenterol. 2022, 57（4）：267-285 [PMID：35226174 PMCID：PMC8938399 DOI：10.1007/s00535-022-01861-z]

[42] Fock KM, Talley N, Goh KL, Sugano K, Katelaris P, Holtmann G, Pandolfino JE, Sharma P, Ang TL, Hongo M, Wu J, Chen M, Choi MG, Law NM, Sheu BS, Zhang J, Ho KY, Sollano J, Rani AA, Kositchaiwat C, Bhatia S. Asia-Pacific consensus on the management of gastro-oesophageal reflux disease：an update focusing on refractory reflux disease and Barrett's oesophagus[J]. Gut. 2016, 65（9）：1402-1415 [PMID：27261337 DOI：10.1136/gutjnl-2016-311715]

[43] El-Serag H, Becher A, Jones R. Systematic review：persistent reflux symptoms on proton pump inhibitor therapy in primary care and community studies[J]. Aliment Pharmacol Ther. 2010, 32（6）：720-737 [PMID：20662774 DOI：10.1111/j.1365-2036.2010.04406.x]

[44] Kessing BF, Bredenoord AJ, Saleh cm, Smout AJ. Effects of anxiety and depression in patients with gastroesophageal reflux disease[J]. Clin Gastroenterol Hepatol. 2015, 13（6）：1089-1095.e1081 [PMID：25496817 DOI：10.1016/j.cgh.2014.11.034]

[45] Zerbib F, Bredenoord AJ, Fass R, Kahrilas PJ, Roman S, Savarino E, Sifrim D, Vaezi M, Yadlapati R, Gyawali CP. ESNM/ANMS consensus paper：Diagnosis and management of refractory gastro-esophageal reflux disease[J]. Neurogastroenterol Motil. 2021, 33（4）：e14075 [PMID：33368919 DOI：10.1111/nmo.14075]

[46] 胡志伟,陈美萍,汪忠镐,等. 短松 Nissen 胃底折叠术和 Toupet 胃底折叠术治疗胃食管反流病合并重度食管炎的对比研究[J]. 临床外科杂志. 2018, 26（05）：349-353

[47] Kohn GP, Price RR, DeMeester SR, Zehetner J, Muensterer OJ, Awad Z, Mittal SK, Richardson WS, Stefanidis D, Fanelli RD. Guidelines for the management of hiatal hernia[J]. Surg Endosc. 2013, 27（12）：4409-4428 [PMID：24018762 DOI：10.1007/s00464-013-3173-3]

[48] Sidhwa F, Moore A, Alligood E, Fisichella PM. Diagnosis and Treatment of the Extraesophageal Manifestations of Gastroesophageal Reflux Disease[J]. Ann Surg. 2017, 265（1）：63-67 [PMID：27455157 DOI：10.1097/sla.0000000000001907]

[49] 张玉,吴继敏,胡志伟. 抗反流手术适应证国际共识（2019）解读和评论[J]. 中国普外基础与临床杂志. 2020, 27（05）：533-545.

[50] 胡志伟,汪忠镐,吴继敏,等. 胃食管反流病合并食管裂孔疝及哮喘症状的腹腔镜外科治疗[J]. 中华疝和腹壁外科杂志（电子版）. 2014, 8（05）：396-402.

[51] Cookson R, Flood C, Koo B, Mahon D, Rhodes M. Short-term cost effectiveness and long-term cost analysis comparing laparoscopic Nissen fundoplication with proton-pump inhibitor maintenance for gastro-oesophageal reflux disease[J]. Br J Surg. 2005, 92（6）：700-706 [PMID：15852426 DOI：10.1002/bjs.4933]

[52] Lata T, Trautman J, Townend P, Wilson RB. Current management of gastro-oesophageal

reflux disease-treatment costs, safety profile, and effectiveness: a narrative review[J]. Gastroenterol Rep(Oxf). 2023, 11: goad008 [PMID: 37082451 PMCID: PMC10112961 Ethicon involving funding for education, research, and attendance at scientific meetings. DOI: 10.1093/gastro/goad008]

[53] Roks DJ, Broeders JA, Baigrie RJ. Long-term symptom control of gastro-oesophageal reflux disease 12 years after laparoscopic Nissen or 180° anterior partial fundoplication in a randomized clinical trial[J]. Br J Surg. 2017, 104(7): 852-856 [PMID: 28158901 DOI: 10.1002/bjs.10473]

[54] Robinson B, Dunst cm, Cassera MA, Reavis KM, Sharata A, Swanstrom LL. 20 years later: laparoscopic fundoplication durability[J]. Surg Endosc. 2015, 29(9): 2520-2524 [PMID: 25487547 DOI: 10.1007/s00464-014-4012-x]

[55] Wang W, Huang MT, Wei PL, Lee WJ. Laparoscopic antireflux surgery for the elderly: a surgical and quality-of-life study[J]. Surg Today. 2008, 38(4): 305-310 [PMID: 18368318 DOI: 10.1007/s00595-007-3619-0]

[56] 胡志伟, 汪忠镐, 张美光, 等. 美国胃肠道和内镜外科医师协会胃食管反流病外科治疗指南解读: 从2010到2021[J]. 火箭军特色医学中心胃食管外科. 2022, 第37卷(第2期): 152-156

[57] Amundson JR, Kuchta K, Wu H, VanDruff VN, Haggerty SP, Linn J, Ujiki MB. A 13-year experience with biologic and biosynthetic absorbable mesh reinforced laparoscopic paraesophageal hernia repair[J]. Surg Endosc. 2023 [PMID: 37407714 DOI: 10.1007/s00464-023-10248-x]

[58] Oelschlager BK, Pellegrini CA, Hunter J, Soper N, Brunt M, Sheppard B, Jobe B, Polissar N, Mitsumori L, Nelson J, Swanstrom L. Biologic prosthesis reduces recurrence after laparoscopic paraesophageal hernia repair: a multicenter, prospective, randomized trial[J]. Ann Surg. 2006, 244(4): 481-490 [PMID: 16998356 PMCID: PMC1856552 DOI: 10.1097/01.sla.0000237759.42831.03]

[59] 嵇振岭. 食管裂孔疝修补术补片的选择与固定[J]. 中华胃食管反流病电子杂志. 2021, 8(02): 52-54.

[60] Korkolis DP, Kapritsou M, Konstantinou EA, Giannakopoulou M, Chrysi MS, Tsakiridou M, Kouloura A, Flamourakis M, Maricosu M, Gontikakis E, Plataniotis G. The impact of laparoscopic Nissen fundoplication on the long-term quality of life in patients with gastroesophageal reflux disease[J]. Gastroenterol Nurs. 2015, 38(2): 111-115 [PMID: 25831248 DOI: 10.1097/sga.0000000000000097]

[61] Gad El-Hak N, Mostafa M, Hamdy E, Haleem M. Short and long-term results of laparoscopic total fundic wrap(Nissen) or semifundoplication(Toupet) for gastroesophageal reflux disease[J]. Hepatogastroenterology. 2014, 61(135): 1961-1970 [PMID: 25713896]

[62] Yatabe K, Ozawa S, Ito E, Oguma J, Kazuno A, Nitta M, Ninomiya Y. Late esophageal wall injury after mesh repair for large esophageal hiatal hernia: a case report[J]. Surg Case Rep. 2017, 3(1): 125 [PMID: 29247269 PMCID: PMC5732121 DOI: 10.1186/s40792-017-0401-4]

[63] 陈双,周太成.食管裂孔疝解剖学观点[J].临床外科杂志.2019,27(09):745-747.

[64] 胡志伟,吴继敏,汪忠镐,等.腹腔镜新型W-H胃底折叠术治疗质子泵抑制剂依赖性胃食管反流病疗效分析[J].火箭军特色医学中心胃食管反流病科.2021,第101卷(第10期):737-743 [DOI:10.3760/cma.j.cn112137-20200622-01920]

[65] Bonavina L,Saino GI,Bona D,Lipham J,Ganz RA,Dunn D,DeMeester T. Magnetic augmentation of the lower esophageal sphincter: results of a feasibility clinical trial[J]. J Gastrointest Surg. 2008,12(12):2133-2140 [PMID:18846406 DOI:10.1007/s11605-008-0698-1]

[66] Ganz RA,Gostout CJ,Grudem J,Swanson W,Berg T,DeMeester TR. Use of a magnetic sphincter for the treatment of GERD: a feasibility study[J]. Gastrointest Endosc. 2008,67(2):287-294 [PMID:18226691 DOI:10.1016/j.gie.2007.07.027]

[67] Bonavina L,DeMeester T,Fockens P,Dunn D,Saino G,Bona D,Lipham J,Bemelman W,Ganz RA. Laparoscopic sphincter augmentation device eliminates reflux symptoms and normalizes esophageal acid exposure: one- and 2-year results of a feasibility trial[J]. Ann Surg. 2010,252(5):857-862 [PMID:21037442 DOI:10.1097/SLA.0b013e3181fd879b]

[68] Nicolau AE,Lobonţiu A,Constantinoiu S. New minimally Invasive Endoscopic and Surgical Therapies for Gastroesophageal Reflux Disease(GERD)[J]. Chirurgia(Bucur). 2018,113(1):70-82 [PMID:29509533 DOI:10.21614/chirurgia.113.1.70]

[69] Azagury D,Morton J. Surgical Anti-Reflux Options Beyond Fundoplication[J]. Curr Gastroenterol Rep. 2017,19(7):35 [PMID:28725999 DOI:10.1007/s11894-017-0582-9]

[70] Zak Y,Rattner DW. The Use of LINX for Gastroesophageal Reflux[J]. Adv Surg. 2016,50(1):41-48 [PMID:27520861 DOI:10.1016/j.yasu.2016.03.004]

[71] Zadeh J,Andreoni A,Treitl D,Ben-David K. Spotlight on the Linx™ Reflux Management System for the treatment of gastroesophageal reflux disease: evidence and research[J]. Med Devices(Auckl). 2018,11:291-300 [PMID:30214323 PMCID: PMC6124788 DOI:10.2147/mder.S113679]

[72] Asari R,Riegler M,Schoppmann SF. Dilated distal esophagus: optimal position for magnetic sphincter augmentation[J]. J Am Coll Surg. 2013,217(6):1155-1156 [PMID:24246629 DOI:10.1016/j.jamcollsurg.2013.08.012]

[73] 卫锐狮,李新华,董胜利,等.胃食管反流病的外科治疗研究最新进展[J].临床医药实践.2023,32(05):357-360 [DOI:10.16047/j.cnki.cn14-1300/r.2023.05.021]

[74] Crowell MD. Implanted electrical devices and gastroesophageal reflux disease: an effective approach to treatment[J]. Expert Rev Gastroenterol Hepatol. 2013,7(3):189-191 [PMID:23445226 DOI:10.1586/egh.13.1]

[75] Azagury DE,Triadafilopoulos G. minimally Invasive GERD Therapies[J]. Cham: Springer International Publishing. 2016.

[76] Stephan D,Attwood S,Labenz J,Willeke F. [EndoStim® treatment-a new minimally invasive technology in antireflux surgery][J]. Chirurg. 2018,89(10):785-792 [PMID:30132169 DOI:10.1007/s00104-018-0706-2]

[77] Hila A, Castell DO. Gastroesophageal Reflux Disease[J]. Curr Treat Options Gastroenterol. 2003, 6(1): 41-48 [PMID: 12521571 DOI: 10.1007/s11938-003-0032-7]

[78] Andreou A, Watson DI, Mavridis D, Francis NK, Antoniou SA. Assessing the efficacy and safety of laparoscopic antireflux procedures for the management of gastroesophageal reflux disease: a systematic review with network meta-analysis[J]. Surg Endosc. 2020, 34 (2): 510-520 [PMID: 31628621 DOI: 10.1007/s00464-019-07208-9]

[79] Lee Y, Tahir U, Tessier L, Yang K, Hassan T, Dang J, Kroh M, Hong D. Long-term outcomes following Dor, Toupet, and Nissen fundoplication: a network meta-analysis of randomized controlled trials[J]. Surg Endosc. 2023, 37(7): 5052-5064 [PMID: 37308760 DOI: 10.1007/s00464-023-10151-5]

[80] Lipham JC, DeMeester TR, Ganz RA, Bonavina L, Saino G, Dunn DH, Fockens P, Bemelman W. The LINX® reflux management system: confirmed safety and efficacy now at 4 years[J]. Surg Endosc. 2012, 26(10): 2944-2949 [PMID: 22538694 DOI: 10.1007/s00464-012-2289-1]

[81] Slater BJ, Collings A, Dirks R, Gould JC, Qureshi AP, Juza R, Rodríguez-Luna MR, Wunker C, Kohn GP, Kothari S, Carslon E, Worrell S, Abou-Setta AM, Ansari MT, Athanasiadis DI, Daly S, Dimou F, Haskins IN, Hong J, Krishnan K, Lidor A, Litle V, Low D, Petrick A, Soriano IS, Thosani N, Tyberg A, Velanovich V, Vilallonga R, Marks JM. Multi-society consensus conference and guideline on the treatment of gastroesophageal reflux disease (GERD)[J]. Surg Endosc. 2023, 37(2): 781-806 [PMID: 36529851 DOI: 10.1007/s00464-022-09817-3]

[82] Katz PO, Gerson LB, Vela MF. Guidelines for the diagnosis and management of gastroesophageal reflux disease[J]. Am J Gastroenterol. 2013, 108(3): 308-328, quiz 329 [PMID: 23419381 DOI: 10.1038/ajg.2012.444]

[83] Tack J, Talley NJ, Camilleri M, Holtmann G, Hu P, Malagelada JR, Stanghellini V. Functional gastroduodenal disorders[J]. Gastroenterology. 2006, 130(5): 1466-1479 [PMID: 16678560 DOI: 10.1053/j.gastro.2005.11.059]

[84] Jones R, Junghard O, Dent J, Vakil N, Halling K, Wernersson B, Lind T. Development of the GerdQ, a tool for the diagnosis and management of gastro-oesophageal reflux disease in primary care[J]. Aliment Pharmacol Ther. 2009, 30(10): 1030-1038 [PMID: 19737151 DOI: 10.1111/j.1365-2036.2009.04142.x]

第六章 胃食管反流病的补充替代治疗

胃食管反流病（GERD）病情易复发，与饮食习惯、生活方式及情绪变化等关系密切，但一般预后较好。该病涉及耳鼻咽喉、呼吸、心内等多个系统症状，故易漏诊、易误诊，多因难得到及时的精准诊治而迁延难愈。除常规内科药物及外科治疗方法外，尚有一些替代治疗方法辅助传统治疗，主要包括生活方式调整、中医药治疗和心理治疗等。

一、生活方式调整

GERD是一种常见病、多发病，并且发病率呈逐渐增高的趋势，调整生活方式被认为是一线治疗方案。饮食和生活方式调整可单独用于缓解轻度、间歇性的GERD症状，也是中重度和复杂GERD药物治疗和抗反流术后预防复发的重要辅助手段，应贯穿治疗过程的始终，包括减肥、抬高床头、戒烟、限酒、避免夜餐、避免饱餐、避免进食后运动、避免进食可能促进反流的食物（巧克力、咖啡、辛辣食物、橘子、西红柿、高脂食物），以及养成细嚼慢咽的良好进食习惯等。患者的饮食与生活习惯都与病情的进展相关，饮食管理在GERD的内科和外科治疗中均为不可缺少的一部分；生活方式的改变也可以使部分患者的反流症状减轻，从而获得治疗的效果。

（一）饮食管理

GERD相关症状是由于胃内分泌的胃酸以及食物异常反流突破食管下括约肌进入食管导致的，不良饮食习惯会加剧反流症状。因此，饮食管理对缓解症状和防止复发有着重要的基础治疗作用。

1. 饮食习惯的改变

饮食的改变主要是要避免摄入容易反流的食物，以免这些食物导致胃内容物病理性反流至食管从而引起酸暴露症状。饮食管理的建议通常可以分为以下几点：①减少每餐的食物摄入量，应尽量注意少食多餐。②避免摄入巧克力、薄荷，这些食物可以降低食管下括约肌压力，并使胃膨胀，从而加剧了反流频率。③避免摄入高脂肪食物，降低脂肪的摄入量。因为膳食中的脂肪不仅能够引起胃酸分泌时间延长，还能够明显刺激胆囊收缩素的分泌，引起食管下括约肌张力降低，延缓胃的排空，使食物消化变慢，造成胃食管反流的风险，因此应严格控制摄入。减少脂肪摄入量是治疗GERD的关键，每日脂肪摄入量 < 45 g。④戒烟，因为吸烟会降低食管下括约肌的压力、减弱食管顺蠕动、减少唾液的分泌，使食管酸的清除时间延长，并增加食管对酸的敏感性，诱发或加重胃食管反流的症状，加重胃酸对食管的损害，并降低药物治疗的效果。⑤避免过度饮酒。酒精会降低食管下括约肌的功能；大量饮酒，使胃内压力增高，及醉酒后的呕吐，会使胃内容物反流到食管内损害食管黏膜，并且酒精本身可直接损害食管黏膜。这些都会造成胃食管反流症状的加重。⑥应避免咖啡、浓茶、碳酸饮料的摄入，这些饮料均可刺激胃酸的大量分泌，加重胃食管反流的症状。咖啡因刺激食管下括约肌，使它松弛，进而引起胃食管反流；喝浓茶会增加胃内压力，容易胃食管反流。另外，碳酸饮料含有二氧化碳气体，容易引发嗳气导致反流。⑦应避免柑橘类饮料和水果（如橘子、柚子、柠檬、橙子）的摄入，柑橘类果汁和水果的pH较低、酸性大，是诱发胃食管反流的因素之一。⑧应减少浓郁的香料调味品（如辣椒、咖喱、胡椒粉、蒜、洋葱、薄荷、留兰香等）的摄入。

2. 避免餐后平躺和睡前进食

除了饮食的种类外，饮食的不规律也是引起胃食管反流的病因，因此应该长期养成正确的饮食习惯。餐后平卧被认为是通过减少重力介导的酸清除而增加食管的酸暴露，且进食后胃的酸袋上移，更加容易发生反流，而平卧是容易发生反流的体位。因此，GERD患者应尽量避免餐后平卧，在进食之后立即躺下会增加胃食管反流的风险。餐后要有30 min活动时间，如洗碗或散步。餐后不要做弯腰动作，否则会压迫胃部引起反流。避免在睡前3 h内进食，胃的排空时间一般在2~3 h，睡前胃内净空可减少夜间胃酸分泌。夜间胃酸反流一至食管内，由于无重力作用及唾液对食管内胃酸的清空，胃酸在食管内停留时间更长，对食管的损害更明显。

　　总之，GERD患者饮食的总体原则为应多清淡、易消化的软食为主。为了减少反流发生，避免进食油腻、油炸及腌制的食品。鸡汤、鱼汤、排骨汤等尽量少喝，肥肉、肉皮等也要避免。脂肪含量较高的食物会加重反流。半时饮食可适当增加面食，适当吃些猪瘦肉、鸡肉、鱼肉，一般来说不会加重病情，反而可以补充营养。少吃或不吃黏性食物，如糯米饭、年糕、元宵、粽子等，这些食物不易消化，尤其对于老年人。这些食物可以延缓胃排空的速度，增加了反流的机会，也容易出现腹胀、嗳气等消化不良的表现。少食用对胃黏膜有明显刺激的食物。辛辣刺激、过冷、过热、过酸、过甜的食物可以增加胃液的分泌，引起胃酸等主要反流物的量明显增加，会加重反流的症状。大葱、大蒜、辣椒、糖果、咖啡、浓茶等食物，在日常生活中尽量避免或少食用。一般的蔬菜、水果不会引起或加重反流症状。水果和蔬菜中含有丰富的维生素及纤维素，能够促进胃肠动力，减轻反流。避免选择过酸、过甜的水果，依据自身情况，适当饮食。少进食瓜子、栗子等坚果，避免进食膨化制品、奶油蛋糕、巧克力等，以免增加反流症状。进食要适量，少量多餐，不要暴饮暴食。餐后尽量不要剧烈活动，尽量少做弯腰、下蹲、收腹等姿势，可以选择散步等放松、舒缓的活动方式。避免餐后平卧、立即睡觉等习惯。

（二）生活习惯的养成

　　良好的生活习惯对胃食管反流症状的控制有着积极的意义。生活习惯的干预包括许多方面，这需要患者更加主动的自我管理。

1. 睡觉时抬高床头

抬高床头可以缓解反流发生。过去两项随机对照研究显示，将床头抬高15~30 cm可以改善食管酸暴露、减轻胃食管反流症状、加快GERD患者食管炎的愈合[1,2]。此处需注意的是抬高床头的床脚15 cm，使床板呈床头处高、床脚处低，呈15°倾斜，而不是垫高枕头。垫高枕头，不仅对防止反流无效，而且可能压迫胃部加重反流，并有可能引起颈椎病。另外，左侧卧更有利于缓解胃食管反流。

2. 不穿紧身衣物

GERD患者日常应穿着宽松衣物，忌紧身裤，以防止腹压过高、挤压胃部，加重反流症状。用力咳嗽、用力排便、闭气提重物等，均可使腹内压力骤增，应予避免。

3. 体重管理

肥胖是GERD疾病进展的一个重要危险因素，其通过多种机制促进疾病的进展，包括增加胃食管压力梯度、食管裂孔疝的发生率和降低胃食管结合部的完整性等[3]。多项在美国、英国、挪威、西班牙开展的人群研究显示，超重或肥胖与GERD症状的严重程度呈正相关[4-6]，反流症状随体重的增加而加重。目前，减肥已经被证明对食管下括约肌功能和食管酸暴露有益处。一项对10 545名女性进行问卷调查的大型病例对照研究表明，BIM下降超过3.5 kg/m^{2}的女性频繁出现GERD症状的风险降低了近40%[7]，表明控制体重可以减轻胃食管反流症状，甚至使轻症症状消失。因此，控制体重对胃食管反流是一种有效的治疗选择，是肥胖GERD患者的推荐治疗方法。

4. 保持良好的心情

精神压力和胃食管反流有一定关系，长期处于精神高度紧张、抑郁、焦虑等状态者易患GERD。故患者需在精神心理上调整和减轻生活的压力，保持良好的心态，必要时可以求助心理医生，寻求心理干预。

5. 慎用某些药物

许多药物可以诱发或加重胃食管反流症状。例如，钙通道阻滞剂、β受体阻滞剂、茶碱、苯二氮䓬类药物均被报道会通过药理作用松弛食管下括约肌、加重胃食管反流症状。在一项研究中，Fass等证实苯二氮卓类药物强烈预示夜间烧心[8]。与之相似，抗胆碱能药物（东莨菪碱、苯托品）和三环类抗抑郁药的抗胆碱能作用也会造成食管下括约肌松弛，降低食管下括约肌压力。虽然这些药物对患者可能是有严格的适应证，但是这些药物会加剧胃食管反流的症状，患者应该慎用这些药物，临床医师也应对患者适当监控，并且选择更加适合GERD患者的药物。

二、针灸治疗

中医药作为一种综合治疗手段，通过辩病与辩证论治相结合的方法对该病进行治疗，具有一定特色优势，如针灸疗法。针灸治疗在GERD中应用广泛，它是针刺和灸法的总称，其作用途径都是通过刺激相应穴位从而达到治疗疾病的目的，能够明显调节脾胃功能，改善反酸、烧心等症状。临床上，针灸已经是治疗胃食管反流的非药物疗法之一。

针灸疗法主要原理是通过针刺刺激穴位调整经脉系统或经络系统，以及人体的脏腑功能或气血功能，达到治病防病的效果，其可通过调节异常脑肠肽水平从而恢复胃肠功能，也可抑制胃酸的分泌[9]，从而缓解患者胃气上逆导致的胃酸及食物反流症状。随着科学技术的发展，针刺治疗也以穴位注射、穴位埋线、电针、火针等多种新形式广泛运用于临床。传统针灸治疗在临床上应用广泛，配合中药内服方治疗GERD更是效果显著。我国学者王茜茜等将加减乌梅丸方联合穴位针刺治疗，与单纯使用加减乌梅丸内服治疗GERD进行比较，选穴以鸠尾、上脘、中脘、足三里、三阴交、内关、太冲为主，对比患者食管动力情况，发现针刺治疗能加强食管下括约肌功能，加快胃蠕动及胃排空，疗效较单纯中医方药治疗更胜一筹[10]。王荣等在GERD患者口服常规西药的基础上加入针刺治疗，实证选取内关、足三里、中脘穴等采用泻法，虚证选取脾俞、胃俞、肾俞、膻中、曲池、合谷、太冲、天枢、关元、三阴交穴行平补平泻法，治疗后发现此法比单纯使用西药治疗组临床治愈率更高，且可降低复发率[11]。

（一）基本治疗方法[12, 13]

（1）治法：升清降浊，和胃降逆。以手厥阴、足阳明及相应募穴为主。

（2）主穴：中脘、足三里、内关。

（3）配穴：肝胃不和者配膻中、章门；肝胃郁热者配期门、太冲；中虚气逆者配脾俞、神阙；痰湿内阻者配阴陵泉、丰隆；气虚血瘀者配气海、膈腧；寒热错杂者配关元、内庭。

（4）操作：使用一次性无菌针灸针直刺，行提插、捻转手法得气，足三里平补平泻，内关、中脘用泻法，配穴按照虚补实泻法操作，关元、神阙可艾灸。反流发作时，可在内关穴行强刺激并持续运针1~3 min。

（5）方义：中脘乃胃之募穴，足三里为胃之合穴，二穴相配疏理胃肠气机，通降胃气。内关为手厥阴经络穴，可宽胸利气，畅通三焦气机，为降逆要穴。在此基础上，辅以辩证选穴：①肝胃不和者配膻中、章门。膻中穴位近膈，为心包之募穴，又为气会穴，功善理气降逆，使气调则反酸止。章门为脾之募穴、八会穴之脏会，功能疏肝理脾，调畅脏腑气机。二穴合用则可疏肝理气，和胃降逆。②肝胃郁热者配期门、太冲。期门为肝之募穴，可疏肝清热，理气止痛。肝经原穴太冲，能舒肝理气，通降胃气。二穴合用则可疏肝和胃，清热止逆。③中虚气逆者配脾俞、神阙。脾俞为背俞穴，属于远道选穴，可健脾利湿，健脾助运。神阙为任脉要穴，功善温阳补气。二穴合用可温中补虚，和胃降逆。④痰湿内阻者配阴陵泉、丰隆。阴陵泉为脾之合穴，健脾利湿之要穴，属于本经取穴，丰隆为胃之络穴，功善健脾和胃，祛湿化痰。二穴同主穴共奏升清降浊，化痰和胃之用。⑤寒热错杂者配关元、内庭。关元为任脉穴，为人体补穴要穴。具有健脾补肾、培元固本作用，灸关元具有温补阳气、回阳救逆之功。内庭为足阳明胃经荥穴，清泻胃热，配合主穴共主寒热平调，脾升胃降，其病自愈。

（二）其他疗法

1.温针灸

温针灸是针刺与艾灸相结合应用的一种方法，是在毫针针刺后，在针尾加置艾柱，点燃后使其热力通过针身传至体内，以防治疾病。温针灸是灸法中使用最普遍、也是最受欢迎的一种疗法。适用于既需要针刺留针，又需施灸的疾病。取中脘、足三里、内关，得气后并给予适当补泻手法，在针尾装裹如枣核大或小枣子大的艾绒，点火使燃。或用艾卷剪成长约2 cm一段，插入针尾，点火加温。一般温针燃艾可1~3 炷，使针下有温热感即可。各型均可留针30 min，每日1次，5天1个疗程，共4个疗程。

2.隔药灸脐法

患者取仰卧位，暴露腹部，常规消毒脐部皮肤，以温开水调面粉成圆圈状（内径约3 cm，外径约6 cm，内壁高约2 cm，外壁高3 cm），面圈中间孔应与患者脐孔大小一致。根据患者体质辨证选方，并配合适量芳香开窍药如苏合香等，将所有药物按一定比例混合超微粉碎，避光存罐备用，取药末适量，填满脐孔，将直径、高均约1 cm的艾柱置于药末上，连续施灸，以脐部皮肤微微发红为度。用医用胶带固封脐部中药末，留药24 h后取下，并用温水清洗脐孔。

3.热敏灸

热敏灸是采用点燃的艾材产生的艾热悬灸热敏态穴位，激发透热、扩热、传热、局部不（微）热远部热、表面不（微）热深部热、非热觉等热敏灸感和经气传导，并施以个体化的饱和消敏灸量，从而提高艾灸疗效的一种新疗法。以腹部、背腰部和下肢区域为主，选中脘、足三里、天枢、内关、太冲、脾俞、胃俞、大肠俞等穴及附近寻找热敏化点，采用蕲艾点燃，先施回旋灸

2 min温热局部气血，继以雀啄灸1 min加强敏化，循经往返灸2 min激发经气，再施以温和灸发动感传，开通经络。施灸剂量以完成灸感四相为度，每日灸1次，20次为1个疗程，每个疗程后可休息3~5天，再继续第2个疗程治疗。

4. 穴位注射

甲氧氯普胺通过拮抗多巴胺D2受体从而改善食管下括约肌的肌肉收缩功能，加快胃排空速度，而在中医看来，将甲氧氯普胺通过穴位注射刺激相应穴位亦能达到相应的作用。选胃俞、膈俞、足三里、中脘穴，皮肤消毒后，甲氧氯普胺注射液快速刺入穴位，上、下提插以患者感到酸胀感为宜，回抽针管无血即可推注药物。甲氧氯普胺注射足三里能明显缓解嗳气、反酸、恶心等食管反流症状。此外，使用其他药物进行相应穴位注射刺激对本病亦有良好的治疗效果。用复方当归注射液快速刺入穴位，每穴注射药量0.5~1 mL，隔1日治疗1次，连续7次为1个疗程。值得一提的是，穴位注射治疗较西药口服起效时间明显更快。穴位注射作为一种疗效肯定、操作方便的中医外治法在临床上被广泛使用，它与中药内服方及其他中医外治法亦可以同时使用，有助于提高临床治疗效果。

5. 穴位埋线

穴位埋线是指将羊肠线埋入穴位皮下组织或深层，利用它对穴位的持续刺激作用而治疗疾病的一种方法。常用的有穿刺针埋线法、三角针埋线法、切开埋线法3种。埋线多选择肌肉比较丰厚的部位，以背腰部及腹部最常用，每次选1~3个穴位，一般20~30天1次，选中脘、内关、足三里穴。消毒麻醉后，将医用羊肠线装入经消毒的9号腰穿针，一手拇指和食指固定穴位，另一手持针刺入穴位，达到所需深度，施以适当行气手法，出现针感后，边推针芯，边退针管，使羊肠线埋入穴位的肌层或皮下组织内。拔针后用无菌干棉球按压针孔止血。2周1次，2次为1个疗程。

6. 耳穴压丸法

耳穴压丸是选用王不留行籽或白芥子粘贴于耳穴处，给予适度的揉、按、捏、压，使其产生酸、麻、胀、痛或发热感，以达到治疗目的的外治法。常选用压痛敏感点，并结合病情酌情加减耳穴，每次贴压5~7个穴位，贴压后每天要按压数次，每次1~2 min，可1~3天更换，两耳交替贴压。治疗应取脾、胃、肝、食管、贲门、交感、神门，刺手用镊子夹取耳穴压丸贴贴敷相应耳穴，用医用胶布固定，根据病情嘱咐患者定时按揉。本法简便效优。

7. 拔罐疗法

拔罐时真空负压有一种较强的吸拔力，这种负压作用于经络穴位上，能够开泄腠理，使病邪或者一些病理产物从皮毛吸出体外，使经络气血得以疏通，恢复"阴平阳秘"的状态，促进脏腑经络功能恢复到正常状态。长期的临床实践证实，拔罐疗法具有扶正祛邪、平衡阴阳、疏通经络、温经散寒、泻热解毒、行气活血、舒筋活脉、消肿止痛、拔毒排脓、强壮身体等作用。治疗首先选用合适玻璃罐，取背部脾俞、胃俞、肝俞等穴，先行走罐法，直至皮肤潮红，可疏通脾胃气机。再行留罐8~10 min。隔3~5天治疗1次。

8. 穴位贴敷法

穴位贴敷疗法，是以中医的经络学为理论依据，把药物研成细末，用水、醋、酒、蛋清、蜂蜜、植物油、清凉油、药液调成糊状，或用呈凝固状的油脂（如凡士林等）、黄醋、米饭、枣泥制成软膏、丸剂或饼剂，或将中药汤剂熬成膏，或将药末散于膏药上，再直接贴敷穴位、患处（阿是穴），用来治疗疾病的一种无创穴位疗法。治疗选中脘、内关、足三里、膻中、脾俞。用白芥子15 g，半夏10 g，黄连10 g共研成细末，用生姜汁调药成糊状，制成药饼如蚕豆大，敷于穴位上，用胶布固定，贴至局部有红晕微灼痛即可。若起疱，消毒后挑破，涂烫伤油等，预防感染。

三、中药治疗

中医药是减停PPI制剂、降低长期用药不良反应的有效选择。近年来，PPI滥用和长期服用（通常指6个月以上）带来的不良反应问题逐渐引起广泛重视，包括消化不良，影响肠道菌群、药物生物利用和代谢、铁和维生素吸收，增加骨质疏松危险和肠道感染机会等。现代医学应对的主要措施是PPI的降阶梯治疗，即将强抑酸药逐渐更换为弱抑酸药、弱抑酸药逐渐更换为H_2受体拮抗剂，换药过程中逐渐减少用药频次及剂量，最终停药。然而，实际临床中，仍然有许多患者无法停用。因此，近些年我国中医药专家提出采用辩证论治的个体化治疗手段[12]，即依证型不同分别施以疏肝泄热、清化胆热、降气化痰、宣阳通痹、益气降逆、清上温下、滋养胃阴等中医疗法。在整体观念和病证结合理论的指导下，中医药治疗GERD具有降低其复发率、减少PPI依赖、提高临床疗效和患者生活质量的优势[12, 13]。

（一）胃食管反流病的辩证分型与治疗

1. 肝胃郁热证

主症：①烧心、反酸。

次症：①胸骨后灼痛；②胃脘灼痛；③脘腹胀满；④嗳气或反食；⑤易怒；⑥易饥。

舌脉：①舌红，苔黄；②脉弦。

治法：疏肝泄热，和胃降逆。

方药：柴胡疏肝散合左金丸加减。北柴胡6~9 g、陈皮9~12 g、川芎9~12 g、香附9~12 g、枳壳9~12 g、白芍9~15 g、黄连3~6 g、吴茱萸1.5~3 g、甘草3~6 g等。

加减：反酸或烧心明显者，加煅瓦楞子15~30 g、海螵蛸15~30 g、浙贝母12~18 g以制酸和胃；腹满便实者，加枳实9~12 g、厚朴9~12 g以下气除满。

中成药：① 达立通颗粒，每次1袋（6 g/袋），每日3次，饭前服用；②快胃片，每次3片（0.7 g/片），每日3次，饭前1~2 h服用。

2. 胆火上逆证

主症：①口苦咽干；②烧心。

次症：①胁肋胀痛；②胸背痛；③反酸；④嗳气或反食；⑤心烦失眠；⑥易饥。

舌脉：①舌红，苔黄腻；②脉弦滑。

治法：清化胆热，降气和胃。

方药：小柴胡汤合温胆汤加减。北柴胡6~9 g、党参9~15 g、黄芩9~12 g、法半夏6~9 g、竹茹6~9 g、枳实9~12 g、陈皮9~12 g、茯苓15~30 g、生姜6~9 g、大枣6~9 g、甘草3~6 g等。

加减：口苦、饥嘈明显者，加龙胆6~9 g、夏枯草9~15 g、焦栀子6~9 g以清肝利胆；津伤口干甚者，加沙参9~12 g、麦冬9~12 g、石斛9~15 g以养阴生津。

中成药：胆胃康胶囊，每次1~2粒（0.3 g/粒），每日3次，饭后服用。

3. 气郁痰阻证

主症：①咽喉不适如有痰梗；②胸膺不适。

次症：①嗳气或反流，吞咽困难，声音嘶哑；④半夜呛咳。

舌脉：①舌苔白腻，脉弦滑。

治法：行气开郁，降逆化痰。

方药：半夏厚朴汤加减。法半夏6~9 g、厚朴9~12 g、茯苓15~30 g、紫苏叶6~9 g、生姜6~9 g等。

加减：咽痛、清嗓者加射干3~9 g、桔梗6~9 g、甘草6~9 g以清喉利咽；咳嗽、咯痰者加桔梗6~9 g、紫菀9~12 g、浙贝母12~18 g以宣肺止咳；气逆喘急者加麻黄3~9 g、射干3~9 g、细辛1~3 g以宣肺平喘、温肺化饮；痰气交阻明显，酌加紫苏子12~15 g、白芥子6~9 g、莱菔子9~12 g以行气化痰。

中成药：越鞠丸，每次1~1.5袋（6 g/袋），每日2次。

4. 胸阳不振证

主症：①胸骨后疼痛不适；②胸骨后梗阻感。

次症：①反酸；②胃脘隐痛；③大便干结或不畅；④腹部胀满不适；⑤气向上冲逆；⑥怕冷。

舌脉：①舌淡，苔白；②脉弦滑。

治法：通阳宣痹，降气化痰。

方药：枳实薤白桂枝汤（瓜蒌薤白桂枝汤）合小陷胸汤加减。瓜蒌15~30 g、薤白6~9 g、枳实9~12 g、厚朴6~12 g、桂枝3~9 g、法半夏6~9 g、黄连3~6 g等。

加减：胸痛甚且有血瘀者，加丹参15~30 g、降香6~9 g、砂仁6~9 g（后下）以宣通食管、降逆化瘀；胃脘疼痛明显者，加延胡索9~12 g、川楝子6~9 g以行气止痛。

中成药：无。

5. 中虚气逆证

主症：①反酸或泛吐清水；②嗳气或反流。

次症：①胃脘隐痛；②胃痞胀满；③食欲不振；④神疲乏力；⑤大便溏薄。

舌脉：①舌淡，苔薄；②脉细弱。

治法：益气健脾，和胃降逆。

方药：旋覆代赭汤合六君子汤加减。旋覆花9~12 g（包煎）、赭石15~30 g（先煎）、党参12~15 g、法半夏6~9 g、生姜6~12 g、大枣6~9 g、甘草3~6 g、陈皮6~12 g、白术9~15 g、茯苓12~18 g等。

加减：嗳气明显者，加丁香3~6 g、柿蒂12~24 g以降气和胃；大便溏薄甚者，加炒白扁豆12~24 g、炒薏苡仁15~30 g以健脾止泻。

中成药：①六君子丸，每次1袋（9 g/袋），每日2次；②甘海胃康胶囊，每次6粒（0.4 g/粒），每日3次。

6. 脾虚湿热证

主症：①餐后反酸；②饱胀。

次症：①胃脘灼痛；②胸闷不舒；③不欲饮食；④身倦乏力；⑤大便溏滞。

舌脉：①舌淡或红，苔薄黄腻；②脉细滑数。

治法：清化湿热，健脾和胃。

方药：黄连汤加减。黄连3~6 g、干姜3~6 g、桂枝6~9 g、党参9~12 g、法半夏6~9 g、甘草6~9 g、大枣9~12 g等。

加减：大便溏滞严重者，加炒枳壳9~12 g、黄芩9~12 g、茯苓15~24 g以行气化湿；胃脘灼痛甚者，加吴茱萸1~3 g、煅瓦楞子15~30 g（先煎）、海螵蛸15~30 g以制酸和胃；胸中烦热者，加焦栀子6~12 g、淡豆豉6~12 g以清热除烦。

中成药：①三九胃泰胶囊，每次2~4粒（0.5 g/粒），每日2次；②香砂平胃颗粒，每次1袋（10 g/袋），每日2次。

7. 胃阴不足证

主症：①烧心；②饥而不欲食。

次症：①口干舌燥；②食后饱胀；③大便干燥。

舌脉：①舌质红，少苔或无苔；②脉细数。

治法：滋养胃阴，和胃降逆。

方药：益胃汤加减。生地黄12~15 g、麦冬9~15 g、沙参12~15 g、玉竹9~15 g、砂仁3~6 g（后下）等。

加减：烧心、食少明显者，加煅瓦楞子15~30 g、神曲12~18 g以制酸和胃消导。

中成药：①阴虚胃痛胶囊，每次4粒（0.38 g/粒），每日3次；②养胃舒胶囊，每次3粒（0.4 g/粒），每日2次。

（二）胃食管反流病的常用中成药治疗[13]

1. 开胸顺气丸

具有消食逐水、调气化滞之功效。主治食积湿热，胃脘刺痛，进食则甚，以及痞闷胀满、呕吐酸腐、不思饮食、口干、腹痛泄泻或大便秘结、小便短黄、舌红、苔黄、垢腻、脉滑数。用于气郁食滞所致的胸胁胀满、胃脘疼痛、嗳气呕恶、食少纳呆。用法用量：为细末，过罗，用冷开水泛为小丸，滑石为衣，闯亮。每服一至二钱，每日一至二次，温开水送下。

2. 达立通颗粒

清热解郁、和胃降逆、通利消滞之功效。用于肝胃郁热所致的痞满证，症见胃脘胀满、嗳气、纳差、胃中灼热、嘈杂反酸、脘腹疼痛、口干口苦；动力障碍型功能性消化不良见上述症状者。用法用量：温开水冲服，一次1袋，一日3次。于饭前服用。

3. 越鞠丸

理气解郁，宽中除满。具有解诸郁之功效。症见胸膈痞闷、克腹胀痛、嗳腐吞酸、恶心呕吐、饮食不消、舌苔腻、脉弦。用于胸脘痞闷、腹中胀满、饮食停滞、嗳气吞酸。用法用量：上药研末，水泛为丸，每日3次，每次6~9 g，温开水送下。

4. 舒肝和胃丸

为理气剂，具有舒肝解郁、和胃止痛之功效。主治肝胃不和、两肋胀满、胃脘疼痛、呕吐吞酸、食欲不振、大便失调。用法用量：口服。一次2丸，一日2次。

5. 左金丸

具有清肝泄火、行湿、降逆止呕、开痞结之功效。用于胁肋胀痛、呕吐口苦、嘈杂吞酸等为表现的肝火犯胃证。用法用量：为末，水泛为丸，每服3 g，开水吞服。

6. 加味左金丸

为清热剂，具有平肝降逆、疏郁止痛之功效。用于肝郁化火、肝胃不和引起的胸脘痞闷、急躁易怒、嗳气吞酸、胃痛少食。用法用量：口服。一次6 g，一日2次。

7. 乌贝散

制酸止痛。用于肝胃不和所致的胃脘疼痛、泛吐酸水、嘈杂似饥。用法用量：饭前口服，一次3 g，一日3次。

8. 胆胃康胶囊

舒肝利胆，清利湿热。用于肝胆湿热所致的胁痛、黄疸，以及胆汁反流性胃炎、胆囊炎见上述症状者。用法用量：口服，一次1~2粒，一日3次，饭后服用。

9. 甘海胃康胶囊

健脾和胃，收敛止痛。用于脾虚气滞所致的胃及十二指肠溃疡、慢性胃炎、反流性食管炎。用法用量：口服，一次6粒，一日3次。

10. 胃康胶囊

行气健胃，化瘀止血，制酸止痛。用于气滞血瘀所致的胃脘疼痛、痛处固定、吞酸嘈杂、胃及十二指肠溃疡、慢性胃炎见上述症状者。用法用量：口服，一次2~4粒，一日3次。

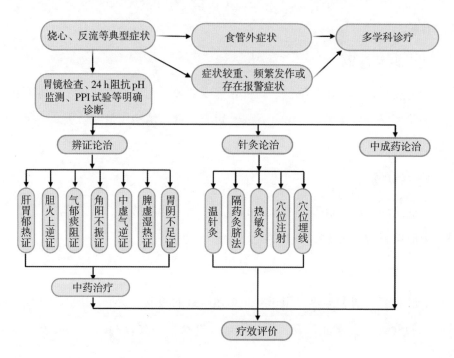

图6-1 胃食管反流病的中医药辩证治疗

（三）小结

GERD治疗难点在于控制酸反流以及气体或胆汁等非酸反流。由于非糜烂性反流病（NERD）的抑酸治疗症状缓解率低，难治性胃食管反流病（rGERD）的抑酸治疗效果差，加之长期抑酸治疗可能导致不良反应、抑酸停药后病情容易反复，症状重叠时无明确的综合治疗手段等，现代医学迄今尚没有令人十分满意的治疗方案。此时，中医药却可以发挥其独特的作用，如通过降气和胃来抑制胃气上逆，通过疏利肝胆来缓解胆汁反流引起的症状，通过健脾和胃来改善脾胃功能、促进胃排空等。

中医因其辨证与辨病结合，整体与局部兼治，可以弥补现代医学对于rGERD、症状重叠等治疗方案的不足，减少长期服用西药带来的不良反应。中医药在GERD治疗中具有明显的特色和疗效优势，其将整个消化系统作为脾胃系统整体看待，心神同调、防治结合，以恢复脾胃的通降功能为目标，通过调节胃食管动力、降低内脏敏感性等，发挥多成分、多靶点治疗优势，全面改善反流症状、重叠症状和食管外症状。未来，利用现代医学与传统中医药的优势，将传统脾胃理论与现代诊治技术相结合，进一步深入阐释理论内涵和进行复方干预机制的研究，加强多学科诊疗和科研协作，深化疾病认识、提升中医药干预的综合效果。

四、心理治疗

GERD与精神心理因素密切相关，多数患者存在精神心理异常，如焦虑、抑郁、躯体化、强迫等，其中以焦虑和抑郁较为常见（具体可参见本书第七章第三节）。精神心理因素不仅可以影响患者症状的严重程度，还与患者的治疗效果、生活质量等密切相关。因此，GERD多学科治疗应考虑到患者的精神心理问题。一项研究表明，PPI治疗的应答水平在很大程度上依赖于心理压力水平[14]。因此，有多种心理干预治疗方法已陆续应用于临床，且获得了显著疗效。心理治疗方法主要包括药物干预和非药物干预，前者以抗焦虑、抑郁药物为代表，如氟哌噻吨、舍曲林等，后者主要包括心理疏导、认知疗法、森田疗法、支持治疗、音乐治疗及阅读治疗等。

（一）精神心理因素引起胃食管反流病的机制

消化系统是除大脑外神经元最多的器官，其神经调节较为复杂，是体内唯一受中枢神经、肠神经和自主神经共同支配的系统，任何一个环节异常，都会引起胃肠功能或结构异常，产生疾病。这种在不同层次中将胃肠道与中枢神经系统联系起来的神经-内分泌网络称为脑-肠轴。脑-肠轴功能紊乱导致了胃肠功能性疾病的发生，多种神经递质与脑肠肽在其中发挥重要媒介作用，心理因素导致GERD发病可能与脑-肠轴及相关神经递质功能异常、内脏神经高敏感有关。

1. 慢性应激与脑-肠轴功能紊乱

GERD是一种慢性疾病，临床症状控制后很容易复发。常年反复发作、需要维持治疗、服用多种药物不能彻底根治等，有创的内镜、动态pH阻抗监测，医疗费用的负担，诊疗过程中医生不恰当的语言、表情、态度和行为都会引发患者异常的心理生理反应。上述因素联合作用于患者，使患者的躯体不适与精神心理障碍相互影响。患者紧张、焦虑、担心、痛苦、失望、无助，处于一种慢性应激状态，形成GERD躯体症状与情绪障碍的恶性循环。

动物实验和临床研究都证明慢性应激可以导致食管下括约肌一过性松弛、胃排空延缓、胃内容物反流到食管引发GERD，损害程度与应激程度成正比。慢性应激可能通过脑-肠轴，压力应激等导致胃肠动力紊乱，内脏敏感性增加从而发挥作用[15]。下丘脑-垂体-肾上腺轴（hypothalamo-pituitary-adrenal，HPA）功能稳定性受慢性应激破坏、自主神经系统的活动规律受到干扰，导致中枢和外周神经递质紊乱，5-羟色胺（5-HT）、去甲肾上腺素、多巴胺等递质紊乱引发消化系统运动、分泌、感觉、血流异常，同时诱发心理疾病。GERD患者长期处于应激状态导致焦虑、抑郁，焦虑、抑郁情绪会进一步加重反流症状，形成两者之间相互影响的恶性循环。在应激状态或情绪变化时自主神经平衡功能受到破坏，微弱刺激信号即被身体内部感受器感知和放大，机体容易关注各种躯体不适及疼痛信息，导致内脏感觉异常，这些可能是GERD患者对酸和机械刺激高敏感发生的物质基础[16]。应激状态会诱导食管黏膜及细胞间紧密连接受损，上皮细胞间隙增大，黏膜屏障被破坏，黏膜通透性增加，胃酸等攻击因子的侵蚀增加，影响黏膜下层的感觉神经末梢，增加酸和反流症状的敏感性，精神应激因素也可破坏食管黏膜的完整性，导致食管黏膜对酸或机械性扩张的敏感性增强。

2. 内脏高敏感

精神心理因素与食管高敏感存在一定的关系，焦虑和抑郁会降低患者的内脏感觉阈值。食管可能在3个不同水平形成对各种刺激的高敏感性：食管壁受体水平、感觉信息的传输过程和中枢神经系统对传入感觉信息的处理过程。焦虑、抑郁等精神心理因素通过自主神经系统促进食管高敏感性，使得食管黏膜受体对炎症反应很敏感，对腔内微小刺激就会诱发上腹灼热、疼痛等症状。RE及NERD患者在食管酸灌注试验检测中均表现出对酸高敏感。抑酸治疗后GERD患者机械刺激高敏感仍然存在。组织损伤和炎症可能改变感觉神经末梢的反应能力，使得外周信号放大，对反流刺激更加敏感。中枢神经系统对食管感觉信息的处理异常起主要作用。精神因素改变了患者察觉症状以及症状严重性的阈值，焦虑增加机体对酸的敏感性，加重无酸反流的症状；GERD症状加重又反过来增加患者对自身健康状况的过度担心，结果形成恶性循环[17]。食管高敏感与精神心理因素之间密切相关，二者共同作用导致GERD发生。

3. 自主神经功能紊乱

自主神经功能异常是GERD发病的重要因素，约40%胃食管反流患者的自主神经功能紊乱，以迷走神经损害为主，自主神经损害越重反流症状越重。食管下括约肌含丰富的神经纤维，受下丘脑、迷走神经和膈神经的调节。自主神经功能紊乱可导致食管清除能力下降和胃排空减慢。食管的神经调节与心血管系统类似，许多临床试验多用心血管自主神经功能的评定方法，了解评估食管的自主神经功能，通过测量心率变异性来间接判定胃肠道自主神经功能。对GERD患者心率变异性（heart rate variability，HRV）研究发现，GERD患者存在HRV异常，间接表明GERD患者自主神经功能失衡，表现为迷走神经活性明显减低，交感神经活性增高。

自主神经系统无论在解剖和功能上均与内脏感觉通路相关，是脑-肠信息传递的关键环节，是应激和其他因素引起内脏反应的主要媒介。正常生理状态下，交感神经与迷走神经处于动态平衡，并负责胃肠功能的稳态调节。迷走神经末梢广泛分布于上消化道，可感受胃肠道的机械和化学刺激，并将信息传递到脑内，是脑-肠轴的重要组成部分，参与调控消化道的感觉、分泌、运动等功能。胃肠疾病与精神心理因素之间的"脑-肠互动"紧密联系，互为因果，是通过脑-肠轴、神经递质完成的[18]。

精神心理因素在GERD尤其是难治性患者的发病机制及诊疗中扮演了非常重要的作用。随着生物-心理-社会医学模式的普及，对PPI反应差的rGERD患者应考虑到可能存在的精神心理因素。由于合并焦虑、抑郁状态和内脏高敏感，对于rGERD患者来说，单纯的抑酸和促动力药物难以有效地消除反流症状，加用调节精神心理的药物，往往可以达到事半功倍的效果。

（二）精神心理因素的药物干预

精神心理因素对GERD的重要性，不仅体现在其与GERD的发生机制有关，能预测疾病的严重程度，还在于其能影响患者对疾病的痛苦体验，从而产生反复寻医求治的行为。因此，这是导致存在精神心理因素的GERD患者对传统的抑酸及促动力药物治疗效果差的原因。抗焦虑、抑郁治疗是改善GERD症状的关键。

抗焦虑、抑郁治疗的可能机制包括恢复大脑皮层功能状态，改善内脏高敏感状态，调节神经递质浓度等。抗抑郁药通过调节中枢认知功能，改善胃肠道动力达到缓解功能性胃肠病患者临床症状，这种作用可能与提高HPA轴的稳定性，减缓机体对应激的反应性有关。大多数rGERD患者都合并有心理障碍，所以对此类患者进行心理方面的评估及治疗是有价值的。氟哌噻吨美利曲辛片（黛力新）是由氟哌噻吨和美利曲辛共同组成的治疗精神疾病的复方制剂，能够调节突触前膜的多巴胺受体及抑制突触前膜对去甲肾上腺素和5-羟色胺的再摄取，从而增加多巴胺和单胺类递质的含量，起到抗焦虑、抑郁的作用，小剂量使用本药，即可快速有效地改善患者的情绪状态，降低患者的内脏高敏感性。一项研究发现，PPI联合小剂量的黛力新治疗伴焦虑、抑郁症状的难治性NERD，显效率为83.33%，显著高于单用PPI组和黛力新组[19]。另一项研究发现，埃索美拉唑联合氟哌噻吨美利曲辛片治疗伴情绪障碍的GERD患者，GERDQ量表、焦虑、抑郁症状评分较对照组及治疗前均有明显改善[20]。

（三）精神心理因素的非药物干预

1. 心理疏导

人在患病后，由于社会角色的转变及陌生的环境患者都会产生特殊的心理需求，主要包括以下几种。①安全需要：患者住院治疗后进入了一个陌生的环境，对在医疗活动中不同检查、治疗、用药的可选择性会感到茫然。由于患者未受过相关的医学知识教育，会对医疗活动中可能出现的危害性，相关费用的不确定性产生焦虑情绪。因此患者住院期间对于各种检查、治疗，既寄予希望又充满担忧。②爱与归属的需要：患者住院后处于一个陌生的环境，在由医务人员、病友共同组成的新群体里，渴望能与病友沟通，相互之间关系融洽。患者住院期间想家、想孩子，如能得到家人、朋友的关爱与照顾则有利于患者产生积极情绪。③尊重的需要：患者往往因丧失部分能力，处于被动地位，更增加了对自尊的需要和渴望被人尊敬。患者可能通过与医务人员亲切的感情交流而使自己受到重视，也希望得到关照。有一定地位的患者可能会有意无意地表现出自己的社会身份，希望能得到认可。如果患者感到自己在医务人员心目中没有得到重视往往会产生伤感，从而降低对医务人员的信任和战胜疾病的勇气。④自我实现的需要：患者住院后疾病可以得到更好的治疗，但也会担心因此而耽误工作和学习。

心理疏导的过程，就是医生与护士以言语为工具帮助患者、指导患者学习有效的应对技巧，把自己从经历的痛苦中解脱出来的过程，这个过程往往包含紧张、烦恼和愤怒。适应的过程是动力相互作用的过程，适应的同时，人们增强了能力，但是，由于压力过大，患者往往产生心理危机，感到自己的无助和失败，在患者中这些压力往往来自疾病和环境。这些压力被感知后，患者会根据自己的人格特征、学习经验和当时的健康状况，对信息做出评价。心理疏导的意义就是调动患者自己的积极性来解决自己的问题。分析自己产生紧张的原因是否与自己的期望值过高有关。提醒患者认识自己，接受自己的想法适应客观的要求。把自己的期望值调整到与自己能力相当的程度。不要回避矛盾而是针对确实存在的问题寻找合理解决的方式。因此在患者病后，医生与护士要提示患者目前的处境，使患者了解自己的健康状况，根据自己的健康状况来评价自己的能力，以做出适当的、符合自己客观情况的选择。合理的语言运用能使患者明白自己的问题还必须自己解决，尤其是心理上的困惑，其他人只能是帮助你指出问题，分析问题、解决问题还在于自己。因此，在对患者进行心理支持和疏导时要注意语言的艺术性、灵活性和科学性，调动患者战胜疾病的信心，以最佳的心理状态接受治疗和护理。使患者自觉配合医护人员服从治疗，化担心、疑心为舒心、安心，早日康复。

2. 认知疗法

认知疗法是根据人的认知过程，影响其情绪和行为的理论假设，通过认知和行为技术来改变求治者的不良认知，从而矫正并适应不良行为的心理治疗方法。认知疗法高度重视研究患者的不良认知和思维方式，并且把自我挫败行为看成是患者不良认知的结果。所谓不良认知，是指歪曲的、不合理的、消极的信念或思想（如倾向于夸大负性事件的危害性；倾向过于易受暗示影响；倾向于自暴自弃；倾向于自我贬低；倾向于过分关注自身的机体变化等），往往导致情绪障碍和非适应行为。治疗的目的就在于矫正这些不合理的认知，从而使患者的情感和行为得到相应的改变。认知疗法更重视改变患者的认知方式和认知—情感—行为三者的和谐。患者认识偏差纠正了之后，情绪和行为困扰就会在很大程度上解除，减轻了患者的焦虑和畏惧心理，最后达到治疗效果，负性情绪得到纠正。为进一步治疗创造了条件。

3. 森田疗法

森田疗法又名禅疗法、根治的自然疗法。森田根据其对神经质的认识，提出了针对性的治疗方法。治疗的重点在陶冶疑病素质，打破精神交互作用（精神交互作用指对某种感觉过度注意，感觉就会变得敏感，敏感的感觉更容易引起注意，感觉与注意相互作用，越来越形成感觉过敏的精神过程），消除思想矛盾。治疗要点是"顺其自然"和"为所当为"。

"顺其自然、为所当为"是森田疗法的基本治疗原则。消除思想矛盾，并对疑病素质的情感施加陶冶锻炼，使其摆脱疾病观念，针对精神交互作用这一症状发展的机制，顺应注意、情感等心理状况来应用些措施，并按照患者的症状和体会，经常使之体验顺从自然。将问题放置起来不是所谓的"顺其自然"。将应当有的东西使其变成一定有的东西才是"顺其自然"。所谓"顺其自然"，并非随心所欲。情绪不是可由自己的力量所能左右的，想哭的时候想要变得愉快，也是勉强。反之，极度愉快时，想努力变得悲伤，也不可能。对不能被自己的力量所左右的情绪，并不逃避，顺其自然地接受，以行动去做应该做的事，这就是顺其自然。另外，即使想哭，但如果参加朋友的婚礼，则无论如何也要表现出笑脸，这也是顺其自然。

森田理论要求人们把烦恼等当作人的一种自然的感情来顺其自然地接受和接纳它，不要当作异物拼命地想排除它，否则，就会由于"求不可得"而引发思想矛盾和精神交互作用，导致内心世界的激烈冲突。如果能够顺其自然地接纳所有的症状、痛苦以及不安、烦恼等情绪，默默承受和忍受这些疾病带来的痛苦，就可从被束缚的机制中解脱出来，从而消除或者避免神经质性格带来的消极影响，充分发挥其正面的"生的欲望"的积极作用。森田疗法强调不能简单地把消除症状作为治疗的目标，而应该把自己从反复想消除症状的泥潭中解放出来，然后重新调整生活。不要指望也不可能立即消除自己的症状，而是学会带着症状去工作和生活。森田疗法要求患者学习以顺应自然的态度不去控制那些不可控制的事物；但还要注意为所当为，即控制那些可以控制的事物。也就是要求患者一方面对自己的症状和不良情绪听之任之；另一方面要靠自己本来固有的上进心，努力去做应该做的事情。

综上，心理疏导可有效改善患者的身体及精神状态，缓解临床症状，防止疾病复发；认知疗法同心理调节药物一样重要，通过分析患者的思维活动和应对策略，找出错误的认知并加以纠正，改变不良认知模式，正确调控身体的反应和情绪行为，改变患者的症状及情绪体验。医务人员应该在整个诊疗过程中体现对患者的关注、倾听、理解。尤其是对于rGERD需常规评价患者精神心理状态，除详细了解患者既往病史、发病诱因、疾病演变和治疗的情况外，还需了解患者的生活状态和成长过程。关注患者的情绪状态、睡眠情况以及家庭社会环境、人际关系、工作压力、经济收入、生活经历等，从生理和心理两个层面全面评估患者的整体情况，综合分析难治的病因。

（四）小结

总之，GERD是一种与精神心理因素密切相关的疾病，其诊治需要从心身结合两个层面做出正确病情评估，因此，精神心理干预越来越受到重视并应用至临床治疗中。而心身整合治疗能够从生理、心理两方面消除GERD的病因，改善患者的不良情绪和食管的敏感性，从而从根本上改善患者的相关症状。未来，消化心身健康问题将日趋引起许多学科的重视，而精神心理如何与胃肠道相互作用仍需进一步研究。

参考文献

[1] Hamilton JW, Boisen RJ, Yamamoto DT, Wagner JL, Reichelderfer M. Sleeping on a wedge diminishes exposure of the esophagus to refluxed acid[J]. Dig Dis Sci. 1988,33(5): 518-522 [PMID:3359906 DOI:10.1007/BF01798350]

[2] Harvey RF, Gordon PC, Hadley N, Long DE, Gill TR, Macpherson RI, Beats BC, Tottle AJ. Effects of sleeping with the bed-head raised and of ranitidine in patients with severe peptic oesophagitis[J]. Lancet. 1987,2(8569):1200-1203 [PMID:2890820 DOI:10.1016/s0140-6736(87)91332-8]

[3] Pandolfino JE, El-Serag HB, Zhang Q, Shah N, Ghosh SK, Kahrilas PJ. Obesity: a challenge to esophagogastric junction integrity[J]. Gastroenterology. 2006,130(3):639-649 [PMID:16530504 DOI:10.1053/j.gastro.2005.12.016]

[4] Murray L, Johnston B, Lane A, Harvey I, Donovan J, Nair P, Harvey R. Relationship between body mass and gastro-oesophageal reflux symptoms: The Bristol Helicobacter Project[J]. Int J Epidemiol. 2003,32(4):645-650 [PMID:12913045 DOI:10.1093/ije/dyg108]

[5] Delgado-Aros S, Locke GR,3rd, Camilleri M, Talley NJ, Fett S, Zinsmeister AR, Melton LJ,3rd. Obesity is associated with increased risk of gastrointestinal symptoms: a population-based study[J]. Am J Gastroenterol. 2004,99(9):1801-1806 [PMID:15330922 DOI:10.1111/j.1572-0241.2004.30887.x]

[6] Nilsson M, Johnsen R, Ye W, Hveem K, Lagergren J. Lifestyle related risk factors in the aetiology of gastro-oesophageal reflux[J]. Gut. 2004,53(12):1730-1735 [PMID:15542505

PMCID：PMC1774312 DOI：10.1136/gut.2004.043265]

[7] Jacobson BC, Somers SC, Fuchs CS, Kelly CP, Camargo CA, Jr. Body-mass index and symptoms of gastroesophageal reflux in women[J]. N Engl J Med. 2006,354(22)：2340-2348 [PMID：16738270 PMCID：PMC2782772 DOI：10.1056/NEJMoa054391]

[8] Fass R, Quan SF, O'Connor GT, Ervin A, Iber C. Predictors of heartburn during sleep in a large prospective cohort study[J]. Chest. 2005,127(5)：1658-1666 [PMID：15888843 DOI：10.1378/chest.127.5.1658]

[9] 杨丽惠. 电针对术后胃肠功能障碍大鼠胃肠功能恢复及相关脑肠肽的影响[D]. 北京：北京中医药大学,2020.

[10] 王茜茜,李华岳. 加减乌梅丸方联合穴位针刺对胃食管反流病患者食管动力的影响[J].中国中医药现代远程教育. 2018,16(23)：42-44.

[11] 王荣,曾利,武建华. 针刺联合西药治疗胃食管反流病29例临床观察[J]. 湖南中医杂志. 2018,34(10)：84-86 [DOI：10.16808/j.cnki.issn1003-7705.2018.10.037]

[12] 张北华,周秉舵,唐旭东. 胃食管反流病中医诊疗专家共识(2023)[J]. 中医杂志. 2023,64(18)：1935-1944 [DOI：10.13288/j.11-2166/r.2023.18.019]

[13] 中华中医药学会脾胃病分会. 胃食管反流病中医诊疗专家共识意见(2017)[J]. 中国中西医结合消化杂志. 2017,25(5)：321-326 [DOI：10.3969/j.issn.1671-038X.2017.05.01]

[14] Yadlapati R, Tye M, Keefer L, Kahrilas PJ, Pandolfino JE. Psychosocial Distress and Quality of Life Impairment Are Associated With Symptom Severity in PPI Non-Responders With Normal Impedance-pH Profiles[J]. Am J Gastroenterol. 2018,113(1)：31-38 [PMID：28895583 PMCID：PMC5772841 DOI：10.1038/ajg.2017.263]

[15] Hartono JL, Mahadeva S, Goh K-L. Anxiety and depression in various functional gastrointestinal disorders：Do differences exist?[J] Journal of Digestive Diseases. 2012,13(5)：252-257 [DOI：https：//doi.org/10.1111/j.1751-2980.2012.00581.x]

[16] Punkkinen J, Koskenpato J, Rosengard-Barlund M. [Autonomic neuropathy--a problem of the circulatory system and digestive tract]. Duodecim 2014,130(12)：1223-1233 [PMID：25016668]

[17] 涂蕾,侯晓华. 胃食管反流病的病因和发病机制[J]. 现代消化及介入诊疗. 2011,16(01)：37-41.

[18] Mayer EA. Gut feelings：the emerging biology of gut-brain communication[J]. Nat Rev Neurosci. 2011,12(8)：453-466 [PMID：21750565 PMCID：PMC3845678 DOI：10.1038/nrn3071]

[19] 孙群,姚惠香. 雷贝拉唑联合氟哌噻吨美利曲辛治疗非糜烂性胃食管反流病的临床观察[J]. 上海交通大学学报(医学版). 2014,34(03)：352-356+360.

[20] Yu YY, Fang DC, Fan LL, Chang H, Wu ZL, Cao Y, Lan CH. Efficacy and safety of esomeprazole with flupentixol/melitracen in treating gastroesophageal reflux disease patients with emotional disorders[J]. J Gastroenterol Hepatol. 2014,29(6)：1200-1206 [PMID：24955450 DOI：10.1111/jgh.12552]

胃食管反流病（GERD）是指胃和十二指肠的内容物反流至食管以及食管以外的部位，从而引起的一系列临床症候群。烧心、反酸、胸痛、腹胀等为GERD常见的食管症状，咽喉炎、哮喘、慢性咳嗽、声音嘶哑、特发性肺纤维化等为GERD的食管外表现。随着对GERD认识的不断深入，其已从一个相对局限的消化内科疾病，逐渐引起口腔科、耳鼻喉科、呼吸科、心内科、普外科、儿科、急诊科、心理科、中医科等多学科的共同重视。2006年著名院士汪忠镐教授提出了GERD多学科联合治疗的新模式，并在国内多家医院推广了这一模式的广泛和深入的临床实施，本章内容主要阐述GERD的多学科诊断和治疗现状及发展。

一、GERD相关多学科概念

2006年蒙特利尔共识根据反流影响的部位，将GERD临床表现分为食管综合征和食管外反流综合征[1]。食管综合征包括食管症状和食管并发症，如典型的反流症状、食管狭窄、溃疡、出血、Barrett食管、食管腺癌等；食管外综合征包括气道症状及并发症，以及终末器官效应。其中，气道症状及并发症表现为反流性咽喉炎、中耳炎、鼻窦炎、支气管扩张、COPD、吸入性肺炎、肺纤维化等；而终末器官效应则包括心律失常、高血压、睡眠障碍、口苦口臭、口腔溃疡、自主神经失调、菌群失调、代谢免疫紊乱、焦虑或抑郁等（图7-1）。因此，GERD可表现为多种临床症状，累及食管、咽喉、气管和肺部等多个器官系统，涉及消化内科、普外科、胸外科、呼吸科、耳鼻喉科等多个学科。

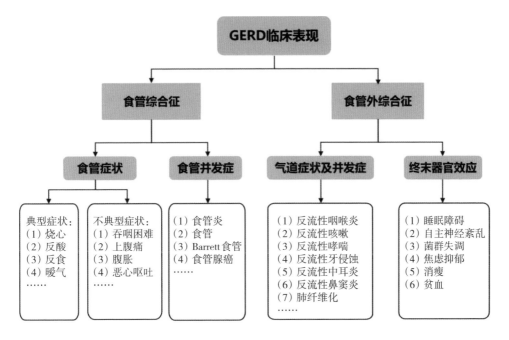

图7-1　GERD的食管综合征和食管外综合征

二、GERD 相关气道症状：胃食管气道反流性疾病

胃食管气道反流性疾病（gastroesophageal airway reflux disease，GARD）的概念是由咽喉反流性疾病（laryngopharyngeal reflux disease，LPRD）、胃食管喉气管综合征（gastro-esophagolaryngotracheal syndrome，GELTS）的概念发展而来的，是指消化道反流物对食管和气道等反流通道的刺激和损伤所造成的不适症状、终末器官效应和（或）并发症的一种疾病[2]。由于LPRD是指咽喉、鼻腔等上气道的反流表现，GELTS是指喉和大气管的反流表现，而GARD则是包括了整个气道反流，包括下气道，因此GRAD的概念是对LPRD和GELTS概念的补充，相当于对LPRD和GELTS的统称。

GRAD可表现为反流烧心、反流性胸痛、反流性口腔疾病、反流性咽喉炎、反流性咳嗽、反流性哮喘、反流性喉痉挛和反流性误吸等多种临床症状，故而涉及呼吸、消化、耳鼻咽喉及口腔等多学科疾病。尽管在不同学科存在不同定义和诊治方法，但相互之间存在大量交叉，因此多学科合作诊疗对于治疗该病具有重要意义。

（一）GARD发病机制

GARD的发病机制尚不完全清楚，其产生机制复杂，可能与GERD存在相同的病理生理基础，包括反流物对咽喉等气道黏膜的直接损伤、抗反流屏障减弱和食管-支气管间接反射等。

（1）反流物直接刺激。正常生理状态时，食管黏膜对胃内容物的反流具有一定的自我保护机制，然而咽喉气道黏膜不具有这种保护机制，其对胃酸和胃蛋白酶更加敏感。反流物中的胃酸及胃蛋白酶接触咽喉气道黏膜，刺激咳嗽感受器并引起气道组织损伤或炎症[3]。因此，除出现典型的烧心和反酸症状，部分患者还会出现声音嘶哑、咳嗽和哮喘等非典型症状，甚至误吸入肺引起吸入性肺炎[4]

（2）气道高反应性及抗反流屏障减弱。气道正常pH为6.5~7.5，食管正常pH是4~7.5，当胃酸或胃蛋白酶因各种原因如LES松弛、胃肠动力紊乱等反流时，虽然对于食管在正常的pH范围，但已造成气道pH紊乱，从而引起胃蛋白酶作用于咽喉气道黏膜，损伤或消耗碳酸酐酶、E-钙黏蛋白与应激蛋白等保护性酶[5]。此外，气道的抗反流屏障大大弱于食管，表现在气道无自律蠕动功能、无法产生足够的碳酸盐中和酸，以及气道黏膜上皮有胃蛋白酶附着，其对胃蛋白酶有天然的亲和力。

（3）食管-支气管间接反射。食管-支气管反射学说认为食管和支气管树有共同的胚胎起源，都由迷走神经支配，且咽与食管有着共同的反射中枢和通路。胃酸引起远端食管迷走神经反射导致支气管收缩，产生反复清嗓动作、咳嗽，最后导致黏膜损伤[6]。

此外，精神心理因素、肠道菌群失调、神经免疫性气道炎症等均可能与

GARD的发生有关，其是一种多因素综合作用的结果。

（二）GARD流行病学

全球数据显示，全球成人GERD的平均患病率为13.3%，但不同地域和国家患病率差异较大，我国典型症状GERD的患病率为2.5%~7.8%，低于北美洲（18.1%~27.8%）和欧洲（8.8%~25.9%）[7]。在GERD的流行病学研究中已将LPRD视为一个分支进行了调查，由于气候、饮食、经济等差异，各国家和地区不尽相同，希腊人群LPRD患病率为18.8%[8]，而英国人群高达34.4%[9]，Koufman发现美国10%的耳鼻咽喉科门诊患者存在LPRD[10]。我国李超凡等对北京大学人民医院耳鼻咽喉头颈外科门诊1111例患者进行问卷调查，发现LPRD患病率为13.59%[11]。

（三）GARD临床表现

GARD临床表现多样，包括典型的GERD反流症状（胃灼热和烧心），以及咽喉、鼻腔、气管、肺等上下气道的食管外症状，其临床表现在不同患者间差异较大，是一种异质性很高的疾病。GARD可表现为慢性咽喉炎、慢性咳嗽、支气管哮喘、肺炎、阻塞性睡眠呼吸暂停低通气综合征以及肺间质纤维化等。

1. 口腔症状

如牙侵蚀、溃疡、口臭、腭部/悬雍垂红斑、口腔干燥、口腔酸/烧灼感等。此现象多与近端食管或口腔酸暴露严重程度有关，故GARD患者检查口腔应列为常规。

2. 耳鼻咽喉部症状

如慢性咽喉炎、声音嘶哑、咽异物感、频繁清嗓、慢性咳嗽、吞咽困难等反流性咽喉炎症状，以及分泌性中耳炎、耳痛、慢性鼻窦炎、鼻后滴漏综合征、声带溃疡/肉芽肿/结节、声门下狭窄、喘鸣性喉痉挛、癔球症，甚至喉癌等。其确切机制尚不十分明确，推测可能是由于反流物经食管咽反流或喷射直接损伤耳鼻咽喉部等所致。尤其是喉癌与反流似乎存在更为密切的相关性，病例对照研究发现吸烟、饮酒因素、反流仍然是喉癌的危险因素[12]。因此抑制反流、治疗GERD，对控制耳鼻咽喉部症状至关重要。

3. 呼吸道症状

如慢性咳嗽、气管支气管炎、哮喘、吸入性肺炎、肺间质纤维化、慢性阻塞性肺病、支气管扩张症，甚至阻塞性睡眠呼吸暂停等。其发病机制除与反流物直接刺激气道产生损伤和炎症有关外，尚与气道高敏感、食管－支气管神经反射等有关。

首先，呼吸道缺乏抗反流的廓清机制和黏膜固有层的保护作用，故胃酸可直接损害黏膜，即使微量的反流也可引起咽喉或气道症状；其次，胃内反流物的吸入致支气管收缩；最后，食管酸浸润引起胆碱能神经末梢释放递质，作用于气道微血管，导致其渗出增加。此外，咳嗽引起的腹腔内压升高又可加重或诱发反流，GERD与慢性咳嗽间建立持续反馈环，使二者相互加重。

（四）辅助检查

1. PPI试验

PPI试验简便、有效，可作为典型GARD的初步诊断方法，对伴有典型GARD症状的患者强烈推荐应用PPI试验性诊断食管外症状已成为共识，要求应用PPI药物双倍剂量至少8周，观察目标症状是否缓解50%以上[13]，敏感性和特异性达87.7%和42.5%[14]，对反流性胸痛敏感性和特异性均可高达85%[15]。而对于无典型GARD症状的患者如果呼吸道对症治疗效果不佳亦可积极进行PPI试验，可简便有效地筛查出部分以气道症状为主要表现的GARD患者[16]。

2. 反流监测

反流监测是目前诊断GERD的"金标准"，包括24 h食管pH监测、pH阻抗监测、食管压力监测等（图7-2），用于评估食管反流负荷并明确反流事件与症状的相关性。当24 h食管pH监测DeMeester评分＞14.72分时则诊断为病理性酸反流，酸暴露时间百分比＞4.2% 亦为作为酸性GARD的诊断标准，可提高诊断的敏感度而不降低特异度[17]。

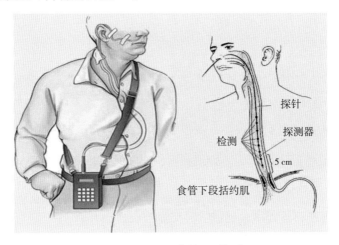

探针
探测器
检测
5 cm
食管下段括约肌

图7-2　24 h食管pH监测

3. 电子喉镜和胃镜

喉镜是耳鼻喉科初步诊断LPRD的重要工具，可用于评价咽喉炎特征、声带发音功能和发现咽喉部的其他病变。尤其是对于存在食管外症状的反流患者，在耳鼻喉科首诊时电子喉镜检查成为GARD筛查的重要手段。

胃镜及镜下活检是GERD评估的基本检查，观察到反流相关并发症，如反流性食管炎以及更为复杂的消化道狭窄、食管溃疡或Barrett食管被认为可确诊GERD，而且还可以观察到显示贲门松弛、食管裂孔增大乃至食管裂孔疝等导致GARD相关解剖学改变。钡剂造影简便、痛苦小，可作为GERD的简易检查法。

4. 食管测压

高分辨率食管测压系统可用于评估食管动力和HH的诊断，尤其是图形化后直观显示了食管的蠕动功能，如吞咽状态下食管体部的功能，以及LES和膈肌脚的分离现象等。其已被广泛应用于GERD和贲门失弛缓症的食管动力障碍性疾病的诊断和鉴别诊断。

5. 上消化道造影和CT

上消化道钡餐造影和胸腹部CT平扫检查是用于评估解剖学是否存在异常的手段，有助于对GERD的诊断。

（五）GARD的MDT诊疗模式

GARD涉及消化内科、口腔科、耳鼻喉科、呼吸科、胃肠外科等多个学科，从跨学科中找到症结所在，不但要有全科的经历，更要有细致入微的观察，因此建立GARD的多学科诊疗模式（multidisciplinary disgnosis and treatment, MDT）对于疾病的控制至关重要。

1. 规范专科首诊程序，促进学科交流

GARD患者常因出现咽喉炎、咳嗽、哮喘等症状于耳鼻喉科和呼吸科门诊就诊，患者和医生往往专注于相关专病症状，忽略甚至缺乏GERD和食管外症状相关性的诊治经验，故极易将GARD误诊为耳鼻喉和呼吸系统疾病。而消化内科又常因忽略呼吸和耳鼻喉症状，甚至给予PPI治疗后食管外症状无明显缓解后误认为食管外症状与反流不相关，从而使患者失去了病因诊断和治疗的机会。因此，完善和规范相关专科治疗手段，提高诊治经验，对于GARD的首诊就显得尤为重要了。

首先，呼吸科和耳鼻喉科医师首诊时形成初步的诊断和治疗方案，如果专科检查排除了其他病因、治疗效果不佳时，应考虑GARD诊断可能并建议转诊至消化内科、胃肠外科或反流专病门诊。由于GARD患者常无典型的GERD症状，内镜检查和反流监测可能不敏感，故消化内科医生可通过指导患者调整生活方式以及给予PPI试验或诊断学治疗，进行观察随访。若PPI等抗酸药物治疗效果不明显时，可建议患者进一步采取胃镜、食管测压、pH酸测定、上消化道造影甚至胸腹部CT等检查，进而综合得出诊断。而消化内科和胃肠外科的检查结果、诊治过程及治疗效果，需要反馈给所有参与诊治的医师，促进相关各学科之间的诊治交流和经验[18]。

2. 取各学科所长，提升诊治水平

对于GARD的治疗，除了内科抑酸治疗之外，尚需解决导致反流的解剖学病因如食管裂孔疝和贲门松弛等，此时需要胃肠外科医生的参与。外科医生在GARD诊治过程中的角色既是辅助诊断，又是帮助治疗。著名胃食管反流专家汪忠镐教授在受GARD困扰多年后亦是通过腹腔镜下抗反流手术才治愈，因此，GARD的诊治特别需要内科和外科的紧密协作。

常用的手术方法有内镜下治疗（无裂孔疝）和腹腔镜下抗反流手术，具体治疗指征：①经内科药物治疗反流症状控制不理想；②合并食管裂孔疝等并发症，需要长期药物维持治疗；③有慢性或复发性食管外症状和并发症，包括耳鼻咽喉症状、喉痉挛和误吸等。尤其是当患者的GARD相关呼吸道症状严重、迁延不愈乃至危及生命时，可通过修复胃食管结合部抗反流结构和功能彻底控制所有形式的反流而获得最佳疗效[19, 20]（具体内镜、外科手术治疗详见第四章和第五章）。

3. 多学科协作，重视访视和调查

注重对GARD的随访和调查，尤其是对治疗效果不佳，或者长期需要药物维持导致影响了生活质量的人群，此时心身医学科需要进入，对其筛查精神心理疾病并进行相应干预。因为焦虑和抑郁等心理状态可增强患者对GERD症状的感受性并导致其生活质量进一步下降，形成恶性循环。建议在GERD甚至GARD诊疗实践中予以心理筛查和评估，并进行合理的精神疏导和心理治疗。此外，还可以采用中医药治疗等补充替代疗法（具体参见第六章"胃食管反流病的补充替代治疗"），对GERD及其食管外症状亦有一定疗效。

综上，通过呼吸、耳鼻喉、消化内科、胃肠外科等各学科之间的流转、反馈和诊治，最终获得GARD完整的诊治经验，取得良性循环。而我国GERD多学科诊疗共识中亦提出GARD内科至外科循序渐进MDT综合诊治流程[17]（图7-3），通过多学科共同协作探讨，取各学科之所长，拟定适合患者病情的最佳治疗方案，完善随访和调查，最终提升对GERD食管外症状的综合诊治水平。

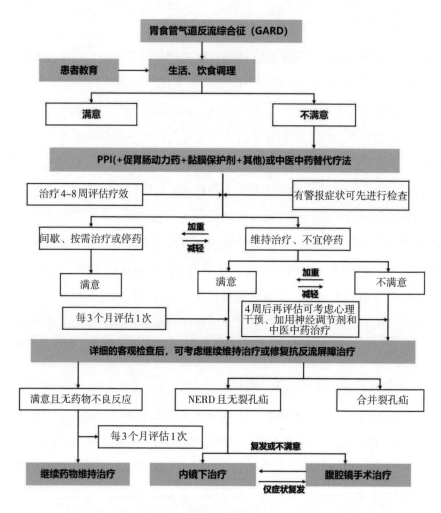

图7-3 GARD内科至外科循序渐进MDT综合诊治流程[17]

总之，GARD是涉及呼吸、消化两大系统及耳鼻口腔的反流性疾病，其临床表现复杂多样，患者常因首诊于耳鼻喉科和呼吸科导致漏诊和误诊。随着对GERD食管外症状诊治经验的提高以及专科检查、医疗手段的完善，已逐步形成了对GRAD多学科联合诊疗模式，有效推动了多学科诊治临床进展。未来需进一步加强对GRAD检查和治疗方法的普及和规范化培训，提升由内科至外科循序渐进多学科多方法综合诊治水平，让患者获得最佳疗效，缓解疾病带来的心理、生理及社会负担。

三、GERD相关的终末器官效应及并发症

GERD食管外综合征除包括咽喉反流、胃食管喉气管综合征等胃食管气道反流性疾病，还包括一系列终末器官效应和（或）并发症，如心律失常、高血压、菌群失调、代谢免疫紊乱、自主神经失调、睡眠障碍、焦虑或抑郁等[2]。尤其是GERD的典型表现为胸骨后烧灼感、反酸等，部分即使无典型症状，也仍可表现为胸痛，严重时疼痛剧烈可放射至后背、胸部、肩部等，酷似心绞痛，因此极易被误诊为冠心病。

（一）心胸症状

1. 临床表现

GERD引起的心胸症状最常见的是胸痛，可放射至上胸部、背部、颈部、上腹部等，多在夜间或凌晨发作。患者可能将其描述为胸骨后挤压感或烧灼感，持续数分钟至数小时，然后自行缓解或在抗酸治疗后缓解，发作过程中可能会存在口苦。其主要是由于心脏与食管神经支配一致，当食管黏膜上皮的化学、药理或温度感受器受到刺激时，可引起类似心绞痛样的胸痛，在检查中往往找不到与心脏疾病相关的直接证据，属于非心源性胸痛（non-cardiac chest pain，NCCP）。NCPP发病率约为13%，其中50%以上为GERD所致且通常合并其他反流症状[21]，因此GERD是非心源性胸痛最常见的病因。

我国一项关于GERD的流行病学调查显示，约37.6%GERD患者出现胸痛症状[22]，而另一项关于GERD患者的问卷调查发现，有63.1%的患者自诉曾出现胸痛症状[23]。其可能原因为支配食管和心脏的自主神经部分交叉，当反流物刺激食管黏膜时，经内脏–迷走神经反射引起管状动脉痉挛，使心肌出现缺氧缺血，心电图可表现为一过性ST-T改变，与心绞痛类似。同样，在冠心病患者中，有40%~50%可能合并GERD，其中40%~70%患者的胸痛症状与胃食管反流直接有关[24]，部分原因是与冠心病用药如硝酸酯类药物、钙通道阻滞

剂和抗血小板药物等有关，其可能诱发或加重GERD。此外，冠心病与GERD有共同的危险因素如肥胖、情绪激动、剧烈活动、饮酒、高龄等，GERD误诊为冠心病高达34.8%~54.6%[15]。因此，冠心病与GERD之间存在一定相关性。

2. 多学科诊治处理

患者常因胸痛首诊于心内科，由于医生和患者更多警惕心绞痛，行冠脉造影无明显异常，按照冠心病治疗往往无效，反复发作并反复检查，症状得不到缓解，既造成了医疗资源的浪费，又耽误了病情。因此，对于伴有胸痛症状的GERD患者，尤其是老年人，在经过肌钙蛋白、心电图等检查排除心源性疾病后，建议进一步行内镜检查、食管反流监测和PPI诊断性治疗来评估病情，从而提高GERD的诊断率、减少误诊。相反，对存在不典型或难治性心绞痛的老年冠心病患者，需考虑到合并GERD的可能。当心源性胸痛和食管源性胸痛鉴别困难时，需要消化内科和心内科医生共同评估患者病情，从而做出准确的判断。

此外，无论是心源性还是非心源性胸痛，都可能对患者的心理状态产生显著影响，包括焦虑和抑郁。心理医学专家的介入有助于评估和管理这些心理反应，采用认知行为疗法等手段减轻患者的痛苦感受，提高生活质量。要减轻GERD的心胸症状，还需针对GERD患者的生活方式进行调整，如体重管理、饮食调整（减少辛辣、酸性食物摄入）、戒烟限酒等，这是康复医学与营养学的重要任务。通过个性化营养计划和康复指导，帮助患者缓解症状，减少胸痛发作频率。

（二）睡眠障碍

1. 临床表现

人体熟睡时，由于吞咽引起的食管自发性蠕动消失、食管的廓清功能下降、胃排空延迟以及体位的改变等正常生理过程的发生，容易诱发GERD患者夜间酸反流加重；而夜间反流增加了睡眠障碍的发生率[25]。因此，GERD患者除表现为夜间烧心，还常表现为如入睡困难、噩梦、易惊醒、白天嗜睡、早醒等夜间睡眠障碍。因此，GERD与睡眠障碍两者合并存在、互为因果，相互影响[26, 27]。

阻塞性睡眠呼吸暂停（obstructive sleep apnea，OSA）是最常见的呼吸相关睡眠障碍，其特征是反复的上呼吸道塌陷，导致阻塞性呼吸暂停、低通气或与呼吸困难相关的夜间觉醒。OSA与GERD有着肥胖、吸烟等共同危险因素，两者之间存在明显关联，OSA期间的胸腔负压变化促使胃内容物反流，促成GERD，GERD夜间反流引起的夜间觉醒、睡眠障碍等加剧OSA症状[28]。

2. 多学科诊治

消化内科医师在治疗GERD时应兼顾改善患者的睡眠质量，对于合并严重睡眠障碍如入睡困难、噩梦、夜间觉醒、白天嗜睡等，需及时请睡眠医学科或心身医学科进行干预。主要涉及以下学科。

（1）消化内科。治疗上除给予日常抑酸药物质子泵抑制剂以减少胃酸分泌外，还可以长期口服益生菌以调节肠道细菌，促进肠道通透性改善，降低内脏敏感性，从而预防胃食管反流的发生。此外，建议患者改变生活习惯，如避免睡前2~3 h内进食、抬高床头等措施，对减轻夜间反流症状也至关重要。最新的来自荷兰的一项单中心、双盲、随机对照试验发现，左侧卧位较右侧卧位患者具有更多的无反流症状天数和更低的夜间GERD症状评分，其治疗成功率（夜间GERD症状严重程度和影响问卷评分降低 ≥ 50%）显著升高（44% vs 24%），提示睡眠体位对夜间胃食管反流的发生有重要影响，其中左侧卧位最为有利[29]。

（2）呼吸内科。GERD引起的夜间症状，如咳嗽、哮喘发作，是呼吸内科关注的重点。反流物质进入呼吸道可刺激气道，引起气道高反应性，导致呼吸困难和夜间醒来，影响睡眠连续性。呼吸科医生可针对性地给予吸入性糖皮质激素或其他支气管扩张药物。对于OSA的专科性治疗，越来越多的研究表明OSA与GERD之间密切相关，治疗亦是相辅相成的，若能有效减少食管酸暴露时间和反流事件发生次数，则OSA的症状也会得到一定缓解[30]。同样，对OSA患者采取持续气道正压通气治疗可使得GERD患者反流症状减轻[31,32]。

（3）睡眠医学科。睡眠医学专家关注GERD如何干扰正常的睡眠结构，如频繁觉醒、睡眠效率降低等。他们可能会建议进行多导睡眠监测（polysomnography，PSG），以全面评估睡眠模式，并提出个性化的睡眠改善方案，如睡眠卫生教育以及药物治疗等。其中药物治疗包括苯二氮䓬类（如地西泮、氯氮平和艾司唑仑等）、非苯二氮䓬类（如唑吡坦、佐匹克隆和扎来普隆等）、褪黑素受体激动剂（阿戈美拉汀等）及中药治疗（安神定志丸、黄连温胆汤及六味地黄丸等[33]）。当GERD患者出现睡眠障碍时，应首先纠正病因，并进行睡眠教育，纠正不良睡眠观念；无效则加用苯二氮䓬类、非苯二氮䓬类或褪黑色素受体激动剂；若患者睡眠障碍严重，可在此基础上加用中药治疗和镇静性质的抗抑郁剂[34]。

（4）精神心理科。长期的睡眠障碍和身体不适可能导致患者出现焦虑、抑郁等心理健康问题。此类患者往往被误认为病因为精神症状，而忽略了可能为GERD导致夜间睡眠不足产生的精神症状，因此精神心理科医师需要评估患者的睡眠质量和情绪状态，通过心理治疗、认知行为疗法或药物治疗帮助患者改善睡眠，减轻心理负担。治疗经典药物为氟哌噻吨美利曲辛，小剂量给药具有较好抗焦虑和抑郁效果，同时兼具睡眠质量改善的作用[35]。

（三）精神心理症状

GERD反流症状易反复发作，尤其是难治性GERD，除与酸反流、食管抗反流屏障功能障碍、动力障碍等因素有关，越来越多的证据提示精神心理因素在GERD的发病及预后中起到了重要作用。

1. 临床表现

GERD患者常伴发各类精神心理障碍，包括焦虑、抑郁、悲观等负面情绪，躯体化症状以及睡眠障碍等。焦虑的临床表现则是过度担忧、易激惹、预期性焦虑、逃避行为、肌肉紧张及自主神经系统的过度激活等；抑郁主要表现为情绪低落、自责、情感淡漠、思维迟缓、睡眠障碍、认知扭曲及性功能障碍等。

GERD与焦虑、抑郁等心理障碍存在着密切联系。频繁发作的反流症状会影响患者的饮食、睡眠、工作、社交、心理等方面，进一步降低了患者的生活质量和社会能力，加重患者的心理负担；而精神心理障碍又促进了GERD的发生发展，加重其临床症状。我国一项Meta分析显示，GERD患者较普通健康人群相比，焦虑、抑郁患病率分别为41%及37%[36]，是普通人群的2倍[37]。一项来自澳大利亚的研究，对1612名男性患者进行大样本调查，发现焦虑是GERD发病的独立危险因素，抑郁则可通过影响睡眠质量促进GERD的发生[38]。因此，GERD与精神心理障碍互为因果、相互影响和促进。

2. 发病机制

GERD与精神心理障碍心身共病发生可能与遗传易感性、菌群-肠-脐轴功能异常、内脏高敏感、自主神经紊乱及炎症反应等综合因素密切相关[39]。

（1）遗传易感性。精神心理障碍和GERD的发病均存在一定的遗传特质，二者无论在临床表现还是发病机制方面均有基因重叠[40]，其共病的发生具有遗传易感性。

（2）菌群-肠-脑轴功能异常。中枢神经系统与肠道、肠道菌群之间存在着一种密切联系，即"菌群-肠-脑轴"。这一复杂密切联系调节着胃肠道的感觉、屏障、分泌和运动功能，还参与调节内分泌、免疫、代谢及高级认知活动[41]。肠道菌群的代谢物，以及肠道分泌的激素和内分泌肽如胰多肽、神经肽、胆囊收缩素、促肾上腺皮质激素释放因子、胰高血糖素样肽、催产素等，通过免疫、内分泌、神经通路作用于大脑的感情中枢。反过来，精神心理因素通过"脑-肠轴"与胃肠道相互作用，因此临床表现为精神心理障碍与胃肠道症状共存，是GERD合并焦虑抑郁的重要发病机制之一[42]。

（3）内脏高敏感。内脏高敏感是指内脏受刺激后出现不适或疼痛的阈值下降。GERD患者存在内脏高敏感，通过神经递质的分泌、释放引起患者感知症状加重，长此以往，致使患者出现精神心理障碍。而焦虑、抑郁等情绪因素通过脑-肠轴影响内脏神经调控，增加食管对刺激的感知敏感性，加重胃食管反流症状。因此，未来如何改善内脏高敏感性成为解决精神心理障碍GERD的关键。

（4）炎症反应。外周炎症在诱导食管黏膜受损伤、诱发GERD症状的同时，其炎症介质如IFN-γ和IL-6、IL-1β等还可通过血脑屏障渗透至大脑控制情绪的相关区域，影响大脑的情绪处理，诱发精神心理障碍的发生[43]。

此外，患者的心理因素可通过调节神经系统和胃肠激素水平，进而影响食管下括约肌的压力和胃食管动力，导致胃动力显著降低、排空延迟，从而增加GERD的发生。因此GERD与精神心理因素在彼此的发病机制中都扮演了重要的角色，两者呈双向联系。

3. 多学科诊治

除常规的内科抑酸药物、内镜治疗及抗反流手术治疗外，对于合并心理和精神症状的GERD患者，需要心身医学科及时介入干预。因为焦虑抑郁等心理状态不仅会加重GERD反流症状，还会降低对PPI治疗的反应敏感度。因此，心理和精神层面的干预措施对改善GERD症状有不可忽视的作用。心身医学科常用诊治GERD抑郁及焦虑的方式有以下几种。

（1）食管高敏及焦虑量表。食管高敏及焦虑量表（esophageal hypervigilance and anxiety scale，EHAS）是一个包括15个项目的量表，能够对GERD患者食管高敏及焦虑进行有效测量。通过对GERD患者进行EHAS、焦虑、抑郁、GERDQ（GERD诊断性问卷）及24 h阻抗pH监测，结果显示EHAS与GERDQ、抑郁、焦虑问卷显著相关（$p < 0.05$），而GERDQ与抑郁或焦虑问卷之间无显著相关性[44]，EHAS可对GERD患者的评估更为全面包括心理及临床症状两个方面。

（2）胃食管反流患者焦虑、抑郁的筛查

焦虑、抑郁的测评能够为GERD伴有精神心理症状的患者进行心理或药物干预提供依据。目前对于GERD患者焦虑、抑郁的评估常用焦虑、抑郁量表来实现，但量表仅用于筛查，不能取代精神科医生的诊断。

焦虑和抑郁症的筛查可以通过一系列标准化的心理评估工具来完成，这些工具旨在帮助专业人员识别和评估个体是否出现焦虑或抑郁的症状及其严重程度。以下是一些常用的筛查表：

抑郁症筛查工具：①患者健康问卷抑郁量表（PHQ-9）；②贝克抑郁量表。

焦虑症筛查工具：①广泛性焦虑障碍量表-7（GAD-7）；②焦虑敏感指数（ASI）。

综合性筛查工具：医院焦虑抑郁量表（HADS）。

（3）抗焦虑、抑郁治疗。抗焦虑、抑郁治疗是改善GERD症状的关键，其不仅能缓解患者主观临床症状，同时也起到改善睡眠质量的效果。常用的精神类药物有氟哌噻吨美利曲辛（黛力新），其能抑制突触前膜对去甲肾上腺素和5-羟色胺再摄取，起抗焦虑、抑郁的作用。除此还可选用三环类抗抑郁药、选择性5-羟色胺再摄取抑制剂等，其联合PPI治疗GERD患者的效果均优于单独用药组[45]。

（4）心理及行为干预治疗。焦虑和抑郁症患者的治疗常常采取综合性的方法，其中心理及行为干预是至关重要的组成部分。以下是几种主要的心理及行为干预策略，旨在帮助患者管理和改善症状：①认知行为疗法（Cognitive Behavioral Therapy，CBT）；②正念冥想与正念减压疗法（Mindfulness Meditation and mindfulness-Based Stress Reduction，MBSR）；③接纳与承诺疗法（Acceptance and Commitment Therapy，ACT）；④人际治疗（Interpersonal Therapy，IPT）；⑤心理动力学治疗（Psychoanalytic/Psychodynamic Therapy）；⑥催眠疗法和放松训练。研究表明，采用认知行为疗法（CBT）的单一疗法组及CBT联合药物治疗组，在缓解GERD患者的焦虑和抑郁症状方面，均显示出比单纯药物治疗组更为优越的成效[46]。另外，专注于正念减压技巧对GERD病患影响的研究指出，实施MBSR的群体经历了更大幅度的抑郁症状减轻，并在提升健康相关生活品质方面表现出更显著的改善[47]。

以上除心身医学科干预外，康复医学科可以指导患者改善生活方式，中医科施予穴位针灸以调理，必要时消化内科还可进行粪菌移植及内镜治疗。若以上方法均未获得良好缓解效果，则可请外科进行抗反流手术（图7-4）。综上，每个学科各司其职，针对病理生理治疗的同时兼顾患者的心理健康，最终通过学科合作制定个性化诊治方案，全面管理GERD精神心理障碍患者，以期达到最好的治疗效果和更高的生活质量。

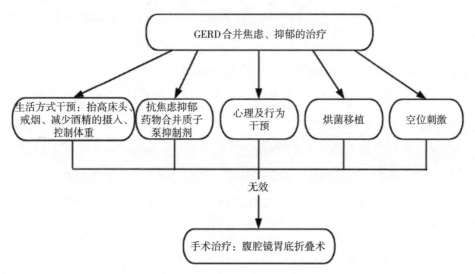

图7-4 胃食管反流病合并焦虑和抑郁的相关治疗策略

（四）小结

GERD临床表现涉及食管和食管外症状及其并发症，其中食管外症状主要包括胃食管气道反流性疾病如咽喉、气管、肺部等，以及终末器官效应，如心胸症状、睡眠障碍、神经功能紊乱、抑郁焦虑等。因此，GERD的诊疗并不是一场孤军奋战，而是需要内科医生、外科医生、营养师、心理医生、呼吸科、麻醉科、内镜科等多学科共同努力和集结（表7-1）。

各学科从病情分析、药物治疗、内镜治疗到必要的手术干预，再到术后的恢复指导、心理疏通及干预等过程，建立规范的MDT诊疗模式，从跨学科中找到病因，提高临床经验，尤其是针对特殊人群如老年人、妊娠、儿童GERD，

进行细致的评估和干预，最终为患者制定个性化的诊疗方案，达到最佳治疗
效果。

表7-1　GERD的食管外综合征及涉及的MDT

症状和表现	鉴别诊断	涉及学科
咽喉： 咽喉炎、声音嘶哑、咽喉黏液、咽喉疼痛 鼻窦炎等	鼻窦炎、鼻炎、声带麻痹、鼻息肉、过敏等	耳鼻喉、消化、风湿免疫、病理
肺部： 哮喘、慢性咳嗽、肺纤维化、肺移植失败等	过敏、药物反应（如血管紧张素转换酶抑制剂）、肺移植排斥反应等	胸外、呼吸、消化、免疫、康复
口腔： 口腔炎、牙齿糜烂、龋齿等	不良的饮食习惯、干燥症等	口腔、消化、营养、风湿免疫
心胸： 胸痛、胸闷、心律失常、高血压等	心衰、心梗、心绞痛等	心内、消化、胸外
精神、睡眠： 失眠、焦虑、抑郁等	非GARD患者出现的失眠、焦虑及抑郁	心理、神内、睡眠

参考文献

[1] Vakil N, van Zanten SV, Kahrilas P, Dent J, Jones R, Global Consensus G. The Montreal definition and classification of gastroesophageal reflux disease: a global evidence-based consensus[J]. Am J Gastroenterol. 2006, 101(8): 1900-1920, quiz 1943.

[2] 中国医疗保健国际交流促进会胃食管反流病学分会. 中国胃食管反流病多学科诊疗共识2022(一)[J]. 中华胃食管反流病电子杂志. 2022, 09(2): 51-86.

[3] Smith JA, Abdulqawi R, Houghton LA. GERD-related cough: pathophysiology and diagnostic approach[J]. Curr Gastroenterol Rep. 2011, 13(3): 247-256.

[4] 刘晓勇, 克力木·阿不都热依木. 咽喉反流病与胃食管反流病关系的研究进展[J]. 中华胃食管反流病电子杂志 2018(2): 81-84.

[5] Johnston N, Wells CW, Blumin JH, Toohill RJ, Merati AL. Receptor-mediated uptake of pepsin by laryngeal epithelial cells[J]. Ann Otol Rhinol Laryngol. 2007, 116(12): 934-938.

[6] 汪忠镐. 食管反流与呼吸道疾病：胃食管喉气管综合征[J]. 食管反流与呼吸道疾病：胃食管喉气管综合征. 2010.

[7] El-Serag HB, Sweet S, Winchester CC, Dent J. Update on the epidemiology of gastro-oesophageal reflux disease: a systematic review[J]. Gut. 2014, 63(6): 871-880.

[8] Spantideas N, Drosou E, Bougea A, Assimakopoulos D. Laryngopharyngeal reflux disease in the Greek general population, prevalence and risk factors[J]. BMC Ear Nose Throat

Disord 2015,15:7.

[9] Kamani T,Penney S,Mitra I,Pothula V. The prevalence of laryngopharyngeal reflux in the English population[J]. European archives of oto-rhino-laryngology: Official journal of the European Federation of Oto-Rhino-Laryngological Societies(EUFOS). 2012(10):269.

[10] Koufman JA. Laryngopharyngeal reflux 2002: a new paradigm of airway disease[J]. Ear Nose Throat J. 2002,81(9 Suppl 2):2-6.

[11] 李超凡,张立红,王文伦,曹杰,王宇光,赵一馨. 耳鼻咽喉科门诊患者咽喉反流性疾病、焦虑抑郁患病率及二者关系[J]. 中华耳鼻咽喉头颈外科杂志. 2020,55(3):241-248.

[12] Anis MM, Razavi MM, Xiao X, Soliman AMS. Association of gastroesophageal reflux disease and laryngeal cancer[J]. World J Otorhinolaryngol Head Neck Surg. 2018,4(4):278-281.

[13] 肖英莲,李延青,唐承薇,陶金,彭穗,熊理守, et al. 埃索美拉唑诊断性试验对胃食管反流病诊断价值的随机、双盲、多中心研究[J]. 中华消化杂志. 2008,28(4):233-236.

[14] Oranu AC, Vaezi MF. Noncardiac chest pain: gastroesophageal reflux disease. Med Clin North Am 2010,94(2):233-242.

[15] 胡志伟,吴继敏,汪忠镐. 胃食管反流病的现状诊治难点及对策[J]. 中华医学杂志. 2016,96(12):988-992.

[16] Fass R. Erosive esophagitis and nonerosive reflux disease(NERD): comparison of epidemiologic, physiologic, and therapeutic characteristics[J]. J Clin Gastroenterol. 2007,41(2):131-137.

[17] 汪忠镐,吴继敏,胡志伟,等. 中国胃食管反流病多学科诊疗共识. 中华胃食管反流病电子杂志 2020,7(01):1-28.

[18] 胡志伟,吴继敏,汪忠镐. 胃食管气道反流性疾病:如何提高我国胃食管反流相关呼吸道症状的诊疗水平[J]. 临床内科杂志. 2021,38(06):361-363.

[19] 吴继敏,胡志伟. 胃食管气道反流性疾病的外科手术治疗. 中国医学文摘(耳鼻咽喉科学)2018,33(01):5-10.

[20] Zhang C,Wu J,Hu Z,Yan C,Gao X,Liang W,et al. Diagnosis and Anti-Reflux Therapy for GERD with Respiratory Symptoms: A Study Using Multichannel Intraluminal Impedance-pH Monitoring[J]. PLoS One. 2016,11(8):e0160139.

[21] Ford AC,Suares NC,Talley NJ. Meta-analysis:the epidemiology of noncardiac chest pain in the community[J]. Aliment Pharmacol Ther. 2011,34(2):172-180.

[22] 邹多武,许国铭. 胃食管反流病患者夜间反流与睡眠障碍情况调查[J]. 中华消化杂志. 2007,27(12):828-831.

[23] 向雪莲,许军英,侯晓华. 消化内科门诊胃食管反流病诊断问卷诊断胃食管反流病的状况及症状特征分析[J]. 临床内科杂志. 2010,27(3):185-187.

[24] 刘方旭,许乐,郑松柏,中华医学会老年医学分会. 老年人胃食管反流病中国专家共识(2023)[J]. 中华老年医学杂志. 2023,42(8):883-896.

[25] 田倩弟,徐俊荣. 胃食管反流病与睡眠障碍的相关性[J]. 国际消化病杂志. 2017,37(04):224-226.

[26] 李蕾,谢胜,陈广文,等.胃食管反流病与睡眠障碍相关性的研究进展[J].广西医学. 2018,40(06):675-677+684.

[27] 李建锋,陈芳芳,李娟,等.睡眠质量和睡眠时间对胃食管反流病患者酸反流的影响. 现代中西医结合杂志 2019,28(02):125-128+137.

[28] 蒋绒,白巧会,艾丽,等.阻塞性睡眠呼吸暂停与消化系统疾病相关性的研究进展[J]. 临床肺科杂志.2023,28(01):124-127.

[29] Schuitenmaker JM, Kuipers T, Oude Nijhuis RAB, et al. Sleep Positional Therapy for Nocturnal Gastroesophageal Reflux:A Double-Blind, Randomized, Sham-Controlled Trial[J]. Clin Gastroenterol Hepatol. 2022,20(12):2753-2762.e2752.

[30] Su J, Fang Y, Meng Y, Zhao C, Liu Y, Sun L, et al. Effect of Continuous Positive Airway Pressure on Chronic Cough in Patients with Obstructive Sleep Apnea and Concomitant Gastroesophageal Reflux[J]. Nat Sci Sleep. 2022,14:13-23.

[31] Li C, Wu ZH, Pan XL, Yuan K. Effect of continuous positive airway pressure on gastroesophageal reflux in patients with obstructive sleep apnea:a meta-analysis[J]. Sleep Breath. 2021,25(3):1203-1210.

[32] 邓晶晶,李夏,薛倩,等.持续正压通气治疗对阻塞性睡眠呼吸暂停合并胃食管反流 患者的疗效观察研究[J].中国全科医学.2023,26(30):3753-3758.

[33] 刘梦姣,付伟,胡永恒,等.中西医治疗失眠的研究进展[J].医药导报.2022,41(05): 684-686.

[34] 中国失眠症诊断和治疗指南(二)[J].临床医学研究与实践.2017,2(28):201.

[35] 曾茜.氟哌噻吨美利曲辛治疗胃食管反流病伴睡眠障碍情况分析[J].世界睡眠医学 杂志.2023,10(12):2765-2767+2771.

[36] 周金池,窦维佳,魏延,等.中国胃食管反流病患者焦虑抑郁患病率的Meta分析[J]. 中国全科医学.2021,24(05):608-613.

[37] Bai P, Bano S, Kumar S, et al. Gastroesophageal Reflux Disease in the Young Population and Its Correlation With Anxiety and Depression. Cureus 2021,13(5):e15289.

[38] On ZX, Grant J, Shi Z, et al. The association between gastroesophageal reflux disease with sleep quality, depression, and anxiety in a cohort study of Australian men[J]. J Gastroenterol Hepatol. 2017,32(6):1170-1177.

[39] 韩士举,林强,韩伟,等.胃食管反流病与精神心理障碍心身共病机制研究的新进 展[J].医学综述.2021,27(23):4690-4695.

[40] Ong JS, An J, Han X, et al. Multitrait genetic association analysis identifies 50 new risk loci for gastro-oesophageal reflux, seven new loci for Barrett's oesophagus and provides insights into clinical heterogeneity in reflux diagnosis[J]. Gut. 2022,71(6):1053-1061.

[41] 马巾茹,柴红,宫璇,等.胃食管反流病患者合并焦虑、抑郁状态的研究进展[J].中国 临床医生杂志.2023,51(05):533-537.

[42] Sonali S, Ray B, Ahmed Tousif H, et al. Mechanistic Insights into the Link between Gut Dysbiosis and Major Depression:An Extensive Review[J]. Cells. 2022,11(8).

[43] Doney E, Cadoret A, Dion-Albert L, et al. Inflammation-driven brain and gut barrier dysfunction in stress and mood disorders[J]. Eur J Neurosci. 2022,55(9-10):2851-2894.

[44] Carlessi AS, Borba LA, Zugno AI, et al. Gut microbiota-brain axis in depression: The role of neuroinflammation[J]. Eur J Neurosci. 2021, 53(1): 222-235.

[45] 李浩, 魏良洲. 抗抑郁药治疗难治性胃食管反流病的研究进展. 中华消化杂志 2019 (11): 791-792.

[46] Li X, Ding F, Luo P, et al. Study on the Therapeutic Effects of Drug and Cognitive-Behavioral Therapy on Non-Erosive Reflux Disease Patients With Emotional Disorders[J]. Front Psychiatry. 2018, 9: 115.

[47] Chandran S, Raman R, Kishor M, et al. The effectiveness of mindfulness meditation in relief of symptoms of depression and quality of life in patients with gastroesophageal reflux disease[J]. Indian J Gastroenterol. 2019, 38(1): 29-38.

四、胃食管反流病的护理

胃食管反流病（GERD）的发生会导致患者的生理和心理出现较大变化，如能在临床治疗过程中采取积极的护理措施，则对改善患者的不良情绪、提高其治疗配合度和依从性、保证用药规律等方面起到重要作用。有效的护理能够显著减轻患者的症状，提高患者的舒适度。主要包括饮食护理、体位护理、生活方式护理、药物治疗护理、康复训练、心理护理、外科手术后护理、随访等方面。

帮助患者建立良好的生活习惯，如避免餐后立即躺下、保持适当的体重等，也能有效减少反流症状。此外，通过教育患者了解疾病的相关知识，使其能够识别并避免诱发因素，从而减少疾病的发作，帮助患者更好地管理疾病，增强自我保健意识。护理人员的关心和支持也能给予患者心理上的安慰，减轻其焦虑和恐惧情绪，有利于疾病的康复。

（一）饮食护理

国际指南推荐饮食干预是GERD患者最重要的治疗方法之一[1]，建议避免摄入引发胃灼热、反流、口腔酸味、恶心和上腹痛症状的食物。因此，通过指导患者合理饮食，避免摄入可能诱发反流的食物，能有效减少反流事件的发生。

1. 低碳水化合物饮食

一项前瞻性研究表明[2]，高碳水化合物饮食可延长胃食管反流时间，延长食管下段酸暴露，引起胃食管反流症状发生。减少单糖摄入量，平均每天62 g，善患者的症状评分，包括显著降低烧心频率、烧心的严重程度、口腔酸味、喉咙或胸部的肿块/疼痛，以及改善睡眠障碍。因此，调整膳食碳水化合物摄入量，以大幅减少单糖摄入量，对于改善患者反流症状有着重要的作用。

此外，对于有胃肠道疾病及对FODMAP食物敏感者，应减少FODMAP的摄入[4]。FODMAP是指可发酵、低聚糖、双糖、单糖和多元醇。这些是一类在人体消化过程中难以吸收的碳水化合物。低聚糖（fructans and galacto - oligosaccharides）：小麦、大麦、韭菜、洋葱、大蒜、豆类等。双糖（lactose）：牛奶、奶酪、酸奶等乳制品。单糖（fructose）：苹果、梨、蜂蜜、西瓜、糖果等。多元醇（polyols）：甜菜、蘑菇、杏、桃、甜瓜等。

2. 低脂饮食

低脂饮食对胃食管反流患者具有重要意义[5]。首先，它可以减少胃酸的分泌，因为高脂肪食物可能会刺激胃酸分泌，而低脂肪食物能有效降低胃酸分泌量。其次，能够减轻胃的负担，有利于消化，进而缓解胃部不适。同时，低脂饮食还可以降低反流症状的发生频率和严重程度，改善患者症状。然而，高脂肪食物会降低食管括约肌的压力，延缓胃排空，延长患者酸暴露时间，从而导致胃食管反流症状。但也有研究未能证实高脂肪饮食与胃食管反流的关系。因此，避免高脂肪饮食对于GERD患者症状改善虽然有争议，但是低脂饮食肯定对于体重控制和机体健康是有帮助的。

3. 高膳食纤维饮食

富含纤维的饮食可显著增加食管下括约肌静息压力，减少胃食管回流次数，降低每周烧心频率，有助于控制症状并改善非糜烂性胃食管反流病患者的食管动力[6]。中国居民膳食指南建议成年人每日膳食纤维摄入量为25~30克。膳食纤维的主要来源包括全谷物、杂豆类、蔬菜、水果和薯类，对于GERD的患者，可适当增加摄入量。

4. 特殊人群饮食

婴幼儿 GERD 可通过调整喂养食物配方、添加食物增稠剂、减少喂养量或增加喂养次数来进行管理。另外，广泛水解或氨基酸基配方适用于对蛋白质水解物配方无反应的严重症状的患者[7]。使用增稠剂可以轻微改善婴儿 GERD 症状中明显的反流／呕吐。目前尚不确定增稠剂是否会改善 GERD 的其他体征和症状，以及它们的使用是否会导致婴儿出现副作用。虽然缺乏支持修改喂养量或喂养间隔时间的证据，但这些修改没有风险或成本，因此在考虑更昂贵或更有风险的干预措施之前，应考虑对喂养进行修改。

5. 其他

避免咖啡因、辣椒及其他刺激性食物的摄入，减少胃酸分泌，以免降低食管括约肌的压力，增加反流风险。鼓励咀嚼口香糖，增加唾液分泌，中和反流胃酸。其次，遵循少食多餐的原则，每餐保持七八分饱，可减少胃部负担，降低反流风险；忌暴饮暴食，进食需细嚼慢咽，有助于减少胃酸反流的发生。避免餐后立即平卧，指导患者饭后站立或散步以促进食物消化，饭后严禁剧烈运动。避免睡前 2~3 h 或深夜用餐，减少夜间食物刺激胃酸分泌加重症状，以免在睡眠时发生反流。

（二）体位护理

胃食管反流症状严重者会影响到患者的生活质量，因此体位护理作为一种辅助疗法，通过功能性改变身体的相对位置，起到改善胃酸反流的程度。通过精细调整患者的体位，包括抬高床头角度、尝试左侧位睡姿等，改变胃酸反流的路径和程度，改善患者症状，提高患者生活质量。

抬高床头是一项非常有效的护理措施。国内一项研究表明[8]，通过使用一块高度为 20 cm，长度为 62 cm，仰角为 20° 的记忆海绵楔形枕联合质子泵抑制剂（PPI）治疗 GERD 患者，相比单独使用 PPI 患者，胃食管反流症状明显减轻。同时，国外的研究人员使用木头垫高GERD患者床头20 cm，持续6周，也取得了同样的效果[9]。此外，建议睡觉时尝试左侧卧位，有助于减轻胃酸反流对食管的刺激。右侧卧位可能会增加反流，这可能与右侧卧位时食管括约肌短暂松弛有关。相比之下，右侧卧位在总反流时间、平均酸清除率和食管下括约肌（LES）松弛时间上均较左侧卧位明显延长。尽管这些证据表明右侧卧位可能加重反流，但这种生活方式改变在日常生活中可能并不容易实施。此外，要避免长时间弯腰或蹲着，这些动作会增加腹部压力，促使胃酸反流。站立或坐立时保持挺胸抬头的姿势，有助于减轻症状。

（三）生活方式护理

GERD患者生活方式护理方面，主要包括以下3方面.①戒烟、戒酒[10]：吸烟和饮酒都会削弱食管下括约肌的功能，增加胃酸反流的可能性。同时，反流的胃酸可能对口腔造成刺激，注意保持口腔清洁，定期刷牙、使用牙线和漱口水。②控制体重[11]：减肥可以降低食管压力梯度，降低腹压，减少胆汁及胰酶分泌。鼓励肥胖患者调整饮食结构，平衡营养，减轻体重，BMI应控制在25 kg/m² 以内。保持适当的体重，并且进行日常的轻度运动，提高身体素质有助于改善胃食管反流症状，但要避免激烈运动导致腹压增高。如每天早晚进行散步，每次20~30 min，呼吸新鲜空气。③避免穿紧身衣物：紧身衣物会对腹部造成额外压力，使胃酸更易反流。阻碍血液循环，影响身体血液流动，不利于胃部健康，加重反流症状，一定程度上影响呼吸，影响消化系统正常功能。衣着宽松，舒适的衣物，可以减轻腹部压力，为胃部提供更舒适的环境，有助于缓解胃食管反流症状。

（四）药物治疗护理

GERD患者需严格遵医嘱用药，即按照医生的建议规律服药包括抑酸药、促胃动力药等，勿自行增减药物剂量或突然停药。对于孕期患者来说，应该以生活方式改变作为一线治疗方式[12]，药物治疗作为非药物治疗失败后的次选方案。①促胃动力药：通过增加LES压力，改善食管蠕动功能，促进胃排空，从而减少胃内容物食管反流及其在食管的暴露时间。②抑酸药：抑酸药又称胃酸分泌抑制剂，通过各种机制抑制胃酸的分泌。如质子泵抑制剂（PPI）、H_2受体拮抗剂。如果每日服用两次PPI药物，一般早餐前30~60 min服用[13]，晚餐前服用第二次剂量。这有利于最大限度降低胃酸分泌量，对提高治疗效果十分有效。但只有约一半的患者能坚持正确的PPI服用方法，而服药依从性的增加通常能够改善反流症状。治愈后逐渐减少剂量直至停药或者改用缓和的其他制剂再逐渐停药。③中医穴位贴治疗，贴敷药方组成：青皮、枳壳、香附、丹皮、浙贝母、柴胡、黄连按1∶1∶1∶1∶1∶1∶1比例配制，将上述药物研磨成粉状后，使用食醋将其调和至膏状，将其贴敷至中脘、双侧足三里、双侧内关3个穴位，贴药时间6~8 h/次，1次/d。同时，耳穴贴压[14]可以减少GERD患者酸反流发生次数、弱酸反流发生次数，缩短食管酸暴露时间，减轻反流症状。

　　长期服药，尤其是PPI药物过程中需注意预防药物副作用。长期服用促胃动力、PPI等可能出现腹痛、腹泻，口干、口渴，头痛、头晕、骨质疏松、骨折、感染等不良反应，在用药过程中应鼓励患者主动报告药物不良反应，及时上报医生，制定针对性措施及时处置，保障患者安全。

（五）康复训练

　　足膈是胃食管结合部的主要组成部分之一，在预防胃食管反流中起着重要作用。横膈肌作为一种骨骼肌，部分受到自愿控制，其功能障碍可以通过呼吸练习得到改善。临床研究表明[15]，腹式呼吸带动膈肌收缩或舒张，加强膈肌脚张力与LES压力，进而提高胃食管抗反流屏障作用，缓解GERD引起的反酸、烧心等不适症状。这使得呼吸训练成为GERD继药物治疗后的另一种简单有效的方式。腹式呼吸训练方法：鼻子吸气时腹肌紧张，肚子用力鼓起，持续3~10 s，嘴巴呼气时腹肌及全身放松，肚子瘪下去。训练时，可以将手放于腹部，感受腹部起伏。训练15~20 min/次，1~2次/d，可在空腹或餐后2 h进行训练。腹式呼吸通常需要长期坚持，特别是对于以胸式呼吸为主的女性而言，更加需要刻意练习，才能达到缓解症状的目的。

吸气肌锻炼是锻炼以膈肌为主的具有吸气功能的肌肉，以增强其肌力和耐力。吸气肌训练[16]的设备主要分为4种类型：非线性阻力呼吸器、阈值压力负荷训练器、限速阈压力负荷设备以及靶流量阻力装置。其中，阈值压力负荷训练器采用了一个校准弹簧阀。这个阀门提供了一个预先设定的恒定训练阈值。当患者的吸气力达到这个阈值时，吸气阀门会打开，完成吸气动作。如果患者的吸气力没有达到设定的阈值，吸气阀门将保持关闭，导致训练无法进行。阈值负荷训练装置的起始强度多为30%~50%最大吸气压（MIP），每周5~7 d，每天约30 min，持续7周，但仍需根据患者情况调整。进行吸气肌锻炼后，能显著增加膈肌的厚度。

（六）心理护理

胃食管反流不仅会引起身体上的不适，还可能导致患者产生焦虑、抑郁、恐惧等心理问题，特别是难治性胃食管反流患者，心理症状更加明显。对GERD患者可以借助精神心理健康自评量表进行抑郁和焦虑筛查，如基于美国精神病学会制定的《精神疾病的诊断和统计手册》（DSM-Ⅴ）第五版推荐的患者健康自评9项问题问卷（PHQ-9）和广泛性焦虑7项问题自评量表（GAD-7）[17]。同时，在临床工作中及时发现患者的不良情绪，给予心理疏导、疾病知识健康教育等方式缓解焦虑情绪，增强治疗疾病的信心。

此外，建立良好医患关系亦是消除GERD患者心理症状的有益方法。首先，在患者入院时为其细心介绍医院环境、医务人员等，促使其更快适应医院环境；其次，医护人员需注意患者情绪变化，适当提供情绪支持和理解，让患者感到被关心和支持，鼓励他们表达感受和担忧，倾听他们的需求。此外，医护人员根据患者认知程度、文化水平选择合适的宣教形式，进行个性化健康宣教如口头讲述、视频导入、集体讲座等，使患者详细了解GERD相关知识，既有利于减轻患者心理顾虑，同时有助于提高对疾病的正确认知，建立正确的应对方式，提高依从性。再者，帮助患者改变消极的思维模式和行为习惯、减轻焦虑和抑郁，如采用深呼吸、渐进性肌肉松弛等放松技巧，鼓励患者寻找缓解焦虑的活动，如运动、艺术、音乐等。必要时建议患者接受心理治疗，如认知行为疗法、心理动力治疗等，以应对情绪问题和应对疾病带来的挑战。最后，对长期精神抑郁和焦虑的患者，需提供充分的家庭和社会支持，因为家人和社会的理解和支持对患者的心理健康恢复扮演着不可或缺的角色，如鼓励患者与家人分享情感和体验，建立亲密的支持网络，组织参加病友群体活动，交流经验和心得，增加战胜疾病的信心。同时，尽量提供舒适的病房环境，控制温湿度，降低外界刺激，确保睡眠充分。

（七）外科手术后护理

对于内科药物治疗失败、伴有症状的食管旁疝、不能耐受药物副作用等的GERD患者，经全面仔细检查后，可进行外科手术治疗[18]。基于快速康复理念的术后护理有助于减少并发症发生，促进患者康复。

密切监测生命体征，包括血压、心率、呼吸等，及时发现异常情况。麻醉清醒后取半卧位，减轻切口张力，缓解腹部疼痛。关注患者疼痛情况，及时给予镇痛治疗。鼓励患者早期下床活动，手术当天可在床上行上下肢活动，术后第一天，患者病情允许情况下，离床活动，但是术后早期尽量避免剧烈运动及重体力劳动。逐渐恢复饮食，先从流质饮食开始，逐渐过渡到半流质和普通饮食，少量多餐，避免进食过快、过饱，避免辛辣、油腻等刺激性食物。保持伤口清洁干燥，定期换药，观察有无渗血、渗液及红肿等。

（八）随访

病情随访对患者病情的动态评估和检测、自我管理过程中遇到问题的解决、患者自我管理能力和依从性以及生活质量的提高具有积极意义。国内医护人员目前运用较多的随访方式为通过电话、APP和微信平台对患者进行跟踪随访[19]，通过微信平台公众号推送文字、图片、视频等方式，促进患者及时获取疾病新知识，提高用药及治疗依从性。

随着数字化技术的普及，越来越多的医疗机构开发了专门的慢病专科随访联合AI人工智能随访系统，通过和HIS系统进行对接，对建档的门诊、出院患者进行分级随访管理，实现精准随访，更是有利于长期甚至终身追踪。智能的数字化随访管理系统，有助于实时动态评估患者现有干预方案的效果，及时对患者干预计划进行调整，并监督其有效实施，从而促进患者主动参与自身健康管理，维持健康的生活方式。

参考文献

[1] KATZ P O, DUNBAR K B, SCHNOLL-SUSSMAN F H, et al. ACG Clinical Guideline for the Diagnosis and Management of Gastroesophageal Reflux Disease [J]. Am J Gastroenterol, 2022, 117(1): 27-56.

[2] WU K L, KUO C M, YAO C C, et al. The effect of dietary carbohydrate on gastroesophageal reflux disease [J]. J Formos Med Assoc, 2018, 117(11): 973-978.

[3] GU C, OLSZEWSKI T, KING K L, et al. The Effects of Modifying Amount and Type of Dietary Carbohydrate on Esophageal Acid Exposure Time and Esophageal Reflux Symptoms: A Randomized Controlled Trial [J]. Am J Gastroenterol, 2022, 117(10): 1655-1667.

[4] PLAIDUM S, PATCHARATRAKUL T, PROMJAMPA W, et al. The Effect of Fermentable, Oligosaccharides, Disaccharides, Monosaccharides, and Polyols (FODMAP) Meals on Transient Lower Esophageal Relaxations (TLESR) in Gastroesophageal Reflux Disease (GERD) Patients with Overlapping Irritable Bowel Syndrome (IBS) [J]. Nutrients, 2022, 14(9).

[5] LAKANANURAK N, PITISUTTITHUM P, SUSANTITAPHONG P, et al. The Efficacy of Dietary Interventions in Patients with Gastroesophageal Reflux Disease: A Systematic Review and Meta-Analysis of Intervention Studies [J]. Nutrients, 2024, 16(3).

[6] MOROZOV S, ISAKOV V, KONOVALOVA M. Fiber-enriched diet helps to control symptoms and improves esophageal motility in patients with non-erosive gastroesophageal reflux disease [J]. World J Gastroenterol, 2018, 24(21): 2291-2299.

[7] ROSEN R, VANDENPLAS Y, SINGENDONK M, et al. Pediatric Gastroesophageal Reflux Clinical Practice Guidelines: Joint Recommendations of the North American Society for Pediatric Gastroenterology, Hepatology, and Nutrition and the European Society for Pediatric Gastroenterology, Hepatology, and Nutrition [J]. J Pediatr Gastroenterol Nutr, 2018, 66(3): 516-554.

[8] HUANG H C, CHANG Y J, TSENG Y L, et al. Effect of Head-of-Bed Elevation on Nocturnal Reflux Symptoms of Esophageal Cancer Patients With Esophagectomy and Reconstruction [J]. Cancer Nurs, 2021, 44(3): 244-250.

[9] VILLAMIL MORALES I M, GALLEGO OSPINA D M, OTERO REGINO W A. Impact

of head of bed elevation in symptoms of patients with gastroesophageal reflux disease：a randomized single-blind study（IBELGA）[J]. Gastroenterol Hepatol，2020，43（6）：310-321.

[10] PAN J，CEN L，CHEN W，et al. Alcohol Consumption and the Risk of Gastroesophageal Reflux Disease：A Systematic Review and Meta-analysis [J]. Alcohol Alcohol，2019，54（1）：62-69.

[11] CHEN J W，VELA M F，PETERSON K A，et al. AGA Clinical Practice Update on the Diagnosis and Management of Extraesophageal Gastroesophageal Reflux Disease：Expert Review [J]. Clin Gastroenterol Hepatol，2023，21（6）：1414-1421.e1413.

[12] ALTUWAIJRI M. Evidence-based treatment recommendations for gastroesophageal reflux disease during pregnancy：A review [J]. Medicine（Baltimore），2022，101（35）：e30487.

[13] FRAZZONI L，FUCCIO L，ZAGARI R M. Management of gastro-esophageal reflux disease：Practice-oriented answers to clinical questions [J]. World J Gastroenterol，2023，29（5）：773-779.

[14] 杨丹，刘千秋，宁婧，等. 耳穴疗法对胃食管反流病病人酸反流的影响 [J]. 护理研究，2021，35（10）：1794-1798.

[15] ZDRHOVA L，BITNAR P，BALIHAR K，et al. Breathing Exercises in Gastroesophageal Reflux Disease：A Systematic Review [J]. Dysphagia，2023，38（2）：609-621.

[16] ZEREN M，DEMIR R，YIGIT Z，et al. Effects of inspiratory muscle training on pulmonary function，respiratory muscle strength and functional capacity in patients with atrial fibrillation：a randomized controlled trial [J]. Clin Rehabil，2016，30（12）：1165-1174

[17] 吴碧玉，陈胜良. 老年人胃食管反流病伴精神心理障碍的识别与处理[J]. 中国临床保健杂志，2022，25（02）：157-160.

[18] 成人胃食管反流病外科诊疗共识（2020版）[J]. 中华胃食管反流病电子杂志，2021，8（01）：1-8.

[19] 赵海艳，王睿. 基于知信行理论的延续性护理对胃食管反流病患者自我效能的影响[J]. 齐鲁护理杂志，2019，25（21）：38-40.

第八章 胃食管反流病的未来和展望

胃食管反流病（GERD）是一种常见的消化系统疾病，其典型症状是胃酸回流到食管引起的烧心和胸骨后疼痛。随着现代生活节奏的加快以及饮食习惯的改变，GERD的发病率呈上升趋势。在我国，GERD患者数量高达1.65亿，其中约10%的患者还可能进展为更严重的反流性食管炎，反流更严重，且可合并食管狭窄、溃疡和消化道出血，成为影响我国国民生活质量、增加医疗负担的一个重要因素。同时公众和医务人员目前尚缺乏对此疾病、治疗药物及规范化诊疗方式的认知，GERD经常被误诊为呼吸系统、心血管疾病或消化系统疾病，误诊漏诊率较高。再者，GERD的治疗领域缺乏标准操作流程和质量控制，大多数患者正在经历不充分、不准确或无效的治疗。临床亟须胃食管反流病进入精准管理治疗模式时代。

一、现状回顾与问题剖析

胃食管反流病的诊治历程反映了医学领域对疾病理解的深化和技术应用的进步。目前，临床上常用的诊断工具如内镜检查、24 h pH监测等，虽能提供一定的诊断依据，但仍存在侵入性强、敏感性不足等问题。治疗方面，从生活方式的改变到药物治疗、内镜下治疗再到手术治疗，虽然形成了较为完善的体系，但对于不同患者的个性化需求仍显不足。此外，长期依赖药物可能引发的副作用以及手术治疗的风险也是不容忽视的问题。

二、诊断的未来与展望

未来的 GERD 诊断将趋向于非侵入性、高精确度和实时监控。例如，高精度内镜、pH 阻抗及 HRM、高分辨率的磁共振成像（MRI）、计算机断层扫描（CT）技术进行结构与功能的综合评估，开发智能传感器进行实时反流监测，心理及胃肠动力的精准评估等。这些新技术的应用有望提高诊断的准确性和效率，指导患者的治疗方法，甚至决策患者的手术折叠方式，同时降低药物副作用及手术并发症的发生、获得更好的治疗效果。

另外，GERD 的分子基础、分子特征、遗传基因等分子生物学和基因定性、定位等技术的发展，有望进一步明确 GERD 的发病机制，其防治模式将是 GERD 基因排查、高危人群定期普查、诱引因素的消除等多种方式，最终针对病因的治疗将是终极结果！所以，采用生物标志物来评估与病变相关的反流参数应该有很大的临床价值。GERD 由于潜在的疾病表现较多，现阶段并没有单一标志物可以反映其疾病谱，因此标记物组学在未来可能会得到一定应用。

（一）组织病理性生物标志物

1. 细胞间黏附分子

排除反流性食管炎所致的黏膜损伤、巴雷特化生、腺癌，或消化性狭窄后的 NERD 患者进行黏膜损伤的生物标志物检测。从肉眼观察正常黏膜处取活检标本进行组织学评估：基底细胞增生，乳头状延伸。上皮内嗜酸性粒细胞、嗜中性粒细胞、单核细胞增多以及细胞间隙增宽（DIS）是 GERD 的显微镜下特征，即使在非糜烂食管炎病例中亦可见到。

从力学上看，食管上皮的完整性对于防止有害反流成分（包括胃酸、胃蛋白酶、胆汁酸等）的屏障维护至关重要。食管上皮细胞–细胞连接（包括紧密连接、黏附连接及细胞桥粒）为食管上皮相对不可渗透性提供了一个结构框架。因此，反映上述紧密连接的合成或降解的物质可视为 GERD 的生物标志物。与紧密连接蛋白相比，已有证据表明桥粒蛋白的基因表达上调，桥粒蛋白更有可能作为反映黏膜损伤的标志物[1-3]。

基因敲除小鼠模型和GERD患者组织的研究发现，将E-钙黏蛋白（E-cadherin）水解（或敲除使之缺乏）对于诱导食管上皮细胞连接的通透性至关重要。E-钙黏蛋白水平可通过检测血清可溶性N端的分子片段的增加来判定。

2. 细胞间隙增宽

紧密的上皮屏障可以防止上皮下间隙损伤。DIS可作为糜烂性和非糜烂性GERD重要的病理组织学特征，并借此与健康志愿者和FH患者相鉴别。DIS被认为是上皮通透性的标志物或Ussing灌流室（Ussing chamber）研究中细胞间糖复合物重排导致"分流泄漏（shunt leak）"的标志物，形成可允许20 000以下的大分子物质、水和氢离子通过的跨膜通道。通透性的增加导致水肿，导致与痛知觉有关的食管化学敏感性痛觉感受器激活[3]。

DIS对GERD诊断因缺乏特异性，而限制其作为一种生物标志物的重要因素。DIS对酸诱导的损伤并非特异，因为弱酸反流亦可引发DIS。此外，食管活检部位对DIS评估亦存在争议。更重要的是，在情绪应激、嗜酸细胞性食管炎、服用阿司匹林以及念珠菌感染时亦可见到DIS。

3. 免疫组织化学标志物

鉴于GERD尚无特异性病理组织学标志物，希望通过免疫组织化学研究探寻特异性生物标志物。作为促炎生物标志物的蛋白酶激活受体（PAR-2）被认为在改变跨膜电阻和介导内脏感觉过敏中发挥作用。GERD患者PAR-2基因表达上调，与IL-8表达及GERD组织病理学改变相关。NERD患者酸暴露总时间与蛋白基因产物9.5和TRPV1受体表达密切相关，表明酸在上调这些超敏标志物方面发挥作用。"鸟枪法"定量蛋白质组学和免疫组织化学分析评估内镜下肉眼正常的NERD与食管炎患者黏膜活检标本，在NERD患者黏膜标本中检出一些特异蛋白质，而糜烂性食管炎则未能检出。综上，我们可以暂且认为NERD和糜烂性反流病可能是不同疾病，参与细胞增殖、角化和应激反应的蛋白质可作为鉴别两者的生物标志。

（二）基线阻抗（BI）检测

理论上而言，常规的阻抗测量可以区分食管腔内液体和气体并确定其流动方向，是检出和判定反流的最准确方法。然而，该检测法并未转化为能够准确区别GERD、NERD、FH、食管高敏以及健康志愿者。阻抗技术的另一种用途是双向基线阻抗（baseline impedance，BI），测定在没有吞咽或反流事件的情况下食管黏膜的静息阻抗。从概念上讲，BI可以反映黏膜的完整性，类似于跨膜电阻Ussing灌流室测定，该法已成为一个反映黏膜完整性、不依赖患者症状主诉、具有潜在价值的生物标志物。BI与跨膜阻抗相关，与健康志愿者相比，GERD患者（糜烂和非糜烂）BI值较低，提示BI可作为一个可靠的GERD诊断指标。GERD患者BI与传统指标之间的相关性，其结果表明反流事件中酸暴露时间延长及DIS与低BI相关[4]。

三、BI与食管外综合征

GERD食管外表现（慢性咳嗽、哮喘、和喉炎）对消化医师的诊断和治疗均具有挑战性。因为上述慢性症状往往见于无典型胃灼热和反流症状的GERD患者。显然，此种情况下，可靠的生物标志物具有较高的诊断价值，尤其是已经证实传统的pH阻抗测试对诊断此类病变价值有限。由于BI值对食管综合征的诊断具有令人鼓舞的数据，因此不少研究者也将BI值用于评估食管外综合征。

Ribolsi等最近观察了156例慢性咳嗽患者（PPI有效者43.5%[5]，PPI无效者56.5%），发现低BI值或有病理性酸暴露者PPI有效的概率较高。对慢性咳嗽、典型GERD和健康志愿者的BI值的对比观察结果表明，与典型GERD患者相比，慢性咳嗽患者食管近端和远端BI值降低；但两者BI值均低于正常对照者。

然而，与咳嗽患者相比，典型GERD患者反流及近端反流较多。因此，低BI值的咳嗽患者可能与反流无关。Lee等发现在喉咽反流（LPR）患者中远端食管BI值与远端食管酸暴露时间呈负相关[6]，但在近端食管两者之间无相关性，提示近端食管黏膜完整性在LPR患者发病中发挥作用。

随着人工智能的发展，通过机器学习以上提及的大量检验、影像、病理学等数据后，再对个体GERD提出诊断及严重度分级，可能是未来GERD诊断领域的主要方向[7]。

四、GERD治疗的未来与展望

（一）新方法的出现

1. 内镜下治疗[8]

随着医学科技的不断进步，内镜下治疗已成为GERD治疗的一种新兴、有效的治疗手段。其优势在于创伤小、恢复快、并发症少。

内镜下射频消融术（endoscopic radiofrequency ablation，RFA）便是其中的一种创新治疗方法。通过内镜将射频能量传递到食管下段，使组织产生热效应，增加食管下段的厚度和紧实度，从而增强食管下括约肌的功能，减少胃内容物的反流。

此外，内镜下的无创抗反流疗法（transoral incisionless fundoplication，TIF）也显示出了良好的疗效。该技术通过在胃食管结合部创建一系列的折叠，形成一个"人工瓣膜"，以增强食管下端的封闭能力，防止胃内容物的逆流。在进行内镜下治疗时，医生会根据患者的具体情况制定个性化治疗方案。例如，对于伴有膈肌裂孔疝的患者，可能需要结合内镜下修复术来纠正解剖结构的异常。而对于食管黏膜已经发生病变的患者，则可能需要进行内镜下的黏膜切除术或黏膜下层剥离术。

值得注意的是，尽管内镜下治疗具有诸多优点，但它并非适合所有GERD患者。因此，在决定治疗方案前，医生会综合评估患者的病情、身体状况以及对治疗的期望和偏好。同时，患者在治疗后也需要定期进行随访检查，以确保治疗效果并及时发现可能出现的并发症。

总之，随着新的内镜器械的发展，GERD内镜下治疗，将在未来的医疗领域扮演更加重要的角色，为更多患者带来福音。

2. 食管下括约肌电刺激[9]

在GERD患者中，食管下括约肌这一机制常常失效，导致胃酸等胃内容物反复进入食管引起炎症和不适。传统治疗方法包括药物治疗、生活方式调整以及手术治疗，但这些方法并非总是有效或者适合所有患者。

食管下括约肌电刺激（Electrical Stimulation of the Lower Esophageal Sphincter，ESLES）技术的出现为GERD的治疗方案增添了新的维度。通过植入电极对食管下括约肌施加电刺激，可以增强其闭合压力，从而减少胃食管反流的发生。该方法具有微创性，避免了传统手术可能带来的并发症和长期依赖药物的问题。此外，电刺激的强度和频率可以根据患者的具体情况进行调节，提供了个性化治疗的可能性。

值得注意的是，尽管ESLES在初步研究中显示出了积极的效果，但作为一种较新的技术，它的安全性、长期效果以及适应证范围仍需进一步的临床研究来验证。当前，科研人员和临床医生正在开展多中心、大样本的临床试验，以期获得更加确凿的数据支持。

展望未来，ESLES有可能成为GERD治疗领域的重要补充，尤其是对于那些药物治疗无效或不宜进行手术的患者来说，它可能提供一个全新的治疗选择。随着技术的成熟和研究的深入，我们有理由相信，ESLES将开启一扇通往更精准、更个体化治疗GERD的大门，改善广大患者的生活质量。

综上所述，食管下括约肌电刺激治疗作为GERD治疗的新星，不仅体现了现代医疗技术的创新精神，也预示着未来消化疾病管理的发展方向。

3. 机器人辅助下胃底折叠手术

机器人辅助下胃底折叠手术是精准医疗和高科技结合的典范。这种新型手术方式以其高度精确的操作和最小化的创伤，为患者带来了前所未有的康复体验，开启了治疗GERD新的篇章[10]。

第一层次：技术的革新引领手术新未来

在传统的胃底折叠手术中，医生依靠纯熟的手术技巧进行操作，但人为因素可能导致精度波动和风险增加。而机器人辅助技术的应用，通过高精度的机械臂和3D成像系统，让手术的每一个动作都达到毫厘之精。这不仅大幅降低了术中风险，也显著提高了折叠的准确度和稳定性，为患者术后恢复提供了有力保障。

第二层次：患者的福音——减少痛苦，加速康复

机器人辅助手术的另一个显著优势是减少了患者的疼痛和加快了康复过程。微小的切口、精细的操作减少了组织损伤，意味着患者在术后的痛苦大为减轻，恢复期缩短。这种以人为本的医疗理念，不仅关注疾病的治愈，更重视患者的整体康复质量和生活品质。

第三层次：推动医疗行业整体向前发展

机器人辅助下胃底折叠手术的成功实践，推动了整个医疗行业的技术进步和理念更新。它鼓励了更多的医疗机构投入高科技医疗设备和培训专业人才，以期达到更广泛的临床应用和推广。同时，这一创新也促进了跨学科合作，如工程学、计算机科学与医学的结合，共同探索更多可能的医疗前沿技术。

第四层次：对未来的展望——无限可能与挑战并存

尽管机器人辅助手术在当前取得了令人瞩目的成绩，但它的未来之路依然布满挑战。技术的不断升级、设备的普及化以及相关法规的完善都需要我们共同努力。此外，如何平衡高科技与人文关怀，确保每位患者都能享受到公平而优质的医疗服务，也是我们需要深思的课题。

总之，机器人辅助下胃底折叠手术代表了胃底折叠手术的发展方向，它不仅提升了手术效果，还改善了患者的康复体验，并推动了整个医疗行业的进

步。面对未来，我们有理由相信，随着技术的不断成熟和普及，这种创新的手术方式将造福更多的患者，成为精准医疗时代的一个亮点。

（二）精准治疗开启个性化医疗时代

随着分子生物学和遗传学的发展，未来的胃食管反流病治疗将更加注重病因学和病理生理学的个体差异。通过基因检测、生物标志物的识别来预测疾病风险和治疗效果，实现精准用药和靶向治疗。同时，细胞治疗、基因编辑等前沿科技可能为修复食管黏膜屏障、调节食管下括约肌功能提供新的解决途径[11]。

（三）跨学科合作促进综合治疗模式

面对复杂的胃食管反流病，单一学科往往难以涵盖所有诊治要点。因此，未来的治疗模式将强调消化科、外科、营养科、心理科等多个学科的合作，形成集诊断、治疗、康复于一体的综合管理策略。这种多维度的治疗方式有助于全面提升患者的生活质量，并减少疾病的复发率[12]。同时，对于外科医生来讲，还需要通过分次培训，结合3D打印技术的Dry Lab模型，训练腹腔镜胃底折叠术的操作技术，加强培训模式的规范化、普及化，严格把控手术适应证[13]。

五、结语

展望未来，通过生活方式的改变、创新药物的开发、先进技术的应用以及精准手术的实施，GERD的诊治将走向更为精准化、个体化、多学科化的道路。随着新技术的不断涌现和跨学科合作的加深，我们有理由相信，GERD患者将迎来一个更加健康、舒适的明天。当然，这一切的实现都离不开医患之间的良好沟通，以及对疾病知识的广泛普及和教育。只有共同努力，才能让未来的治疗之路走得更稳，更远。

参考文献

[1] MOn kemuller K, Wex T, Kuester D, et al.Roleoftigh tjunc tionproteins ingast roesophagealrefluxdis ease [J]. BMCGastroenterol. 2012,12(1):1-12.

[2] Tan J C, Cui W, Heng D, etal.ERK1/2 participatesinregulatingtheexpression and distribution of tightjunction pro teinsin the process of refluxe sophagitis [J]. J DigDis. 2014,15(8):409-418.

[3] Arulp, Phansalkar M, Alexander T, etal.Endos copever susmicros copeinthediagnos is of esophagealnon eros ivere fluxdi sease:as tudyof71cases [J]. Malays J Pathol. 2014,36(3):181-188.

[4] Savarino E, Zentilin P, Mastracci L, et al. Microscopicesophagitis distinguishes patients with non-erosive refluxheartburn [J]. disease from those with functionalGastroenterol. 2013,48(4):473-482

[5] Ribolsi M, Savarino E, De Bortoli N, et al. Reflux patternand role of impedance-pH variables in predicting PPI responsein patients with suspected GERD-related chronic cough[J]. Aliment Pharmacol Ther. 2014,40(8):966-973.

[6] Lee HJ,JeongWI.Shin CN.et al. Relevance oflaryngoscopy,pH-impedance monitoring and esophageal hypomotility in patients with suspected laryngopharyngealreflux symptoms[J]. Neurogastroenterol Motil,2014,26(1):63-72

[7] Yadlapati R, Gyawali C P, Pandolfino J E; CGIT GERD Consensus Conference Participants. AGA Clinical Practice Update on the Personalized Approach to the Evaluation and Management of GERD: Expert Review[J]. Clin Gastroenterol Hepatol. 2022, May;20 (5):984-994.

[8] Lee D P, Chang K J. Endoscopic Management of GERD[J]. Dig Dis Sci. 2022, May;67 (5):1455-1468. doi:10.1007/s10620-022-07390-2. Epub 2022 Mar 8. PMID:35258754; PMCID:PMC9142478.

[9] Paireder M, Kristo I, Asari R, et al. Effect of electrical stimulation therapy of the lower esophageal sphincter in GERD patients with ineffective esophageal motility[J]. Surg Endosc. 2021, Nov;35(11):6101-6107.

[10] Menke V, Kottmann T, Willeke F, Hansen O. Learning curves and procedural times in Senhance®-robotic assisted fundoplication:results from 237 consecutive patients undergoing robotic fundoplication in a single center as part of the European TRUST Robotic Surgery Registry Study[J]. Surg Endosc. 2023 Nov;37(11):8254-8262.

[11] Yen HH, Tsai HY, Wang CC, Tsai MC, Tseng MH. An Improved Endoscopic Automatic Classification Model for Gastroesophageal Reflux Disease Using Deep Learning Integrated Machine Learning[J]. Diagnostics(Basel). 2022, Nov 17;12(11):2827.

[12] 汪忠镐,吴继敏,胡志伟,等.中国胃食管反流病多学科诊疗共识[J].中华胃食管反流病电子杂志. 2020,7(01):1-28.

[13] 克力木·阿不都热依木,王浩,麦麦提艾力·麦麦提明.我国胃食管反流病外科治疗现状及展望[J].中国实用外科杂志. 2024,44(4):395-397.